우울증 먹으면서 탈출

マンガでわかる ココロの不調回復 食べてうつぬけ
©Tomoyuki Okudaira 2017
Originally published in Japan by Shufunotomo Co., Ltd
Translation rights arranged with Shufunotomo Co., Ltd.
Through Enters Korea Co., Ltd.

**구성·만화 각본** 진 모토코
**제작·홍보 협력** 다하라 마키
**편집** 곤도 사치코(슈후노토모샤)

이 책의 한국어판 저작권은 (주)엔터스코리아를 통해 저작권자와 독점 계약한 청홍(지상사)에 있습니다.
저작권법에 의하여 한국 내에서 보호를 받는 저작물이므로 무단전재와 무단복제를 금합니다.

\ 만화로 이해시킨다 /

# 우울증 먹으면서 탈출

### 정신과 의사 '마음의 병' 회복 프로젝트

오쿠다이라 도모유키 지음
이주관(한의사) 박현아 옮김

청홍

## 들어가며

이 책을 집어 드신 당신은 마음이나 몸의 병 때문에 괴로워하고 있지는 않으신가요? 괴롭지만 일이나 육아 등을 위해 힘내고 있으시겠지요.

자세한 상황은 알 수 없지만, 누구에게나 공통으로 제안할 수 있는 방안이 있습니다. 식사를 검토하는 것입니다. 식사를 바꾸면 몸도 마음도 바뀝니다.

실은 남녀노소가 앓는 많은 병에 철결핍이 영향을 미칩니다. 특히 여성에게 영향을 미치는 경우가 많아서 '철결녀(철이 결핍된 여성)'라는 이름을 붙여 주의를 환기하고 있습니다.

많은 철결녀들이 빈혈은 없지만 쉽게 피로해지고 기분이 불안정하며, 피부 컨디션이 좋지 않은 등, 어쩐지 상태가 좋지 않다고 느낍니다.

그러한 당신이 반드시 참고하길 바라는 마음으로 이 책에 효과가 있는 식사나 영양요소, 한의학 정보를 기재했습니다. 또한 체크리스트도 많이 있어서 스스로 상태를 파악할 수 있을 겁니다.

이 책이 당신의 마음을 조금이라도 가볍게 하는 데, 도움이 되기를 바랍니다.

**오쿠다이라 도모유키**

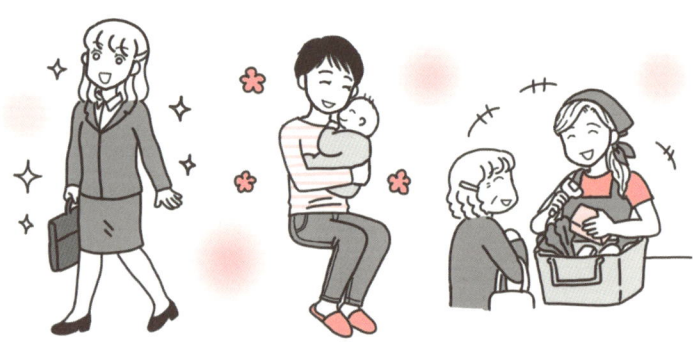

# 추천의 말

"부디 살아가 주십시오."

진찰이 끝나고 우울증 환자를 배웅할 때, 언제나 이렇게 기도합니다.

항(抗)우울제는 분명 도움이 되는 약이지만 시중에 나와 있는 것 중에 진짜 효과가 있는 약은 60% 정도라는 데이터도 있습니다. 우울증의 메커니즘은 지금까지도 충분히 밝혀지지 않았으며 완벽한 치료법도 없습니다.

더 많은 환자가 구원받는 방법은 어디서 찾을 수 있을까요.

저는 식사, 운동, 수면과 같은 생활 습관을 개선하는 것이 매우 중요하다고 생각합니다. 그래서 《우울증학회 치료 가이드라인》을 만들 때도 '정신 증상에 대한 신체적인 요인을 간과하지 않을 것'을 강조했습니다. 실제로 우울증 치료에서 철분 결핍이나 혈당조절장애 등 영양 문제로 말미암은 신체적 요인은 간과되는 경우가 많습니다.

오쿠다이라 도모유키 선생의 이 저서는 정신 증상과 영양(신체적 요인)이 깊은 관련이 있다는 관점에서 쓰인 독특한 한 권의 책이라 할 수 있습니다. 한 사람이라도 많은 이들이 '마음과 몸의 병'을 개선할 수 있도록 이 책이 도움이 되기를 바랍니다.

노무라 소이치

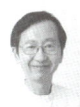

### 노무라 소이치 선생

전 방위의과대학교 정신과학 주임교수
전 방위의과대학교 병원장
로쿠방초 멘탈클리닉 소장

1949년 출생. 가고시마 기주쿠대학 의학부 졸업. 방위의과대학교 정신과 주임교수, 병원장을 거쳐 2015년부터 일반사단법인 일본우울증센터 부이사장, 로쿠방초 멘탈클리닉 소장을 맡았다. 우울증학회 이사장 역임. 요미우리신문 간행물 인기가 있었던 인생상담란 '인생 안내'에서 오랫동안 답변자 역할을 맡았으며, 그 경험을 진단에 활용하고 환자와의 시간을 소중히 여기고 있다. 저서로는 《신판(新版), 우울증을 치료하자》, 《신판, 양극성 장애를 잘 알 수 있는 책》 등 다수가 있다.

# 혹시 우울증일까?
## 짜증과 컨디션 난조가 계속되는 A씨

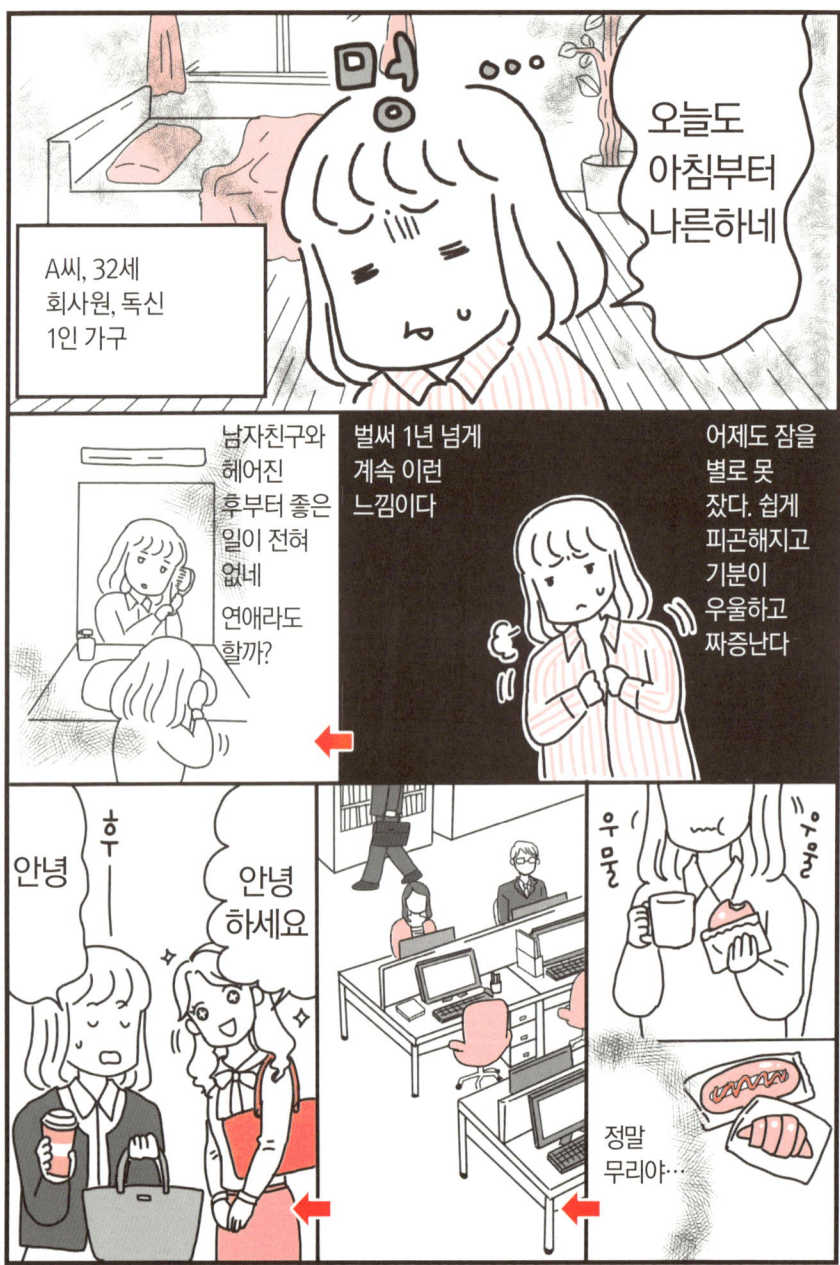

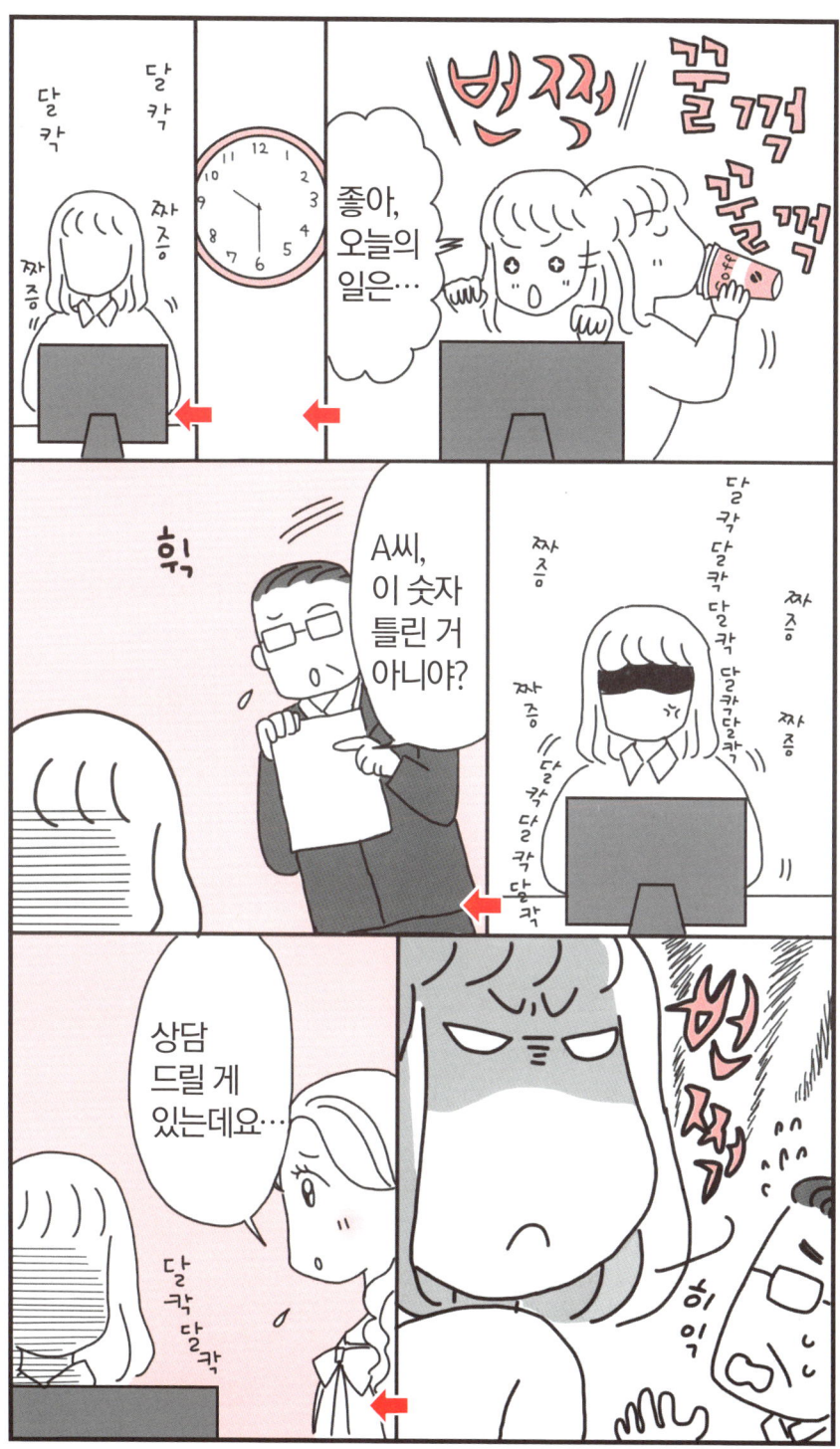

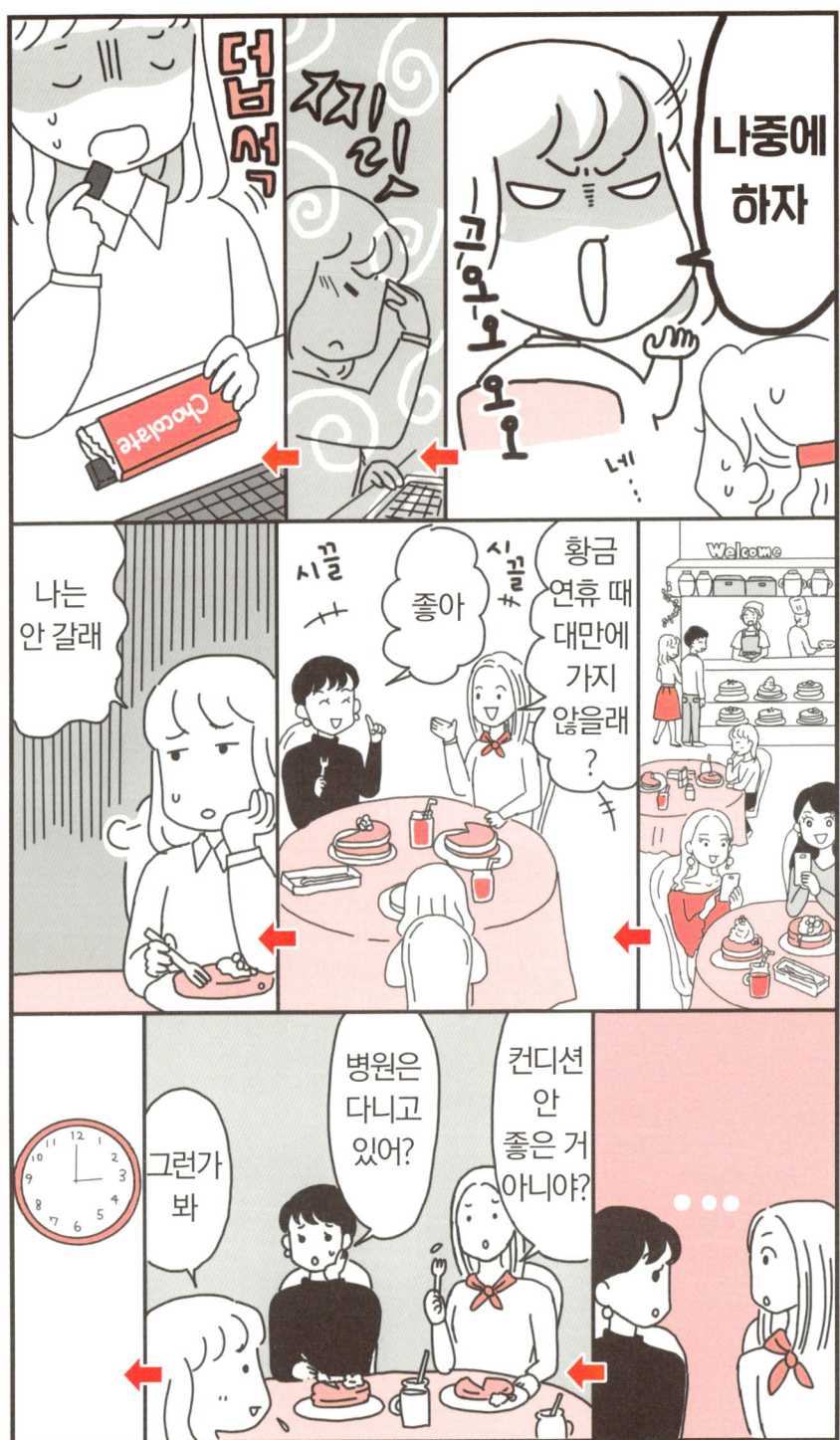

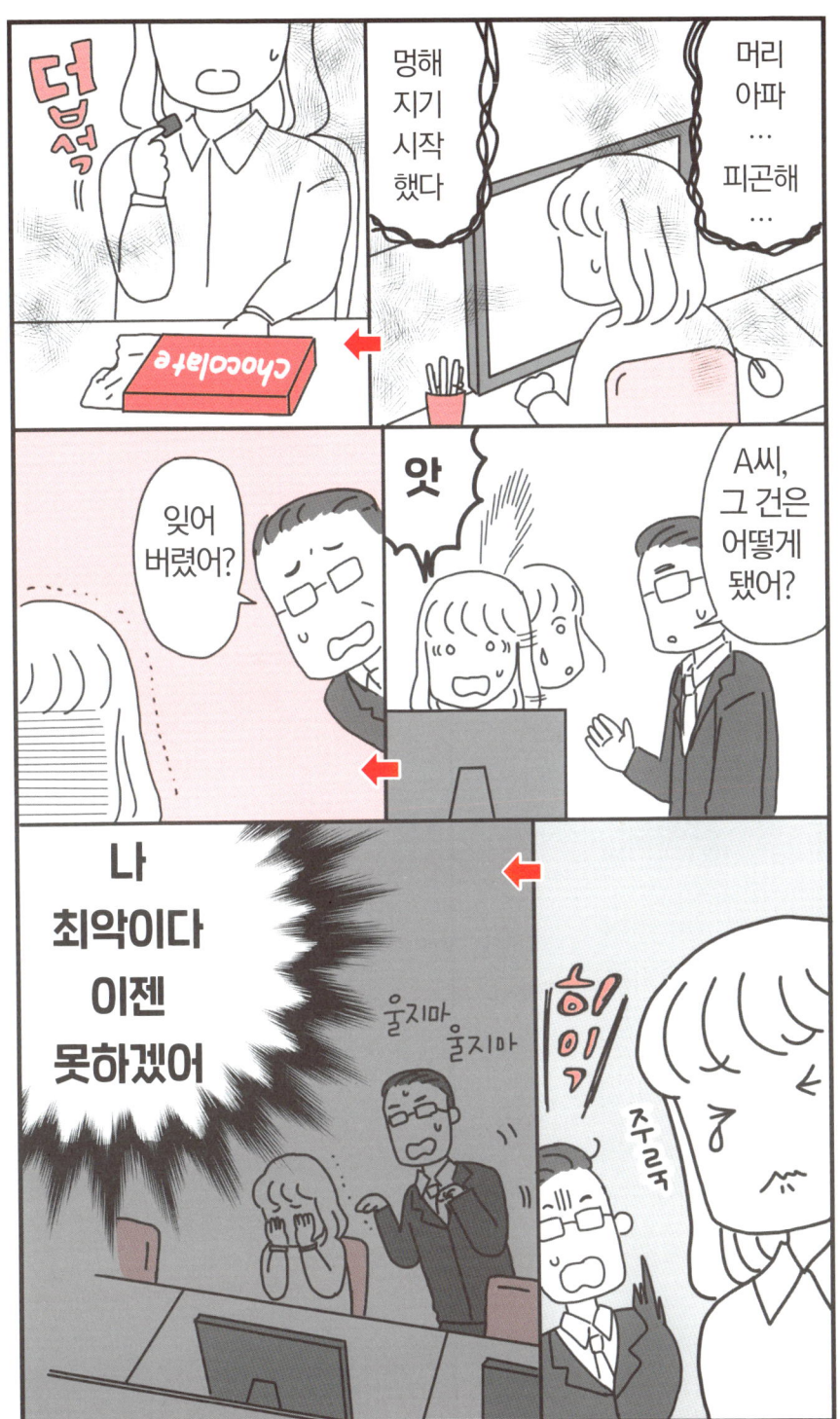

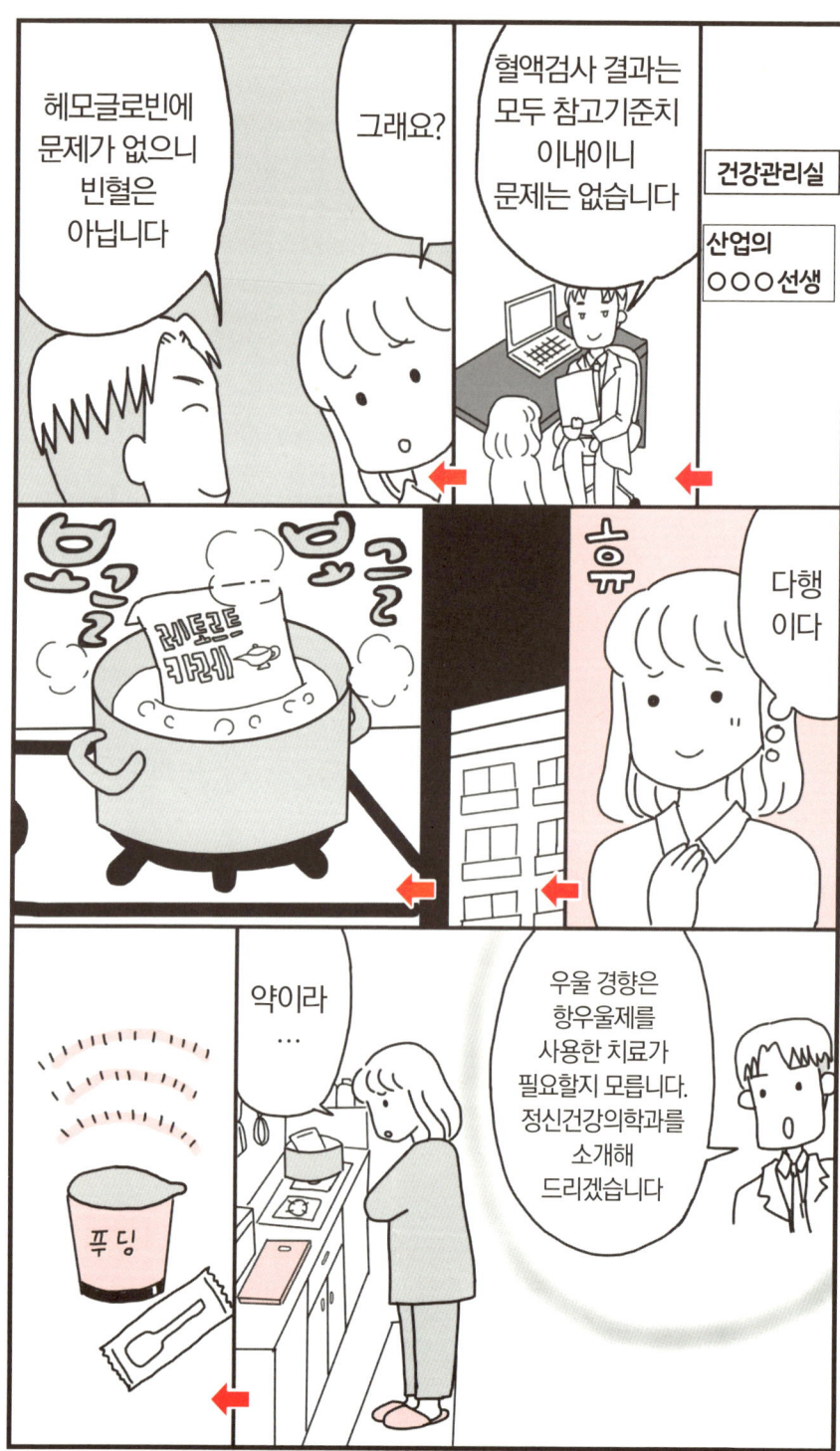

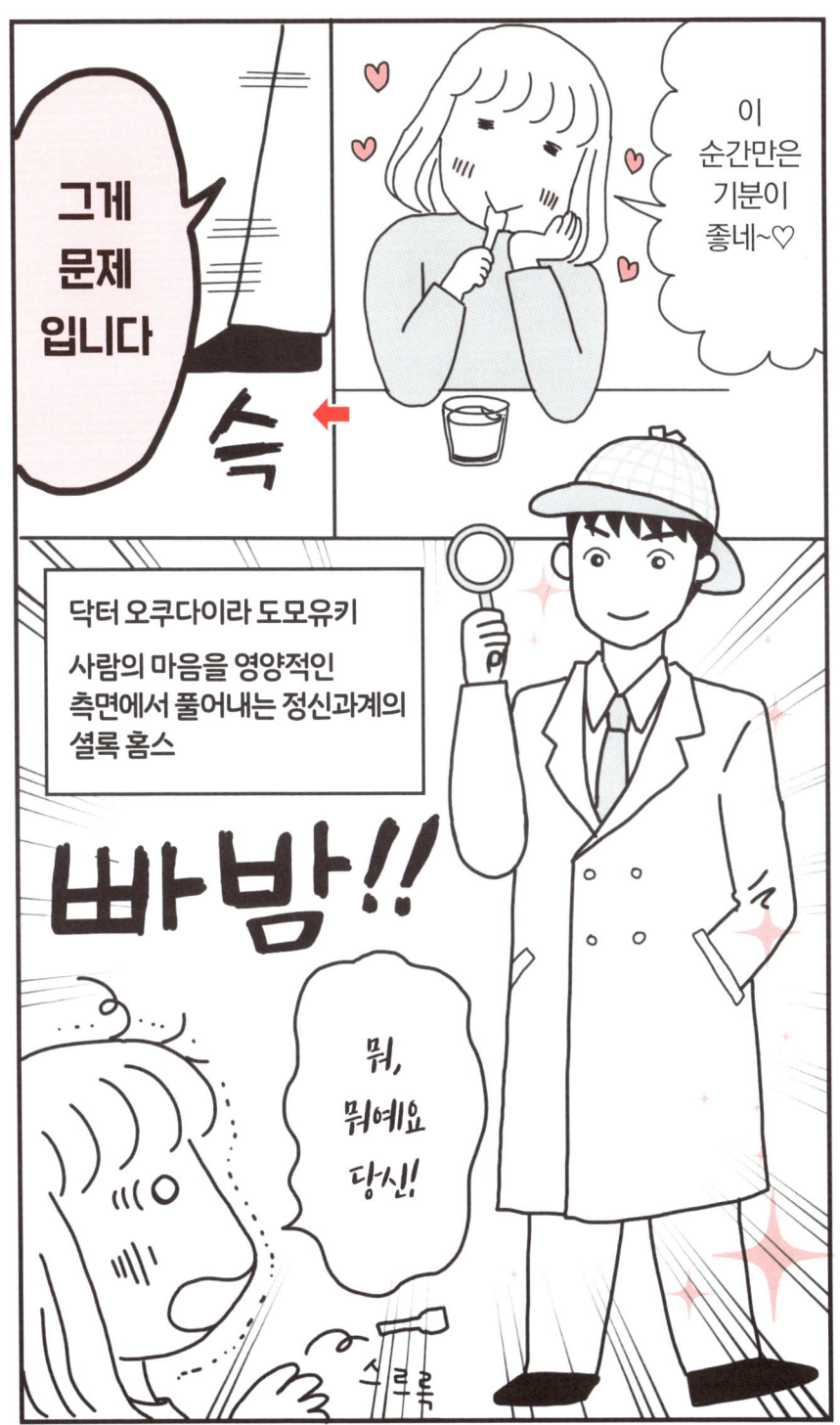

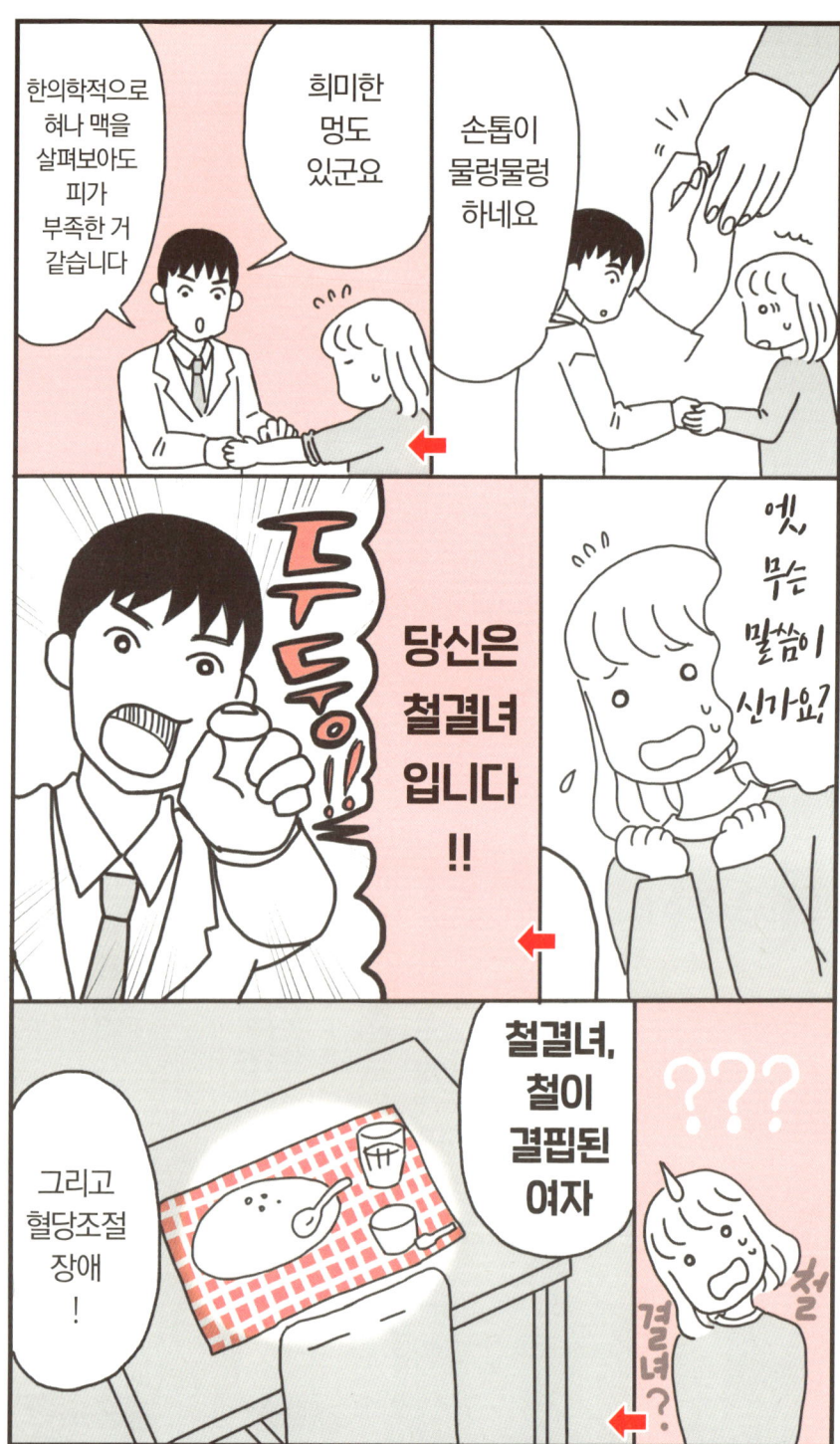

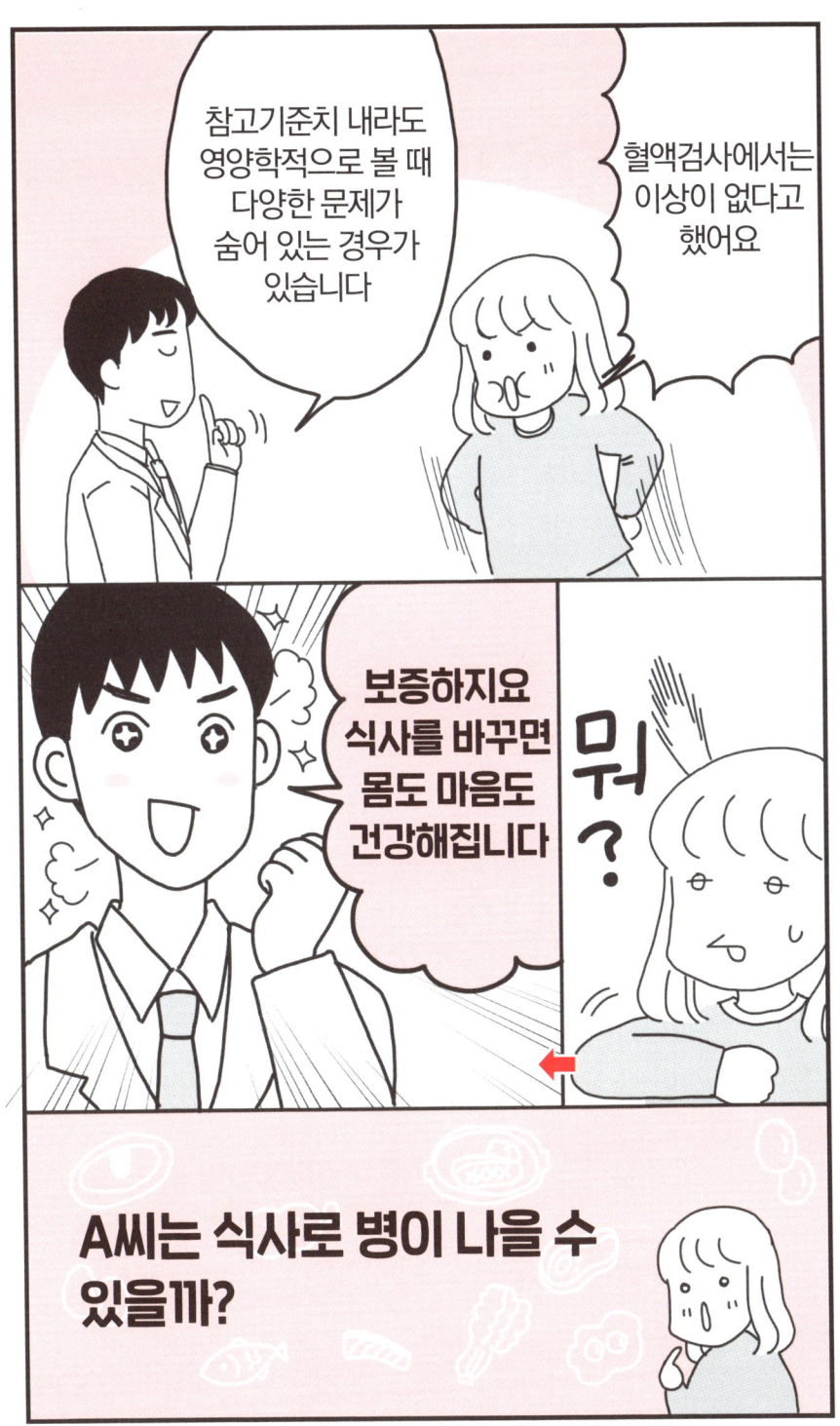

# 정신 건강은 **식사**로부터!

현대 사회를 살아가는
우리 주변에 있는 위기—
바로 마음의 병이다.
'정신적인 증상은 약을
사용하면 낫는다'라고
생각하기 쉽지만
실은 좀 더 중요한 것이 있다.

바로 식사다.
무엇을 어떻게 먹어야
당신의 마음이 가볍고 편하게
호흡할 수 있을까.
이 책에서
함께 찾아본다.

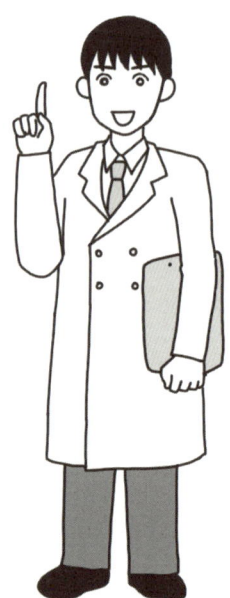

**닥터 오쿠다이라 도모유키**
정신과전문의, 한방전문의

한의학적인 시점을 도입한 정신과 진료로 식사 연구 및 영양이 우울증 증상을 완화한다는 점에 주목했다. 한의학을 비롯해 식사 일기와 혈액검사 결과를 영양학적으로 해석하여 마음과 몸의 병의 원인을 풀어나간다.

# 마음의 병의 70%는
# 음식이 영향을 미친다

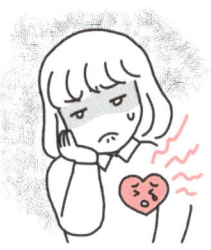

아침에 기분 좋게 눈을 뜬 적이 없다. 어쩐지 나른하다. 사소한 일로 상처 입어 울 것 같다. 짜증을 참을 수 없다. 일이나 집안일에 집중할 수 없다. 주변 사람들이 함께 놀자고 하면 지겹다.

건강한 당신은 어떤가…?

만약 이런 기분이 매일 계속된다면, 당신의 마음이 SOS 신호를 보내고 있는 걸지도 모른다. '정말 힘들다', '살려줘'라고 말이다.

당신의 마음.

이 세상에 단 하나밖에 없는 당신의 마음.

태어났을 때부터 계속 함께, 계속 당신을 위해 힘써온 당신의 마음.

그 마음의 SOS에 귀를 귀 기울이고, 마음을 구해줄 수 있는 건 당신밖에 없다.

어떻게 구할 수 있을까.

방법은 다양하다. 정신건강의학과에 가서 항(抗)우울제나 항(抗)불안제 등을 처방을 받을 수 있다.

한약을 쓰는 사람도 있을지 모른다. 또는 상담이나 마사지, 침구치료를 받는 방법도 있겠지. 혹시 이혼이나 퇴직과 같은 큰 결단을 내리는 사람이 있을지도 모른다.
　이 책을 읽고 있는 당신은 아마 제 환자분이 아니겠지. 그러므로 어떤 치료법이 효과가 있는지는 딱 잘라 말할 수 없다. 하지만….
　단 한 가지, 확신을 갖고 말할 수 있는 것이 있다.
　식사를 바꾸어 보자. 지금의 식사를 다시 살펴보자.
　아무리 뛰어난 치료법이라도 식사라는 '몸을 지탱하는 토대'가 흔들리면 좀처럼 상태를 개선할 수 없다.
　당신의 마음은 당신의 몸 안에 있다.
　필요한 영양을 제대로 장(腸)으로 흡수하고, 혈액에 실어 필요한 세포에 전달하면 세포 하나하나가 건강을 되찾는다.
　필요할 때 필요한 호르몬이 올바르게 분비되면 잠을 잘 자고, 마음이 편안해지며, 스트레스가 있어도 금방 일어설 수 있다.
　정신건강의학과에서 처방되는 약을 쓰면 증상은 많이 사라지지만, 이는 어디까지나 대처요법이다. 영양이나 장의 문제가 증상에 영향을 미치고 있을 때는 이를 해결하여 체질개선을 해야만 근본적인 회복으로 이어진다.

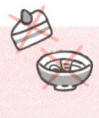
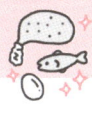

## 식사가 기본이다! 우선 올바르게 먹자

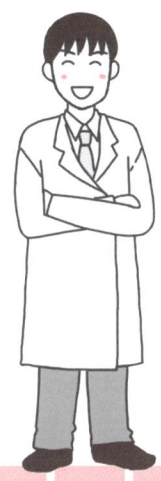

토대가 약하면 계속 불안정하다

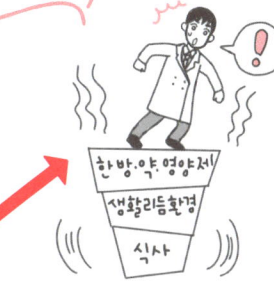

아무리 약이나 영양제를 먹어도, 한방 치료를 해도, 스트레스 케어나 환경 개선에 힘써도 식사를 대충하면 치료가 잘되지 않을 수 있다…. 마음을 지탱하는 중요한 토대인 식사를 올바르게 개선하는 일이 최우선이다!

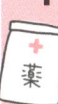

한방    약    영양제, 서플리먼트

 생활 리듬&환경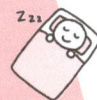

운동 수면 구강케어 스트레스케어

### 식사

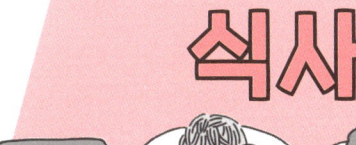
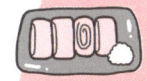
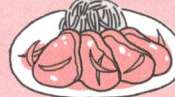
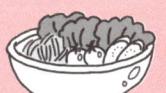

# 마음에 영향을 미치는 문제는 한 가지가 아니다!

마음의 병을 가진 사람 중에는 어깨나 등에 묵직하고 무거운 짐을 진 사람도 있다. 너무 무거워서 당장이라도 깔려버릴 수도 있는 상황일지도 모른다.

하지만 짐의 내용물을 자세하고 신중히 살펴보았으면 좋겠다. 예를 들어보겠다. 과연 짐 안에는 '우울증'이라는 병만 있을까. 묵직하게 등에 실려 있는 건 우울증뿐일까.

저는 다른 것을 찾아보겠다.

혈액검사 결과 등을 읽어보면 알 수 있을 것이다. 예를 들면 철결핍, 혈액조절장애, 비타민B군 부족…. 다양한 영양면의 문제나, 장의 문제가 마음의 병과 함께 짐 안에 들어가서 마음의 병이 더욱 악화되는 경우가 있다.

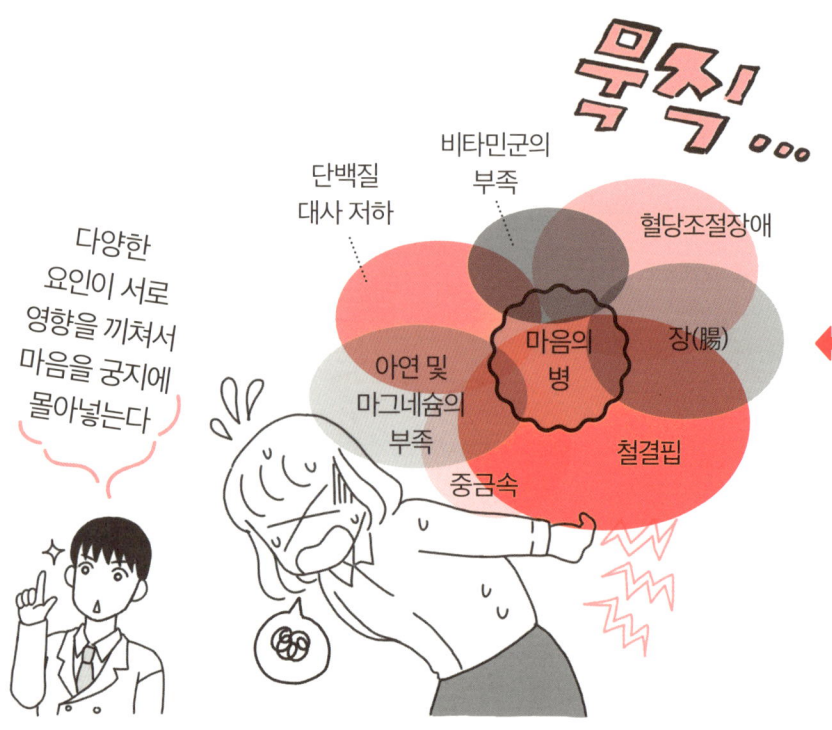

이럴 때, 나는 식사를 바꾸기를 제안하며 필요에 따라 영양을 보충하는 약이나 영양제, 한방을 처방한다.

그러면 신기한 일이 일어난다.

'철 부족이 개선되었더니 짜증이 사라졌다!', '과자와 주스를 끊었더니 무거운 피로가 사라졌다!', '몇 년이나 계속 먹었던 약을 줄일 수 있었다!'

영양면의 문제가 줄어들면 마음의 병이 가벼워지는 일이 있다. 때로는 완전히 사라지는 경우도 있다.

마법이 아니다. 몸이 정돈되었기에 마음도 건강해지는 것이다.

자, 그럼 시작해보자. 이 책에는 그 힌트가 많이 담겨 있다.

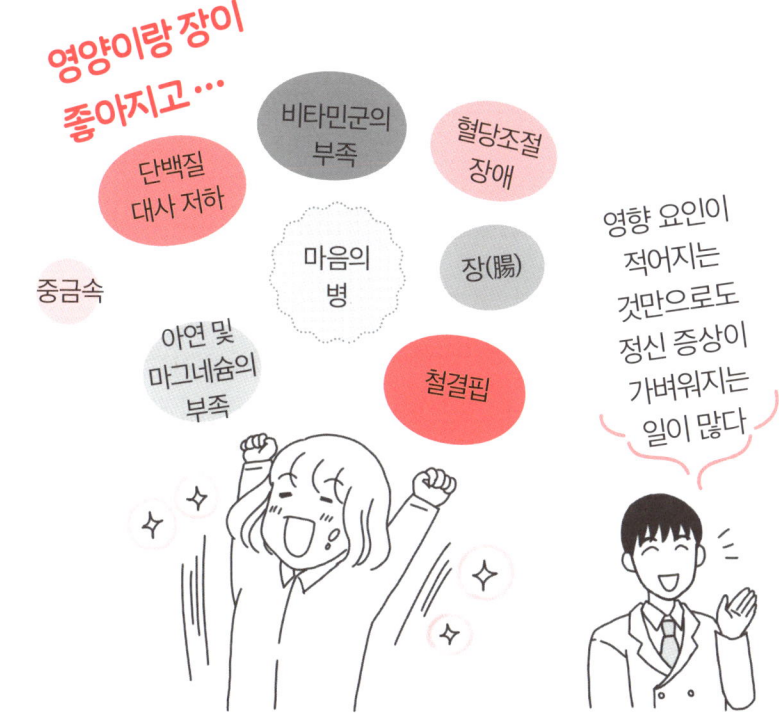

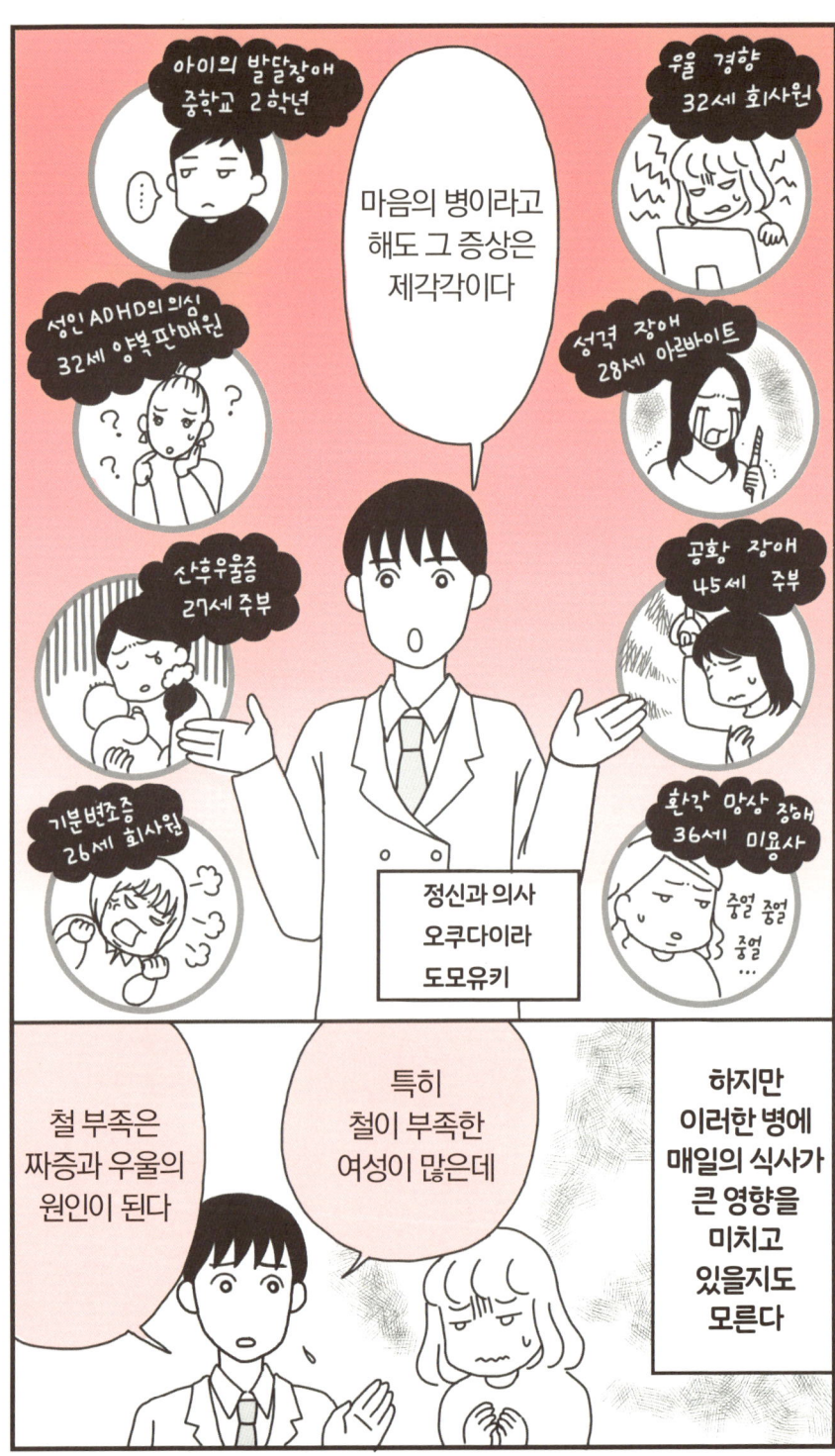

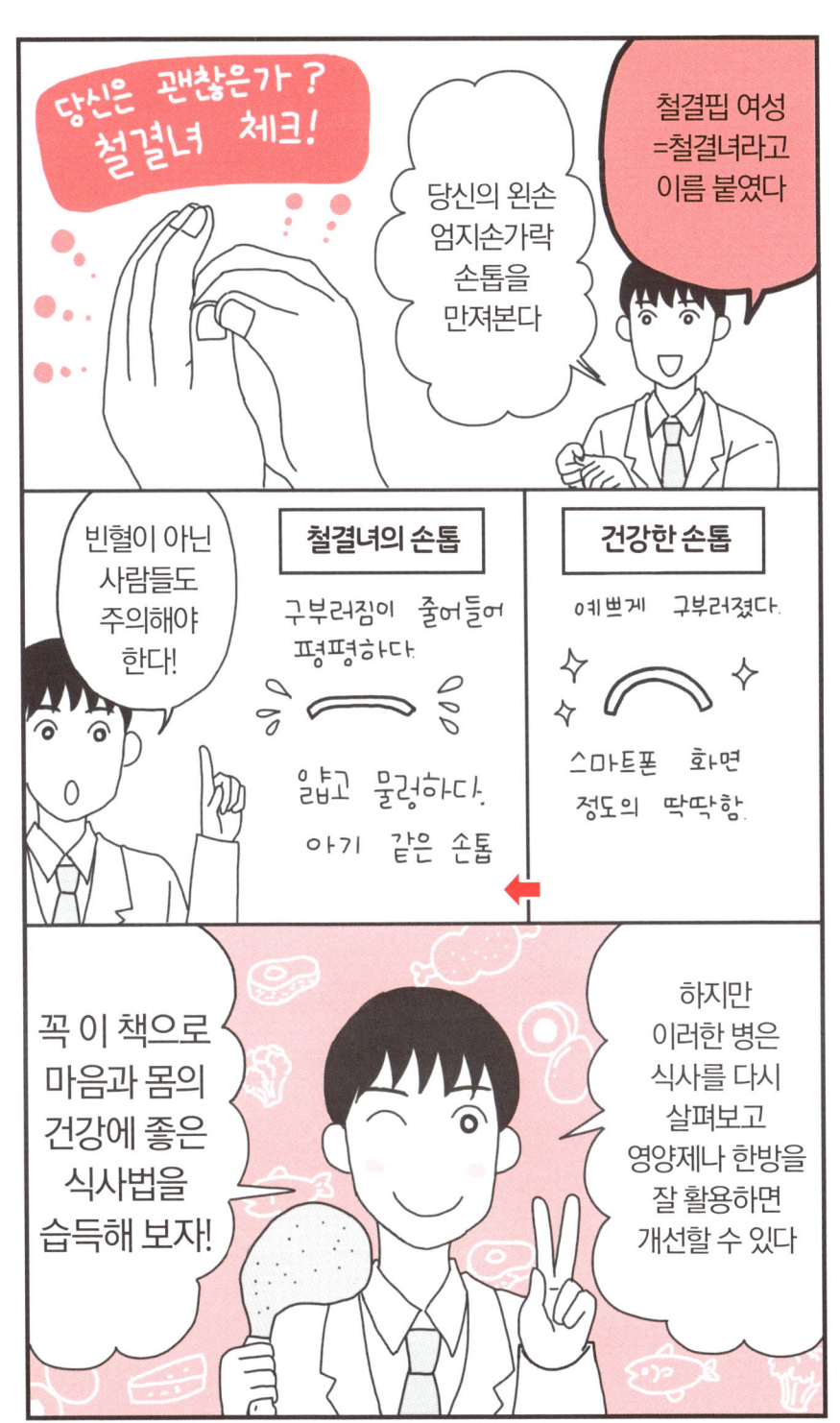

# Contents

들어가며 ·········································· 4
추천의 말 ·········································· 5

프롤로그
   혹시 우울증일까? 짜증과 컨디션 난조가 계속되는 A씨 ······ 6
   정신 건강은 식사로부터! ··························· 14

## Part 1
### 혈당치 제트코스터에서 벗어나자!

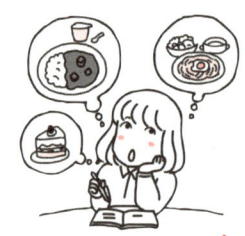

| check! | 당질 과다 ································ 28 |

당질이란 무엇일까? ································ 30
당질 과다가 어째서 문제일까? ······················ 32
혈당조절장애는 몸과 마음 부조의 한 가지 요인 ······ 34
저(低)당질식으로 마음을 구원하라 ················· 36
과자&주스를 끊자 ································· 38
단백질은 매끼 2종류 ······························· 40
밥, 빵, 면은 마지막에 먹어라 ······················· 42
식사 속의 당질도 확실히 제거 ······················ 44
당질이 없어도 케톤체가 있다! ······················ 46

# Part 2

## 마음에 필요한 영양에는 무엇이 있을까?

**영양이 마음을 건강하게 만드는 이유**

　'뇌내 호르몬'이 원활하게 생성 ·········· 48

　미토콘드리아가 활성화된다 ·········· 50

**부족한 영양소를 찾아라!**

　**check 1**　　철결핍 ·········· 52
　철이 결핍된 여자는 마음의 위기? ·········· 54
　철이 결핍된 여자가 개선되려면 ·········· 56
　**check 2**　　비타민B군 부족 ·········· 58
　마음에 작용하는 B군은 바로 이것! ·········· 60
　**check 3**　　단백질 부족 ·········· 62
　**check 4**　　마그네슘 부족 ·········· 64
　**check 5**　　아연 부족 ·········· 66
　**check 6**　　비타민D 부족 ·········· 68
　**check 7**　　식물섬유 부족 ·········· 69

**영양소를 흡수할 수 있는 장으로 만들자!**

　**check !**　　장의 염증 ·········· 70
　혈당조절장애는 장 때문이다? ·········· 72
　장을 건강하게 만들어서 마음의 건강 부활! ·········· 74
　'저위산'에 주의해야 한다 ·········· 76

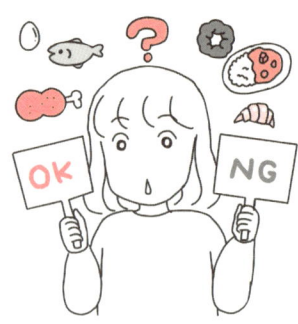

# Part 3
## 철이 결핍된 여자들이 먹으면 좋은 것 · 나쁜 것

먹어보자 **고기** ·········· 78
    돼지고기 쇠고기 닭고기 양고기 말고기

먹어보자 **달걀** ·········· 82

먹어보자 **푸른 생선** ·········· 84

먹어보자 **발효 식품** ·········· 86

먹어보자 **간수** ·········· 87

먹어보자 **좋은 기름** ·········· 88
    중간사슬지방산 오메가3

피하고 싶고 삼가고 싶은 식품 목록 ·········· 92
    트랜스지방산/오메가6/식품첨가물/
    술/카페인/글루텐/카세인

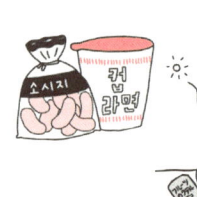

유해 미네랄에 주의하자! ·········· 94

# Part 4
## 마음의 회복을 위해 한의학을 아군으로 만들어라!

| | |
|---|---|
| 한의학과 서양의학의 차이 | 96 |
| 한의학의 매력 | 98 |
| 기, 혈, 수로 보는 전신 증상 | 100 |

### 기, 혈, 수 당신은 어느 타입?

| | |
|---|---|
| **기허** 타입 | 102 |
| **기체** 타입 | 103 |
| **기역** 타입 | 104 |
| **혈허** 타입 | 105 |
| **어혈** 타입 | 106 |
| **수체** 타입 | 107 |

### 한의학으로 보는 셀프 체크법

| | |
|---|---|
| **손톱**으로 체크! | 108 |
| **혀**로 체크! | 110 |
| **맥**으로 체크! | 112 |
| **몸**으로 체크! | 114 |
| **생리**로 체크! | 116 |

한약으로 마음의 상태를 개선

| | |
|---|---|
| 철의 대사 개선을 위한 한약 | 118 |
| 짜증 개선, 불면 개선, 우울 개선을 위한 한약 | 119 |
| 기본적인 한약 복용법 | 120 |

# Part 5

## Dr.奧平式 식사&영양요법으로 개선!

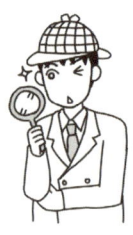

8인의 '마음의 병' 탈출이야기 …………………………………… 122
    증례 1 우울 경향이 있는 A씨 ………………………… 123
    증례 2 인격 장애 B씨 …………………………………… 132
    증례 3 공황 장애인 C씨 ………………………………… 142
    증례 4 환각 망상 상태인 D씨 ………………………… 152
    증례 5 성인 ADHD가 의심되는 E씨 ……………… 160
    증례 6 산후 우울증인 F씨 ……………………………… 168
    증례 7 아이의 발달 장애인 G군 ……………………… 178
    증례 8 기분변조증인 H씨 ……………………………… 186

Dr.奧平式 혈액검사를 영양요법적으로 읽는 법 ……………… 194
    철(鐵) / 혈당조절장애 ……………………………………… 195
    단백질 / 아연, 마그네슘 ………………………………… 196
    비타민B6 / 나이아신(B3) / 비타민D / 자율신경 ……… 197

수치를 "마스크"하는 3대 요인 ……………………………………… 198

각 증례에 대한 Dr.奧平式의 해설 ………………………………… 200

식사일기를 쓰자 ……………………………………………………… 206

마치며 …………………………………………………………………… 210

검진에 영양학적인 시점을 / '영양 정신 의학'의 구축

# Part 1

# 혈당치 제트코스터에서 벗어나자!

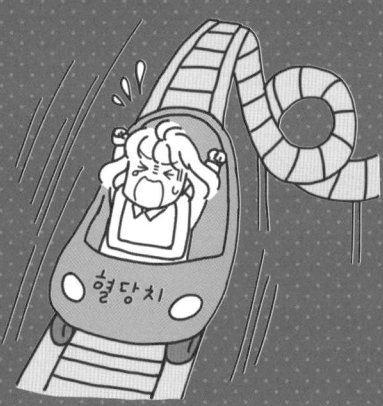

과자, 주스, 빵, 면, 밥…
너무 많이 먹고 있진 않나?
다이어트 목적인 '당질 제한'이 화제이다
마음의 건강에도 당질은
나쁜 영향을 미치고 있다

# check!
# 당질 과다

몇 개나 해당할까?

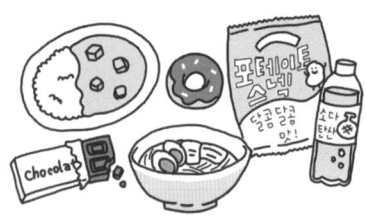

- ☐ 주스를 잘 마신다
- ☐ 과자나 단것을 잘 먹는다
- ☐ 빵, 면류, 밥을 거의 식사마다 먹는다
- ☐ 지방을 그다지 섭취하지 않는다
- ☐ 고기는 그다지 먹지 않는다
- ☐ 운동 습관이 없다
- ☐ 식후에는 느긋하게 쉰다
- ☐ 가족 중에 당뇨병인 사람이 있다

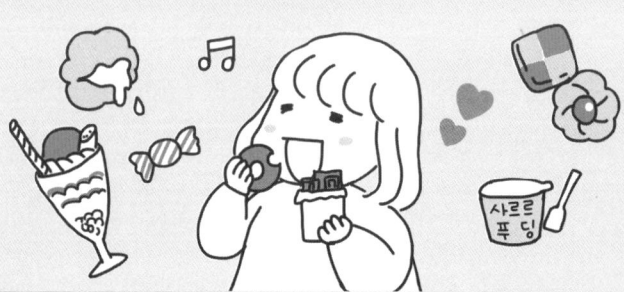

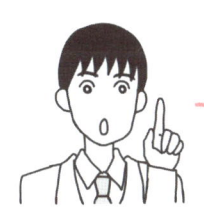

6개 이상은 황색신호,
8개 이상은 적신호!

## ※혈당조절장애 일지도 모른다!

- ☐ 저녁에 졸리다, 집중력이 떨어진다
- ☐ 달콤한 음식을 먹으면 안심이 된다
- ☐ 두통이나 두근거림이 달콤한 음식으로 개선된다
- ☐ 쉽게 피로해진다
- ☐ 얕은 잠을 잔다
- ☐ 배가 고픈 경우가 많다
- ☐ 저녁이 되면 커피를 마시고 싶다

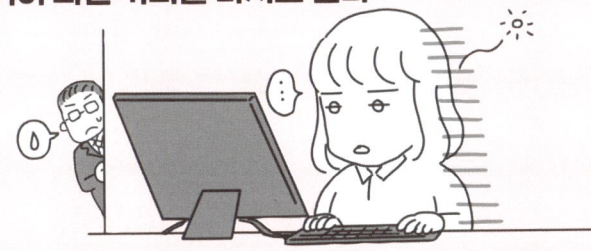

➡ 체크 수 ☐ 개

※혈당조절장애의 정도와 타입을 알려면 지속적인 혈당 측정이 필요하다.

# 당질이란 무엇일까?

간단히 말하자면…

**탄수화물에서 식물섬유를 제외한 것**

빵, 면, 밥, 스낵 과자 등, **달지 않은 당질**도 있다

너무 많이 먹으면 **정신 증상**에 영향을 미치거나 **중성지방**으로 축적되거나 한다

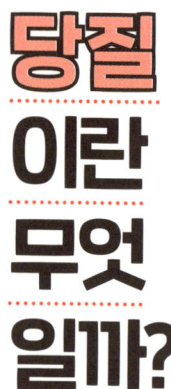

### 식사일기를 쓰면 당질 과다의 현실을 알 수 있다

　마음의 병을 개선하려면 식사를 반드시 검토해야 한다. 그 첫걸음은 매일 식사일기를 쓰는 것이다. 식사일기에는 먹은 음식을 '사탕 1개'까지 기재하는데, 약 1주일 동안 기록해보면 많은 여성이 '당질 과다'라는 것을 알 수 있다. 맞다, 당질의 과다 섭취가 제일 큰 문제다.

　당질이란 주식이나 과자 등에 많이 함유된 영양소다. 소화되면 포도당이 되며, 장에서 혈액으로 들어가 전신의 세포 에너지로 사용된다. 종종 듣는 '혈당치'란 혈중에 녹아 있는 당의 농도를 말한다. 당질은 혈당치를 직접 높이는 유일한 영양소라고 일단 기억해 하자.

# 보통의 식생활은…
## 당질 과다!

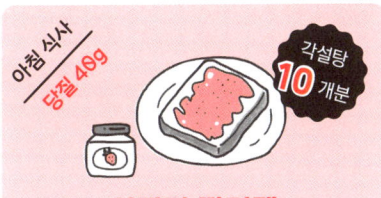

**식빵과 딸기잼**
아침 식사 / 당질 40g / 각설탕 10개분
6장으로 자른 식빵 1장에 딸기잼 1큰술을 바른 경우

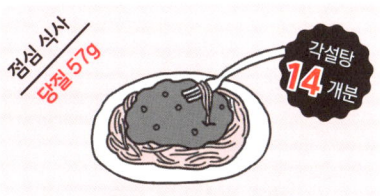

**미트소스 파스타**
점심 식사 / 당질 57g / 각설탕 14개분
삶은 파스타 160g에 미트소스 140g을 곁들인 경우

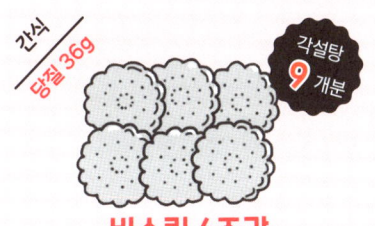

**비스킷 6조각**
간식 / 당질 36g / 각설탕 9개분
딱딱한 타입의 비스킷

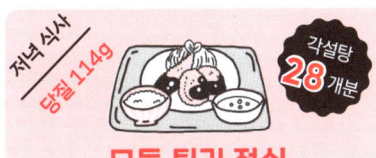

**모둠 튀김 정식**
저녁 식사 / 당질 114g / 각설탕 28개분
감자고로케, 크림고로케, 새우튀김 각 1조각씩에 우스터소스 18g을 곁들인 경우. 밥 160g과 콘수프를 곁들임

※각설탕은 하나에 4g으로 환산

### 1일 합계 247g 각설탕 61개분의 당질!

**일반적인 식사를 하면 혈당치가 급상승한다**

    혈당치가 너무 많이 올라가면 몸과 마음에 다양한 문제가 일어난다. 그럼에도 많은 사람이 무의식적으로 혈당치를 급상승시키고 만다. 그 이유는 당질은 초콜릿이나 케이크 등의 달콤한 과자뿐만 아니라, 빵이나 면류, 밥, 감자, 스낵과자 등에도 듬뿍 들어 있기 때문이다. 앞의 메뉴와 같은 '일반적인 식사'에도 마음에 나쁜 영향을 미칠 정도의 당질량이 있다.
    당신의 식사일기에서 당질량은 어느 정도인가?

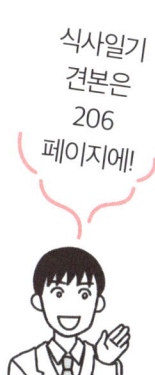

식사일기 견본은 206페이지에!

# 당질 과다가 어째서 문제일까?

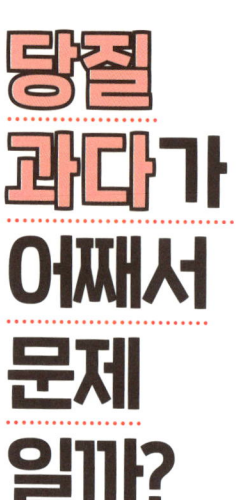

### NG1

**혈당치**가 혼란스럽게 올라가고 내려간다

- ✗ 짜증이나 불안 등의 정신 증상이 쉽게 나타나게 된다
- ✗ 부신이 약해져서 스트레스에 취약해진다

### NG2

**장내 환경**이 악화된다

- ✗ 필요한 영양이 흡수되기 어려워진다
- ✗ 염증 때문에 철분이 흡수되기 어려워진다

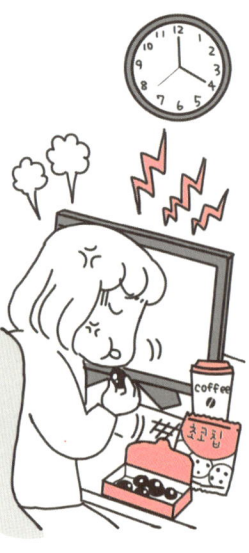

### NG3

**비타민B군(주로 B1)**이 부족하다

- ✗ 에너지 부족이 된다

# 혈당조절장애란 무엇일까?

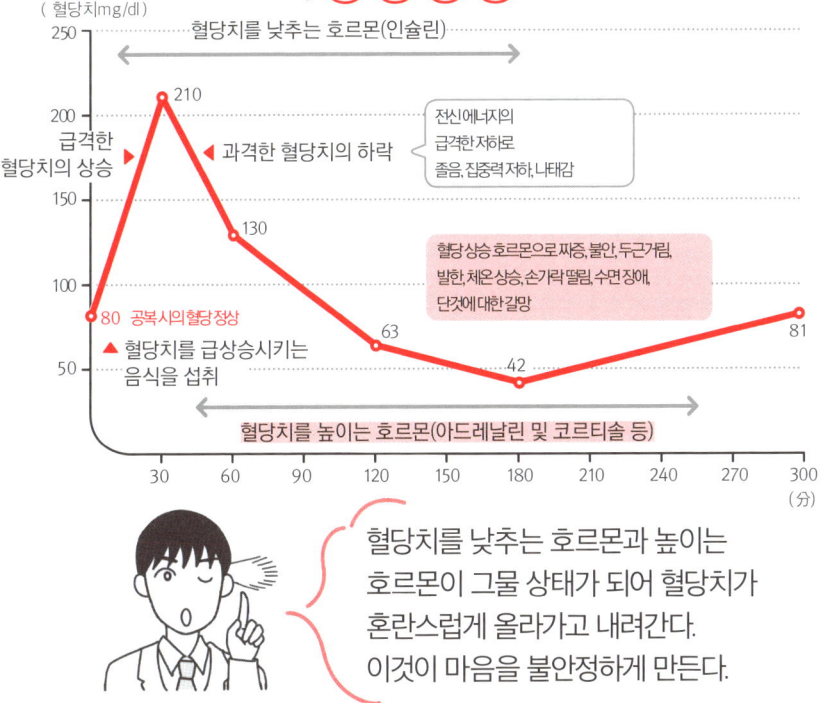

## 장(腸)의 악옥균(惡玉菌)은 당질을 매우 좋아한다

당질 과다의 첫 번째 문제점은 혈당조절장애를 일으킨다는 점이다. 이것은 다음페이지에서 자세히 설명한다.

두 번째 문제는 장내 환경의 악화다. 장내 악옥균은 당질을 매우 좋아한다. 악옥균이 증식하여 선옥균이 줄어들면, 장관(腸管)에 미세한 구멍이 뚫려 유해물질이 새어 나오거나 장관에 염증이 발생하여 영양 및 약이 흡수되기 어려워지는 경우가 있다. 특히 철 이용 장애는 큰 문제다.

세 번째 문제는 당을 에너지로 바꿀 때 대량 비타민B군이 사용되는 것이다. 비타민B군은 체내에 에너지를 생산할 때 필수인 영양소이므로 부족하면 에너지 부족에 빠진다.

# 혈당조절장애는 몸과 마음 부조의 한 가지 요인

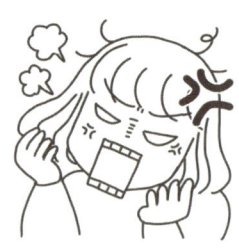

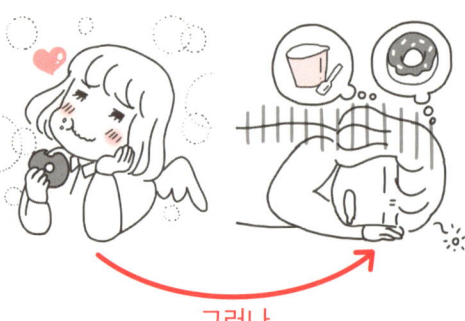

이것의 반복

**혈당치가 급상승하면?**

**30분~2시간 만에 혈당치는 급강하**

그 순간에는 행복한 기분을 느끼지만, 혈당치 급상승에 따른 고혈당이 혈관을 상처 입혀, 동맥경화 및 치매의 위험을 높이기도 한다. 혈당치가 급상승하면 혈당치를 낮추는 인슐린이 과도하게 분비된다.

혈당치가 급격하게 낮아지면 몸은 갑자기 가스가 부족한 상태가 된다. 집중력이 저하되며 의욕도 없어지고, 극심한 졸음에 엄습한다. 달콤한 음식을 먹고 싶어져서, 다시 당질을 먹게 되는 일도 있다.

그러나

### 당질이 가져다주는 행복은 한순간에 사라지는 환상

　당질 과다의 최대 문제는 혈당치 난고하(亂高下)이다. 혈당치가 급격하게 올라가거나 급격하게 낮아져서 저혈당 상태에 빠진다.

　달콤한 음식이나 흰 쌀밥을 잔뜩 먹으면, 참을 수 없이 행복한 기분을 느낀다. '행복 호르몬'이라고 불리는 세로토닌이 순간 늘어나기 때문이다. 하지만 지속성은 없다.

　한편 체내에서는 급격히 상승한 혈당치를 낮추기 위해 인슐린이라는 호르몬이 대량으로 분비된다. 혈당치가 급격히 낮아져서 '저혈당' 상태가 되며 짜증, 나른함, 졸음과 같은 증상을 느낀다. 이 혈당치의 난고하가 마음의 불안의 원인이 된다.

# 혈당치의 난고하가 뇌를 파괴한다?

## 아드레날린

부신피질에서 분비되는 호르몬. 급격한 혈당치 저하라는 스트레스에 ※교감신경이 강한 긴장 상태가 되어 공격성, 흥분, 초조, 짜증, 혈압 상승, 두근거림 등의 증상이 나타난다.

## 코르티솔

부신피질에서 분비되는 호르몬. 스트레스 및 염증, 저혈당을 완화한다. 장기적으로 대량 분비되면 면역기능 및 근력의 저하, 불임, 수면 장애의 원인이 되거나 뇌의 기억 등을 관장하는 해마가 위축되는 경우도 있다. 분비 능력이 저하되면 만성 피로를 느낀다.

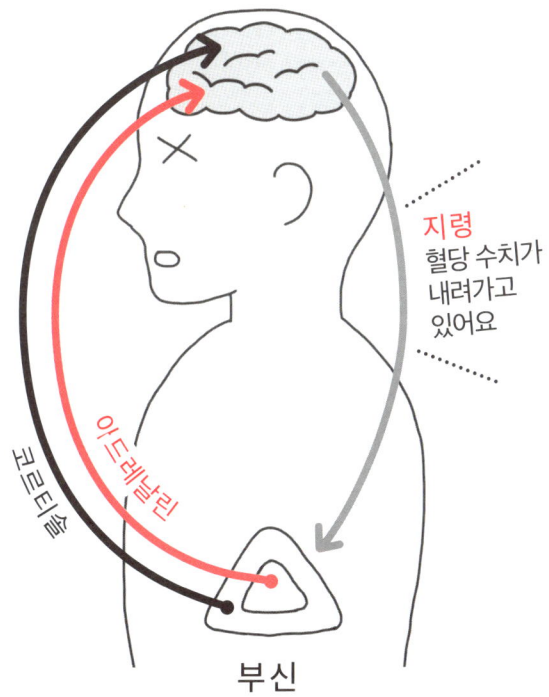

지령: 혈당 수치가 내려가고 있어요

부신

### 혈당치를 높이는 호르몬은 마음을 불안하게 만든다

저혈당 상태를 뇌가 감지하면 이번에는 혈당치를 상승시키는 호르몬이 분비된다. 그중에서도 주목해야 할 것은 '아드레날린'과 '코르티솔'이다. 아드레날린은 공격성, 흥분, 짜증, 분노와 같은 교감신경의 긴장 상태를 일으킨다.

코르티솔이 대량으로 계속 분비되면 코르티솔의 분비 능력이 저하되며 쉽게 피로해지는 몸이 된다. 혈당치를 낮추는 인슐린도 대량으로 계속 분비되면 췌장을 피폐하게 만들거나, 비만의 원인이 되기도 한다. 또한 혈당치의 난고하에 호르몬이 대량으로 계속 사용되면, 호르몬 분비 이상이 일어나 자율신경이 쉽게 혼란스러워 진다.

※교감신경이 과도하게 긴장하면 혈액 검사에서 림프구에 대한 호중구의 비율이 늘어난다.

# 저(低)당질식으로 마음을 구원하라

**식품성분표시 중 여기에 주목!**

| 열량 | 588kcal |
|---|---|
| 단백질 | 28.5g |
| 지방 | 14.1g |
| 탄수화물 | 91.8g 주목! |
| 나트륨 | 2.4g |

당질량은 이것으로 알 수 있다!

**탄수화물 - 식물섬유 = 당질**

## 1 한끼의 당질량 기준

- 초저당질이라면     20g 이하
- 저당질이라면       40g 이하
- 유연한 저당질이라면 60g 이하

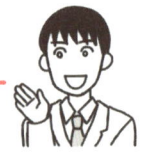

**'초저당질'이 이상적이지만, 병의 상태를 생각하여 개별적으로 대응**

    혈당치를 직접 상승시키는 영양소는 당질뿐이다. 당질을 줄이면 혈당치의 난고하(亂高下)를 일으키지 않게 된다.

    식사일기를 쓰면서 '당질량이 많은 거 같아'라고 생각했다면, 1주일 만이라도 당질을 줄여본다. '몸이 편해졌다', '아침 기상이 가뿐해졌다' 등의 변화를 느낄 수 있을 것이다. 당질은 어느 정도로 줄이면 될까? 이상적인 것은 당질을 거의 섭취하지 않는 '초저당질'이지만, 당질량은 그 사람 병의 상태에 맞추어 개별적으로 대응할 필요가 있다. 다음 쪽과 같은 사람은 급격히 당질량을 줄이면, 몸의 컨디션이 나빠질 가능성이 크므로 먼저 한끼의 당질량이 60g 이하인 '유연한 저당질'부터 시작해 보자.

# 그러나… 이런 사람에게는 주의가 필요하다!

**주의점은 여섯 개!**

### 1. 근육량이 적다
근육은 당의 최대 저장고이다. 근육이 적으면 고혈당, 저혈당이 되기 쉽다. 저혈당이 되면 간에서 당을 만들어 낸다. (당신생; 糖新生) 근육의 아미노산도 당신생의 재료 중 하나다. 근육이 적으면 저혈당이 될 가능성이 있다.

### 2. 비타민B군 부족
비타민 B6나 나이아신 부족일 경우, 당신생을 잘할 수 없으며, 저혈당이 되기 쉽다.

### 3. 간 기능 저하
당신생을 하는 간의 기능이 떨어지면, 저혈당이 된다.

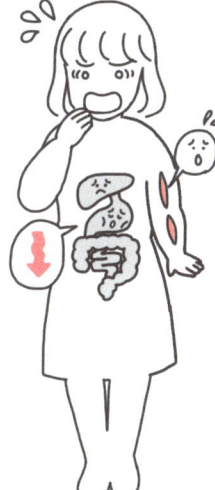

### 4. 부신 기능 저하
만성적인 스트레스로 부신이 피폐해지면 저혈당 시에 혈당치를 회복하는 호르몬(코르티솔)의 분비가 저하되어 저혈당이 된다.

### 5. 영양 부족
철, 비타민 B군, 마그네슘, 당질 등이 부족하면 필요한 에너지를 잘 만들 수 없다.

### 6. 약한 위장
위장이 약하면 급격히 늘어난 단백질을 소화할 수 없으며, 위의 더부룩함, 장내(腸內) 환경 악화, 장의 염증의 원인이 된다.

**당(糖)신생력이 약한 사람 또는 영양이 부족한 사람은 주의**

　당질을 줄일 경우, '당질을 줄인 만큼의 칼로리를 다른 식품으로 보완하는 점'을 주의해야 한다. 칼로리가 부족하면 근육량이 저하되며, 아이일 경우에는 성장 장애로 이어진다.

　당질을 줄인 만큼 지방질과 단백질을 보완해야 한다. 요리에 오일을 더하거나 고기, 계란 등의 반찬을 늘리거나 지방, 단백질을 간식으로 섭취한다.

　현재 마음의 불안으로 치료를 받는 사람은 주치의에게 상담한 뒤에 시작해야 한다. 또한 신장 및 췌장에 문제가 있는 사람, 인슐린 주사 등을 치료 중인 사람, 갑상샘 기능이 저하된 사람 등도 의사와 상담해야 한다.

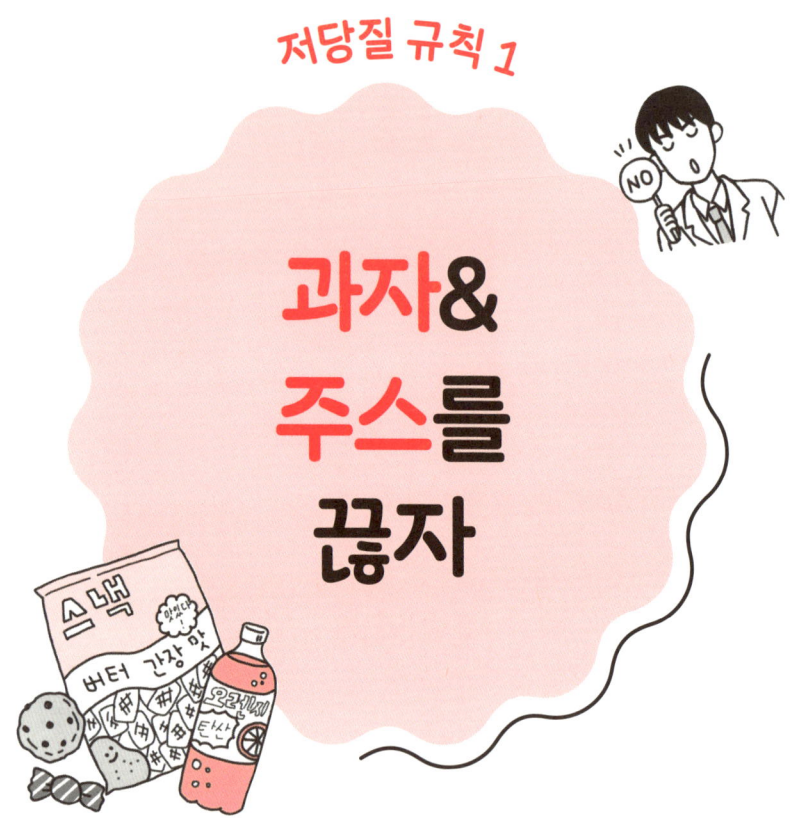

## 저당질 규칙 1

# 과자 & 주스를 끊자

**간식 OK! 하지만 혈당치가 상승하지 않는 간식으로**

　과자나 주스를 끊기만 해도 정신 증상이 완화되는 경우가 있다. 혈당치의 난고하나 비타민 B군의 낭비를 경감시킬 수 있으며, 장내 환경 및 숨어 있는 지방간도 개선될 수 있다.

　'간식 없이는 살 수 없다!'라고 하는 사람들도 괜찮다. '혈당치를 높이지 않는 간식'은 먹어도 좋다. 저혈당(低血糖)이 될 우려가 있는 사람은 2~3시간마다 먹도록 하자.

　탄수화물이나 설탕을 사용한 일반적인 과자류는 혈당치를 높인다. 그러니 그 대신에 마음과 몸의 건강 유지에 도움을 주는 식재료를 간식으로 먹도록 하자. 견과류(단 캐슈넛 등 다른 견과류보다 당질이 높은 것도 있으니 과도하게 먹지 않도록 주의)나 중쇄지방산(→Part3)이 많은 코코넛 버터는 가볍게 먹을 수 있어 추천한다.

# 저(低)당질 간식으로 마음과 몸의 원기 회복

## 단백질 간식

- 삶은 달걀
- 작은 생선
- 풋콩
- 닭꼬치(소금 양념)
- 참치캔 등의 생선 캔(삶음)
- 두부
- 두유 요거트
- 천연 치즈

※카제인(유제품에 함유된 단백질) 알레르기가 있는 사람은 주의.

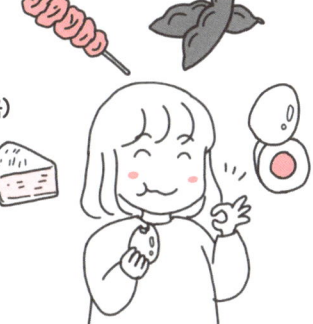

마음과 몸의 회복에 반드시 필요한 영양소가 바로 단백질이다. 식사만으로 충족할 수 없는 양을 간식으로 제대로 섭취한다. 꼭꼭 씹어 먹는다.

## 지방질 간식

- 견과류
  (호두, 아몬드, 마카다미아 등)
- 코코넛 버터
- 코코넛 오일
- 코코넛 밀크

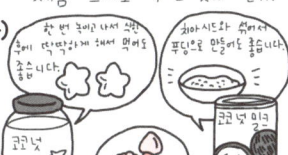

오일은 저(低)콜레스테롤을 개선하고 저혈당을 완화해 준다. 이밖에도 체내에 좋은 작용을 많이 한다. 어디까지나 '양질의 기름'을 사용하자! (→Part3)

### 수제 저(低)당질 디저트에 도전

단 음식을 먹고 싶을 때는 라칸트(혈당치를 높이지 않는 감미료)를 사용해서 수제 간식을 만들어 보는 게 어떨까?

자연 치즈가 듬뿍 들어간 치즈 케이크, 초콜릿 대신에 코코아를 사용한 초콜릿 무스, 콩가루과 아몬드가루를 사용한 쿠키도 추천한다.

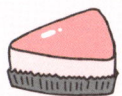

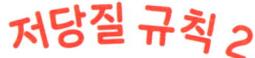

# 단백질은 매끼 2종류

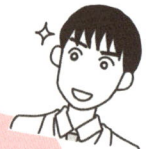

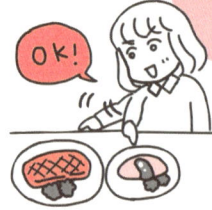

**혈당치의 안정과 영양 확보의 열쇠**

　당질을 줄일 때 동시에 해야 하는 중요한 일이 바로 단백질을 늘리는 일이다. 단백질이 풍부한 식재료에는 마음에 반드시 필요한 비타민과 미네랄도 확실히 함유되어 있기 때문이다.

　그중에서도 중요하게 여기고 싶은 것이 고기, 생선, 달걀 등의 동물 단백질이다. '건강을 위해서는 고기를 먹지 않는 편이 좋다'라고 생각하는 사람도 있겠지만, 아니다. 철(鐵)보충을 생각하면 붉은 살코기나 핏자국 살이 많은 생선을 많이 먹는 것이 이상적이다. 체내의 염증이나 혈전을 막기 위해서는 EPA를 풍부히 함유한 푸른 생선을 반드시 먹길 바란다.

　주의할 점은 같은 식재료를 5일 이상 계속 먹지 말 것. 지연형의 알레르기가 일어날 가능성이 있다. 하지만 고기나 생선이라면 종류를 바꾸어 먹어도 괜찮으니 안심하기를 바란다. (예를 들면 쇠고기→돼지고기→닭고기 등)

# 마음을 위한 식사 성공 요령은
## 잘~ 씹을 것!

### 처음 한 입은 특히 잘 씹자!

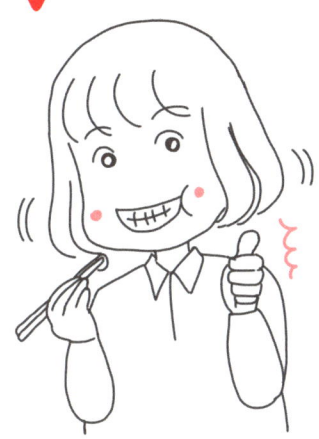

- 첫 한 입만이라도 의식해서 **30번** 씹으면 식사의 속도를 늦출 수 있다.
- 잘 씹으면 위산이 분비되어 **소화 호흡 능력**이 올라간다.
- 식사에 시간을 들이면 **만복감**을 얻을 수 있어서 과식을 방지할 수 있다.
- **뇌세포**의 작용을 활발하게 만들어 준다

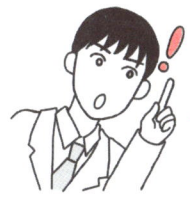

당질이라면 잘 씹지 않고도 삼킬 수 있지만, 단백질 중심의 식사는 잘 씹지 않으면 위장에 부담이 된다!

### 기타 성공의 요령

**먹은 뒤에 바로 몸을 움직이자**
혈당치의 급상승을 막는다. 방청소, 산책이나 쇼핑, 외식 시에는 걸어서 귀가하기만 해도 좋다.

**근육을 늘리자**
추천하는 운동은 스트레칭이나 요가. 천천히 호흡하면서 무리하지 않는 범위에서.

**질 좋은 기름을 먹자**
양질의 기름을 섭취하면 저혈당을 예방할 수 있으며, 체내의 염증이나 산화를 방지한다.

**칼로리는 유지**
밥이나 빵을 줄인 만큼, 양질의 오일이나 고기, 생선 등으로 칼로리를 유지하자.

## 저당질 규칙 3

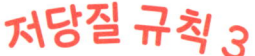

# 어쩔 수 없이 먹고 싶은 사람은 밥, 빵, 면은 마지막에 먹어라

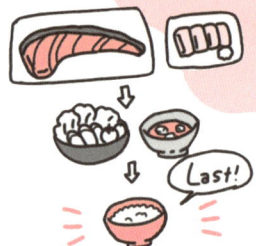

**밥 등은 제일 마지막에 가이세키요리처럼 먹자**

반찬을 먹고 밥을 한 숟가락…은 일본인이 좋아하는 '골고루 먹는 식사법'이지만, 혈당치의 급상승을 피하기 위해서는 '가이세키요리 식사법'을 추천한다. 주식은(어쩔 수 없이 먹고 싶다면) 마지막에 한 입만. 뱃속도 채워졌을 테니 과식하지 않고 끝나겠지. 양식이든 중식이든 이 규칙은 꼭 지킵시다.

'왼손에 밥그릇이 없으면 허전하다!'라고 느끼는 사람은 밥그릇에 양념하지 않은 두부 등을 넣어 보는 게 어떨까? 그것만으로 신기하게도 만족스럽고 안심될 거라고 생각한다.

어쩔 수 없이 주식을 먹고 싶다면, 알레르기 관점에서 제일 좋은 주식이라고 할 수 있는 쌀을 먹자. 흰쌀보다는 영양이 풍부하고 혈당치도 쉽게 높이지 않는 효소 현미를 추천한다. 잘 씹어서 먹길 바란다.

## 소식하는 여자라면
## 단백질 패스트로 가자!

**1** 고기, 생선, 계란 ➡ **2** 야채 ➡ 소량 **3** 밥, 빵, 면

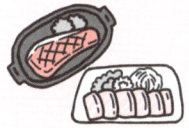 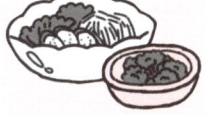 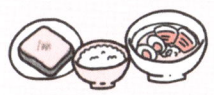

처음에 단백질 메인 요리를 먹는다. 고기 등에 함유된 철이나 비타민 B군을 확실히 섭취하는 것이 좋으므로 식욕이 있을 때 먼저 먹는다.

다음으로 야채를 먹는다. 근채류는 당질이 높으므로 당질이 낮은 브로콜리나 양상추 등의 잎을 중심으로 먹는다. 아보카도, 해조류, 버섯도 추천한다.

어쩔 수 없이 먹고 싶은 경우에는 마지막으로 조금만 먹는다. 1, 2단계에서 제대로 씹으면서 시간을 들이면 소량이라도 만족할 수 있을 것이다.

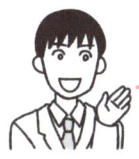

소식하는 사람이 야채부터 먹기 시작하면, 고기나 생선을 다 먹지 못하는 경우가 많다. 소식으로 철이 부족하여 위장의 점막이 약한 것도 한 가지 원인이다.

## 제대로 먹을 수 있다면
## 야채 패스트로 가자!

**1** 야채 ➡ **2** 고기, 생선, 계란 ➡ 소량 **3** 밥, 빵, 면

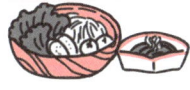 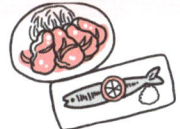 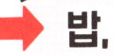

야채에는 혈당치의 상승을 억제하는 식물섬유가 풍부하므로 제대로 잘 먹는 사람은 야채를 먼저 먹는 편이 효과적이다!

## 세 가지 규칙을 지켰다면 식사 속의 당질도 확실히 제거

## 세끼의 당질을 줄이는 방법

### step 1

**먼저 저녁 식사의 주식을 뺀다**

유연한 저당질에 익숙해졌다면, 밥 등의 '주식'을 완전히 제외시켜보자. 처음에는 저녁부터. 저녁에는 조금 시간을 들여 식사를 준비할 수 있고, 먹는 시간도 느긋하다. 단백질이 풍부한 메뉴로 배를 채우자!

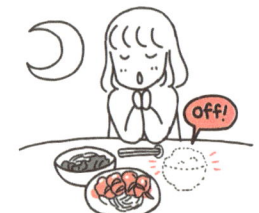

### step 2

**다음으로 점심 식사의 주식을 뺀다**

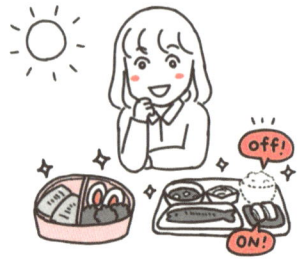

다음으로 빼고 싶은 것은 점심 식사. 오후 4시경에 급격히 졸음이나 피로가 닥쳐오는 것은 점심 식사의 당질이 원인일지도 모른다. 도시락을 싸는 것이 이상적이지만, 정식에서 '밥 제외+작은 사발의 음식(단백질이나 지방)'으로 변경하는 것도 추천한다.

### step 3

**세끼 모두 주식을 뺀다**

마지막은 아침 식사의 주식을 뺀다. 삶은 계란이나 삶은 닭고기 등도 준비하여 세끼 모두 주식을 먹지 않는 생활에 도전해 보자! 여기까지 오면, 1일의 당질량은 이상적이게 된다. 칼로리가 부족하지 않도록 반찬을 제대로 먹자.

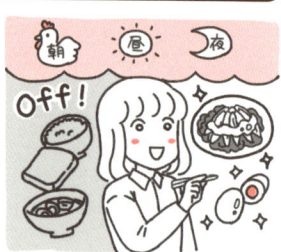

※코르티솔(혈당 상승 호르몬)의 하루 변동은 저녁 4시경에 제일 낮아진다.

# 예를 들면 이런 메뉴

## 아침 | 계란을 활용하자

**메뉴 일례**
- 반숙 계란(데친 것), 샐러드, 된장국(파래, 잎새버섯)
- 계란말이, 낫토, 건더기가 많은 된장국

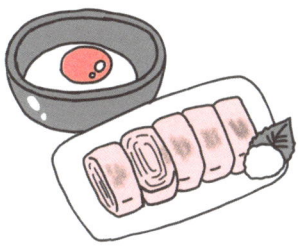

평일 아침은 시간이 없으니 단백질은 계란+α의 단골 메뉴를 패턴화하자. 지연형 알레르기를 막기 위해서라도 1주일에 2일은 달걀을 먹지 않는 날도 설정하자.

## 점심 | 외식도 OK

**메뉴 일례**
- 간부추 볶음, 낫토, 된장국(미역, 두부, 대파)
- 고등어 소금구이, 냉두부, 큰실말 해초, 된장국(바지락, 쪽파)

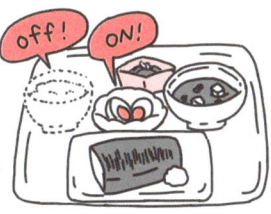

외식할 때는 정식 메뉴가 있는 가게에 가서 밥을 빼고 작은 사발 음식(단백질이나 지방)을 더하자. 스테이크 가게나 패밀리 레스토랑 등에서 고기를 제대로 먹는 것도 좋은 방법이다.

## 저녁 | 고기, 생선을 단골로 만들자

**메뉴 일례**
- 푸른 생선회, 쌀겨 절임, 고기 된장국
- 로스트비프, 두부와 해조 샐러드, 버섯국

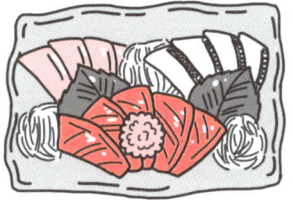

외식을 한다면 이자카야 메뉴를 추천한다. 푸른 생선회로 몸에 좋은 지방질(EPA나 DHA)을 제대로 먹거나, 닭꼬치로 배가 가득 찰 때까지 단백질을 먹어 보자. 물론 스스로 조리하면 저렴하다.

*column*

### 저당질의 술

맥주는 당질이 많으므로 피하길 바란다. 소주나 위스키 등의 증류주에는 당질이 없다. 하이볼이나 우롱하이볼, 녹차하이볼 등 감미료가 들어 있지 않은 것을 마시자. 그렇다고 해서 너무 많이 마시면 마음의 건강에 나쁜 영향을 끼치므로 양을 잘 조절하자.

# 당질이 없어도 케톤체가 있다!

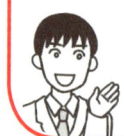

'뇌의 에너지원은 당질뿐이다'라는 것은 커다란 착각이다. 당질밖에 사용하지 않는 것은 적혈구와 간세포뿐이며, 뇌나 다른 세포는 케톤체라는 에너지원도 사용한다. 게다가 당질을 섭취하지 않아도 괜찮다. 몸속에서 간의 글리코겐이나 근육을 분해하거나 단백질 등을 재료로 삼아 필요한 양의 포도당을 몸이 만든다. (당신생; 糖新生) 케톤체는 당질을 가능한 한 줄였을 때 중성지방으로 만들 수 있으며, 중쇄지방산을 섭취하면 간장(肝臟)에서 만들 수 있다.

사실은 케톤체야말로 인간 본연의 에너지원이다. 항산화 작용도 하며, 노화나 병의 예방에 효과가 있다고 알려져 있다. 당질을 에너지로 삼은 역사는 농경 시작 후인 1만 년 정도다. 주식인 밥은 그래도 낫지만, 빵이나 과자나 주스 등 주변을 둘러보면 당질뿐이다. 현대의 이러한 당질 과다의 식생활이 비만, 당뇨병, 고혈압, 뇌경색, 암 등의 현대 질병의 하나의 원인이 되고 있다.

케톤체는 뇌를 보호한다. 알츠하이머형 치매는 제3의 당뇨병이라고도 하며, 뇌세포가 당을 에너지로 받아들이기 어려워지지만, 케톤체는 사용할 수 있다. 또한 케톤체는 뇌의 새로운 신경을 만들거나, 신경을 충격으로부터 보호하거나, 인지 기능이나 학습 능력을 높인다. GABA 수용체에 작용하여 평온, 항(抗)불안 작용을 나타낸다는 보고도 있다.

Part 2

# 마음에 필요한 영양에는 무엇이 있을까?

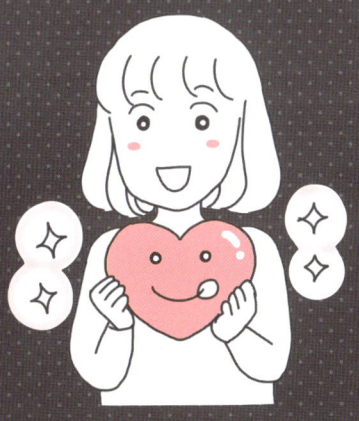

단백질, 철, 비타민B군,
마그네슘, 아연…
마음에 좋은 영양소,
당신은 잘 섭취하고 있나요?

### 영양이 마음을 건강하게 만드는 이유 1

# '뇌내 호르몬'이 원활하게 생성

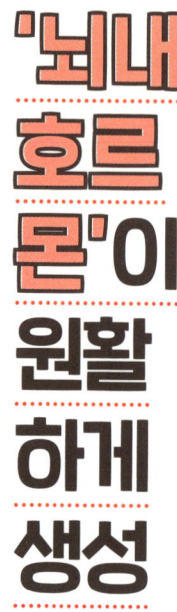

뇌내 호르몬이란?

뇌내에서 '신경전달물질'이 되어 활약한다
잘 생성되지 않으면, **마음의 병에 영향**을 미친다

**아미노산**으로 만들 수 있으므로 **단백질이 매우 중요**

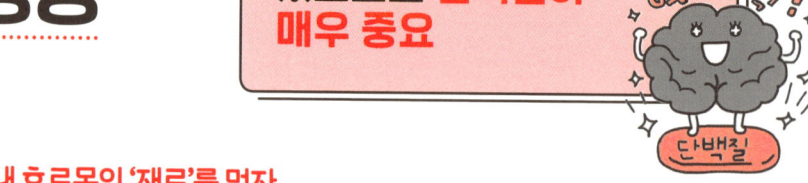

## 뇌내 호르몬의 '재료'를 먹자

　뇌 속에서는 다양한 신경 전달 물질이 뇌세포 사이에서 메시지를 서로 전달한다. 신경 전달 물질이 제대로 작용하기 때문에 우리는 생각하고 움직이고 마음을 차분히 만들 수 있는 것이다.

　그중에서도 오른쪽 페이지의 여섯 개의 뇌내 호르몬은 마음의 건강에 반드시 필요하다. 이들이 원활하게 만들어져서 밸런스 좋게 작용하는 상태가 마음의 이상형이다.

　이를 위해서는 뇌내 호르몬을 만들기 위한 '재료'가 매우 중요하다. 토대가 되는 것이 단백질이다. 여기에 비타민B군 등의 비타민이나 철 등의 미네랄이 반드시 필요하다.

　스트레스가 더해지면 단백질, 비타민B군이나 C, 마그네슘 등의 수요가 늘어난다. 마음이 불안정해졌을 때는 '혹시, 뇌내 호르몬의 재료가 부족한 걸까?'라며 영양을 검토해 보는 것이 필요하다.

# 이것이 대표적인 뇌내 호르몬이다!

**아미노산(단백질)**

 나이아신, 엽산, 철, 비타민B6

### 해피 호르몬
**세로토닌**

우울이나 불안을 완화시켜 주는 행복 호르몬. 리드미컬한 운동(산책, 씹기, 호흡법 등)이나 그루밍(사람이나 동물을 쓰다듬어서 마음을 진정시키는 것)등으로도 분비가 촉진된다.
약 : 항(抗)우울제SSRI, SNRI

 마그네슘

### 잠자는 호르몬
**멜라토닌**

세로토닌으로 만들어진다. 체내 시계를 조정하여 자연스럽게 잠을 자게 해준다. 아침, 햇볕을 쬐면 '멜라닌 스위치'가 켜지고, 14~16시간 후에 분비된다. 블루 라이트는 분비를 억제한다.
약 : 수면제 라멜테온

 나이아신, 엽산, 철, 비타민B6

### 두근거림 호르몬
**도파민**

두근거리거나 '아, 기분 좋다!', '이 일을 해서 참 좋았어!', '또 하고 싶어!' 등 보상을 얻었을 때 나오는 쾌락 호르몬.
약 : 저용량의 아리피프라졸

 비타민C

### 의욕 호르몬
**노르아드레날린**

도파민으로 만들어지는 것이 바로 노르아드레날린이다. '좋아, 힘내자!'와 같은 느낌일 때 잔뜩 분비가 된다. 그리고 고통의 완화, 의욕에 관여한다.
약 : 항(抗)우울제SNRI, NaSSA

 나이아신

### 신경 흥분 호르몬
**글루타민산**

기억이나 학습에 관련된 호르몬이지만, 과도해지면 간질, 짜증의 원인이 된다. GABA로 만들려면 비타민B6가 필요하다.
약 : 항(抗)인지증약 메마틴,
　　항(抗)간질약 페란파넬

 비타민B6

### 릴랙스 호르몬
**GABA**

글루타민산으로 만들어지는 흥분을 억제하고 안심시키는 호르몬. 술에도 비슷한 작용이 있으나, 과음에 주의할 것.
약 : 벤조디아제핀계약(수면제, 항불안제, 항간질제, 근이완제)

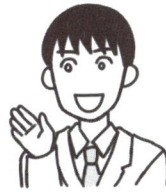

체질개선을 할 때는 체내 호르몬의 재료를 확보해 두는 것이 중요하다.
영양 부족이 정신 증상에 영향을 끼칠지도 모른다!

### 영양이 마음을 건강하게 만드는 이유 2

# 미토콘드리아가 활성화 된다

미토콘드리아란 무엇인가?

- 인간의 세포(37조)에 있으며, **에너지**를 만들어 낸다

- **먹은 음식**으로부터 재료를 흡수해 에너지로 만든다

- 활성화가 약해지면 **마음의 병에** 영향을 끼친다

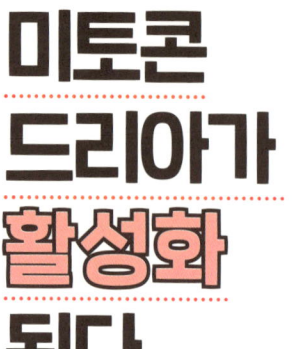

### 세포 속의 '공장'에서 영양소가 에너지로

　인간의 몸은 약 37조 개의 세포로 이루어져 있다. 그 세포 하나하나에 에너지를 만드는 '공장'이 있다는 걸 알고 있는가?

　공장의 이름은 미토콘드리아이다.

　하나의 세포 속에 수백 개에서 2천 개의 '공장'이 있으며, 전부 합치면 체중의 약 10%가 된다.

　에너지의 재료가 되는 것은 '3대 영양소'인 당질, 단백질, 지방이다. 우리가 먹은 밥이나 고기나 기름은 소화·흡수되어 최소 단위의 영양소가 되며 혈관 및 림프관으로 운반된다. 여기에서 ATP라는 에너지 물질로 변환되면, 그제야 사용할 수 있는 형태가 된다.

# 미토콘드리아는 에너지의 생산 공장

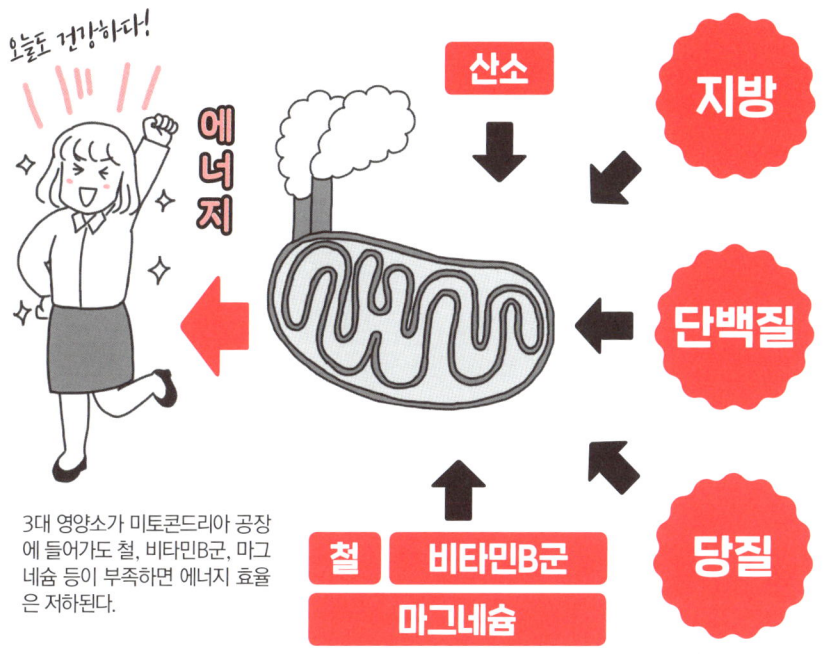

3대 영양소가 미토콘드리아 공장에 들어가도 철, 비타민B군, 마그네슘 등이 부족하면 에너지 효율은 저하된다.

### 에너지 회로는 주로 철과 B군이 돌리고 있다

　그러나 3대 영양소만으로 에너지는 만들 수 없다. 미토콘드리아 속에 있는 '에너지를 만드는 회로'가 잘 작동하지 않는다. 여기서 중요한 작용을 하는 것이 주로 비타민B군, 철, 마그네슘 세 가지다. 이들이 부족하면 미토콘드리아의 기능이 저하되며 생산되는 에너지(ATP)의 양이 눈에 띄게 줄어들고 만다. '쉽게 피로하다', '의욕이 없다'라는 상태가 그 신호이다.
　참고로 포도당으로는 36개의 에너지 물질밖에 만들 수 없지만, 지방으로는 129개의 에너지 물질을 만들 수 있다. 즉 당질보다 지방질이 에너지 생산 효율이 3배 이상 뛰어나다.

## 마음의 영양소
# check 1

**부족한 영양소를 찾아라!**

### 해당하는 것이 몇 개일까?

- ☐ 딱딱한 것을 씹고 싶다 (얼음, 사탕 등)
- ☐ 손톱이 쉽게 갈라지며, 부드럽고, 둥그스름하다
- ☐ 머리카락이 쉽게 빠진다
- ☐ 쉽게 멍이 생긴다
- ☐ 잇몸에서 쉽게 피가 난다
- ☐ 생리 양이 많다
- ☐ 생리 전에 컨디션이 안 좋아진다
- ☐ 출산 경험이 있다
- ☐ 치질이나 위궤양이 있다
- ☐ 쉽게 피로하다, 가벼운 운동으로 두근거리고 숨이 차다
- ☐ 어지럼증, 기립성 현기증, 두통, 머리가 무겁다
- ☐ 목구멍에서 불쾌감이 느껴지며 삼키기 어렵다
- ☐ 냉한 체질이다
- ☐ 쉽게 짜증이 난다
- ☐ 음식에 까다로우며, 고기, 생선을 그다지 먹지 않는다

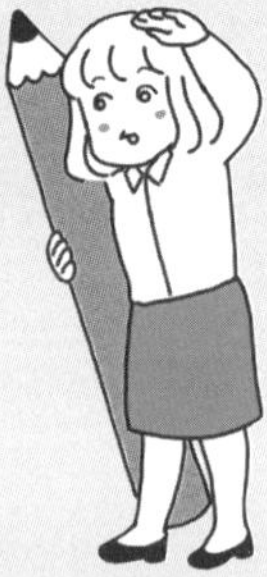

➡ 체크 수 ☐ 개

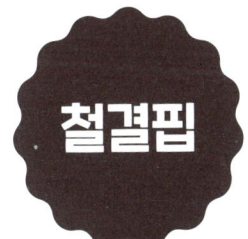

4개 이상은 황색신호,
6개 이상은 적신호!
**일지도 모른다!**

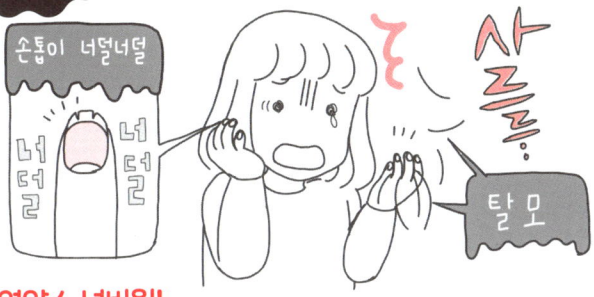

## 마음의 영양소 넘버원!
## 빈혈이 아니더라도 안심해선 안 된다!

세로토닌 등의 뇌내 호르몬을 만들면서 미토콘드리아로 에너지를 만들어도 필수적인 미네랄이 바로 철이다. 마음에 효과가 있는 영양소의 넘버원이다. 철결핍의 대부분은 빈혈까지 이르지 않으며, 적혈구에 함유된 헤모글로빈의 철은 정상이다.

철결핍의 원인은 크게 두 개로 나눌 수 있다.

① '철부족'

〈IN이 적다〉 철의 섭취 부족. 빵이나 파스타 등 당질 중심으로, 철분이 풍부한 육류와 핏자국 살이 많은 생선의 섭취량이 적은 사람.

〈OUT이 많다〉 출산, 생리 출혈, 땀으로 많은 철이 손실되는 사람. ※운동선수.

② '염증을 동반한 철 이용 장애'

철이 있어도 잘 이용할 수 없는 상태. 미세한 염증이 장관(腸管)으로 철을 흡수할 수 없게 되거나, 철을 잘 운반할 수 없게 되어 필요한 곳의 철이 결핍된 상태다. 당질 과다는 장관의 염증 및 숨겨진 지방간의 원인이 되며, 염증 체질로 이어진다.

*keyword*

### 헴철과 비헴철

헴철이란 고기나 생선 등의 동물 단백질에 함유된 철이다. 비헴철은 시금치 등의 야채나 녹미채 등의 해조에 함유된 철이다. 헴철이 더 흡수율이 높으며, 비헴철은 흡수 시에 활성탄소를 내보내거나, 함께 먹는 음식 때문에 흡수에 영향을 받기도 한다.

※ 운동선수는 활동량이 많은 만큼 산소도 많이 필요하므로 철의 수요도 늘어난다. 마라톤 등 발바닥에 충격을 주는 스포츠를 하면 적혈구가 파괴되어 빈혈이 되는 경우가 있다.

# 철이 결핍된 여자는 마음의 위기?

철이 부족하면

**미토콘드리아로 효율 높게 에너지를 만들 수 없게 된다**

**짜증, 우울, 신경과민 등의 정신 증상이 쉽게 나타나게 된다**

**점막의 대사가 나빠져서 위장 장애 및 음식을 삼키기 어려워진다**

철이 결핍 문제를 해결했더니 마음의 문제가 개선된 여성이 매우 많았다!

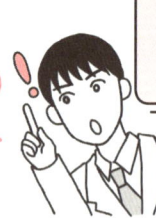

### 철의 부족 상태인지에 대해 페리틴을 조사하자!

철이 결핍된 여자가 너무나도 많아서 그녀들을 이렇게 부르기로 했다.

철결녀=철이 결핍된 여자

그녀들은 마음의 위기뿐만 아니라, 머리카락이 빠지고 피부가 거칠어지며 손톱도 물렁물렁하고 갈라지고 대사가 떨어지고 피부에 멍이나 얼룩이 쉽게 생기게 되는 등, '미의 위기'도 맞이하고 있다.

"하지만, 저는 빈혈이 아니다"라고 하는 사람도 있겠지만, 헤모글로빈 수치가 정상, 즉 빈혈까지 이르지 않았더라도 적혈구 이외에서 필요한 철이 부족할지도 모른다. 혈액검사에서 필요한 항목은 '페리틴(저장 철)'이다. 이 수치가 낮으면 철이 부족이다. 표준적인 검사 항목에는 들어가지 않으므로 철결녀는 그냥 넘어가기 쉽다.

# 혈액검사 철의 결핍 이유는 이 숫자로 알 수 있다!

| | 해설 | 황신호 | 적신호 | 단위 |
|---|---|---|---|---|
| 페리틴 | 적혈구의 밖에 저장되어 있는 철의 지표.<br>철이 부족하면 저하된다.<br>염증이 있으면 높아진다. | 50 미만 | 25 미만 | ng/ml |
| 헤모글로빈 | 적혈구 속에 있는 철의 지표.<br>낮으면 빈혈로 진단된다. | 13.5 미만 | 12.0 미만 | g/dl |
| MCV | 적혈구의 평균 크기.<br>철의 부족으로 작아지며 저하. | 93 미만 | 90 미만 | fl |
| TIBC | 철을 운반하는 트럭.<br>철의 부족으로 증가.<br>염증으로 저하.<br>이상적인 값은 300μg/dl 정도. | 320 이상 | 350 이상 | μg/dl |

(생리하는 여성의 케이스)

## 헤모글로빈은 지갑이다 페리틴은 은행 계좌이다

어째서 헤모글로빈 수치에 문제가 없는데, 철이 부족한 걸까?

철을 '돈'으로 비유해 보자.

헤모글로빈은 혈액 속에서 산소를 운반하는 중요한 역할을 하므로 흡수된 철은 제일 처음에 이곳으로 순환된다.

즉 '바로 사용할 돈은 지갑에 넣는다'라는 것과 같다.

한편 페리틴은 은행 계좌다. 지갑 안이 빈곤해지면 꺼낼 수 있는데, 정신을 차려보았더니 계좌가 텅텅 비어 있는 경우도 있다. 지갑에 돈(철)이 들어 있다고 해도 저금(페리틴)이 있다고는 한정할 수 없다.

생리를 하는 여성은 대부분이 철이 결핍이다. 헤모글로빈 수치에 문제가 없어도 헌혈은 추천하지 않는다.

※이상적인 수치는 질환이나 병태, 개체차, 검사·회사, 검사 방법에 따라 다를 수 있다.

# 철이 결핍된 여자가 개선 되려면

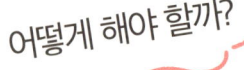
어떻게 해야 할까?

**철분**을 많이 함유한 식품을 먹는다

**비타민C**로 철의 흡수를 높인다

요리에 **철기**나 **철의 구슬**을 활용한다
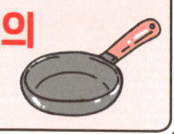

**철분제** 및 **영양제**를 먹는다

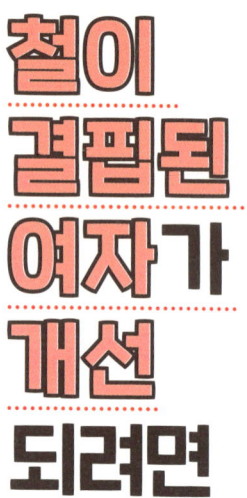

## 철을 보충하는 것뿐만 아니라 흡수시켜야만 한다!

　철의 결핍에 개선은 철이 많이 함유된 식품을 먹는 것이다. '그럼 녹미채를 먹어야겠네!'라고 생각하는 사람이 많겠지만, 흡수율이 많은 헴철이 함유된 동물 단백질을 최우선으로 먹어야 한다. 야채나 해조에 함유된 비헴철은 비타민C나 구연산(레몬이나 매실장아찌 등)을 먹으면 흡수율이 향상되므로 꼭 시도해 보길 바란다. 조리 도구도 중요하다. 남부철을 비롯한 철냄비로 조리하거나, 뜨거운 물이나 찜을 조리할 때 작은 철구슬을 넣어 철을 보충한다.
　그리고 모처럼 흡수한 철이 흡수되도록 장(腸) 등의 염증도 억제하고 싶겠지, 그러면 '저(低)당질&고(高)단백식'을 실천하는 것이 중요하다.

# 철제를 좋아하지 않는 경우에는

## 위장에 좋은 헴철을 시도한다

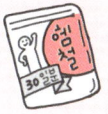

철이 결핍된 사람일수록 위장 점막의 대사 장애가 있으며, 철분제를 먹으면 구토나 설사 등의 증상이 나타나는 경우도 있다. 시판 영양제 '헴철'은 위장와 장관을 손상시키지 않으며, 흡흡하기도 쉬우므로 이것을 시도해 보자.

## 철분제 먹는 법을 연구

식사 직후나 식사 중에 먹어서 위(胃)에 대한 자극을 조금이라도 줄인다. 취침 전에 먹고 자는 방법도 있다. 그래도 어렵다면 몇 번에 나누어 먹거나 먹는 양을 줄여 보는 등 의사와 상담해 보자.

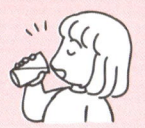

## 한약을 사용한다

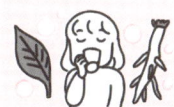

철분제와 함께 보중익기탕이나 육군자탕을 마시면 식욕 증진과 위(胃)의 불쾌감을 약화시키는 효과를 기대할 수 있다. 인삼양영탕이나 십전대보탕 등으로 피와 기를 천천히 보완한다. 월경 과다는 궁귀교애탕으로 출혈량을 줄인다.

## 30~40대 여성은 중증 철결핍의 우려가 있다

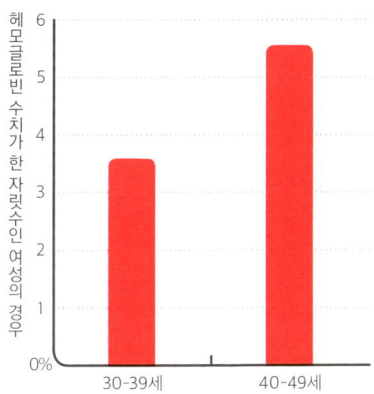

헤모글로빈이 한 자릿수인 여성의 비율을 나타낸 표이다. '지갑'의 안인 헤모글로빈이 낮다(빈혈)는 것은, 저금(페리틴)이 거의 비어 있다는 이야기다. 나이를 먹음에 따라 비율이 늘어나는 것은 생리를 한 세월이 길다는 것, 출산으로 철을 모두 사용했다는 것 등을 생각해 볼 수 있다.

## 생리하는 여성은 거의 철이 결핍되어 있다

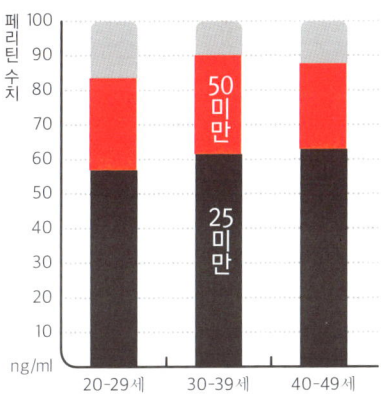

20세부터 49세까지 여성의 페리틴은 약 90%가 황색신호(50 미만)이며 약 60%가 적신호(25 미만)다. 몸속의 염증으로 페리틴이 조금 높은 경우도 있으므로 실제 '철결핍률'은 좀 더 높다. 50세 이후에는 폐경으로 철을 저금할 수 있으므로 페리틴은 회복된다.

## 마음의 영양소
# check 2

### 몇 개나 해당할까?

- ☐ 잠을 자도 피로가 풀리지 않는다
- ☐ 소리에 민감하다
- ☐ TV가 성가시다
- ☐ 악몽을 잘 꾼다
- ☐ 잠들기 어렵다
- ☐ 집중력이 지속되지 않는다
- ☐ 책을 읽어도 머리에 들어오지 않는다
- ☐ 기억력이 쇠퇴한다
- ☐ 구내염이나 구각염이 잘 생긴다
- ☐ 낮에 졸리다
- ☐ 의욕이 생기지 않는다
- ☐ 과식하고 만다
- ☐ 술을 종종 마신다
- ☐ 당분을 잘 먹는다, 주스, 커피를 잘 마신다
- ☐ 정신적 스트레스가 많다

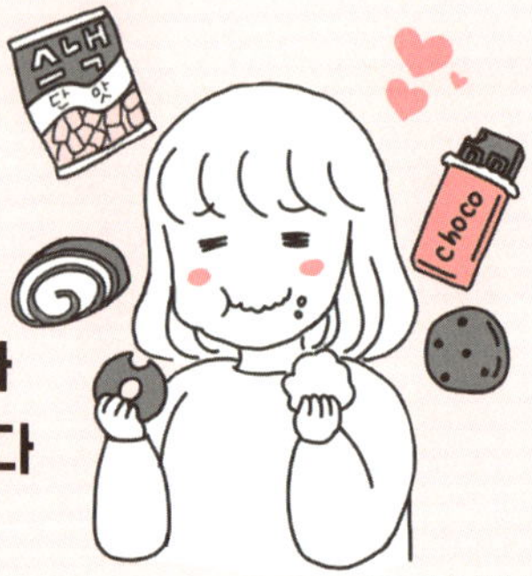

➡ 체크 수 ☐ 개

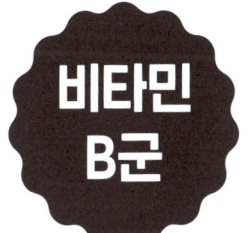

4개 이상은 황색신호,
6개 이상은 적신호!

## 부족할지도 모른다!

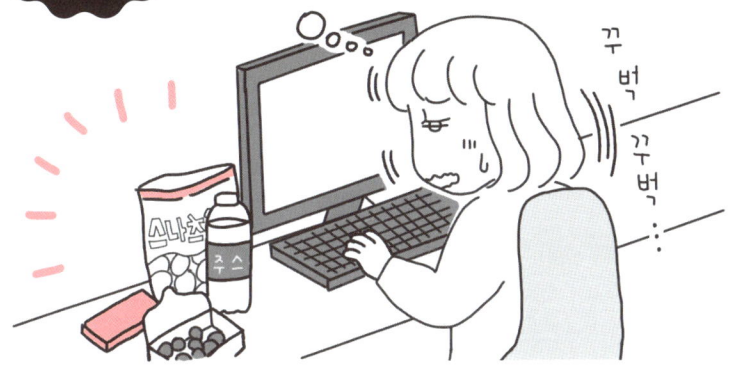

### 마음에 효과가 있는 것은 '팀B'
### 에너지 생산과 대사에 필수인 비타민

'비타민'이라는 말을 들으면 '몸에 좋다'라고 느끼겠지만, '마음에 좋은' 비타민이 있다. 그것이 바로 비타민B군이다.

뇌의 신경전달물질(뇌내 호르몬)은 단백질로 만들어지는데, 비타민$B_6$ 등의 B군이 더해져서 세로토닌이 되거나, 도파민이 되거나, GABA가 되기도 한다.

미토콘드리아로 에너지를 만들어낼 때도 재료인 지방질이나 단백질 및 당질만으로는 안 된다. 비타민B군이 작용해야만 에너지로 변화한다.

그렇습니다, 비타민B군은 어디까지나 서포트하는 역할이다. 하지만 그 서포트가 없으면 뇌내 호르몬도 에너지도 적절히 생산되지 않는다. 체내의 미량 영양소들은 매우 소량이지만 존재감이 매우 크다.

비타민B군은 서로를 보완하면서 작용하므로 가능한 한 B군 전체를 섭취하길 바란다.

*keyword*

**미량 영양소**

비타민이나 미네랄은 3대 영양소인 당질, 지방, 단백질과 비교하면 그 양이 극히 적다. 그래도 몸과 마음의 기능을 정상적으로 유지하기 위해 반드시 필요한 존재이며 부족하면 목숨을 위협하는 일도 있다. 비타민과 미네랄의 차이는 전자는 유기질, 후자는 무기질이다.

# 마음에 작용하는 B군은 바로 이것!

### 지방 대사에
**비타민 B2**

지방질을 에너지로 바꾸는 비타민. '발육의 비타민'이라고도 하며 성장을 촉진하고 피부나 머리카락, 손톱 등의 재생에도 관여한다. 점막 보호 작용이 있으며 구내염, 구각염, 눈의 피로를 예방한다. 동맥경화 등의 혈행 장애를 일으키는 과산화지방을 분해한다. 소변의 밝은 노란색은 B2의 영향이다.

### 당질 대사에
**비타민 B1**

당질을 에너지로 바꾸고 신경을 정상적으로 유지하며 알코올을 대조 확인하는데, 크게 활약한다. 부족하면 나태감, 무기력, 어깨 결림, 건망증, 집중력이나 식욕 저하로 이어진다.
옛날에 백미가 유행해 B1 부족으로 각기병이 크게 유행했다. 현대에는 당질 과다로 '현대형 각기병'이 증가하고 있다.

### 헤모글로빈 합성에
**비타민 B12**

엽산과 함께 작용하는 조혈 비타민. 부족하면 미숙하고 커다란 적혈구가 된다. (적혈구는 큰 세포에서 작아지면서 성숙한다.) 저위산으로 흡수가 저하된다.
부족하면 기억력과 집중력 저하, 식욕 부진, 거적아구성 빈혈 등으로도 이어진다.

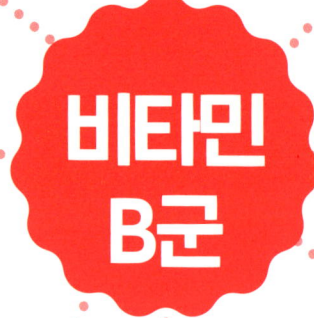

**비타민 B군**

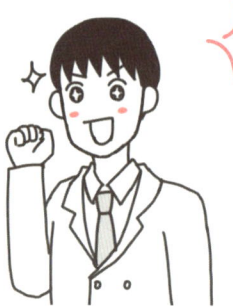

B군은 각각 중요한 역할을 갖고 있어

### 단백질 대사에
**비타민 B6**

단백질의 분해 및 합성과 연관된 비타민. 신경전달물질이나 헤모글로빈의 합성, 당 신생에도 관여한다. 부족하면 경련, 우울 상태 및 저혈당, 빈혈의 원인이 된다.

### 헤모글로빈 합성에
**엽산**

비타민 B12와 작용하는 조혈 비타민으로 부족하면 거적아구성 빈혈에 걸린다. 유전 정보와 관련된 DNA의 합성에도 관여하고 있으므로 임신 시에는 특히 중요하다.
부족하면 태아의 선천성 질환의 원인이 되기도 한다. 알코올이나 엽산의 대사 장애의 원인이 되기도 한다.

## 환각 망상이나 피로가 나이아신으로 완화된다?

비타민B군 중에서도 정신 질환의 영양요법으로 주목을 받고 있는 것이 나이아신이다.

나이아신은 체내의 500개나 되는 효소와 연관되어 3대 영양소를 에너지로 바꾸는 소중한 역할도 한다.

에너지 부족으로 만성 피로인 사람은 나이아신을 제대로 보급한다. 어떠한 이유로 나이아신이 극단적으로 부족하거나 작용하지 않게 되면 우울한 상태나 환각 망상 상태에 빠지기 쉬운 가능성이 있다.

고용량 나이아신 투여는 일부의 환각 망상 상태에 효과가 있다고 한다. 저희 병원에서는 재발을 반복한 조현병에 시험해 보았는데, 효과가 있지 않았다. 처음으로 조현병이 나타난 경우의 치료나 혈연 중에 조현병인 사람이 있는 경우, 발증을 예방할 가능성이 있다고 여겨진다. 효과가 있었던 사례도 경험하였으나, 아직 그 메커니즘이나 어떤 타입에게 유효한가는 알 수 없다.

---

**피부 건강을 유지하는**

### 비오틴

당질, 지질, 단백질을 에너지로 바꾸는 작용을 한다. 피부를 만드는 세포의 활성화 등 피부의 기능을 정상적으로 유지하는 작용 및 항염증 물질을 생성하여 알레르기 증상을 완화하는 작용이 있으므로 아토피성 피부염의 개선에도 효과가 기대된다.

**부신 기능을 보조**

### 판토텐산

(비타민B5)

당질, 지방질, 단백질을 에너지로 바꾸는 작용을 한다. 비타민C와 마찬가지로 코르티솔 등의 부신피질 호르몬의 합성에도 관여한다. 부신 피로를 회복시키는 작용이 있어 '항(抗)스트레스 비타민' 이라고도 한다.

**우울함이나 환각에**

### 나이아신

(비타민B3)

당질, 지방질, 단백질을 에너지로 바꾸는 작용이 있으며, 알코올 대사에도 빠질 수 없다. 피부나 뇌신경의 건강에도 관여한다. 부족하면 우울함이나 환각, 망상과 같은 신경 증상의 원인이 된다. LDL, 총콜레스테롤을 낮춰 HDL를 높이기도 한다.

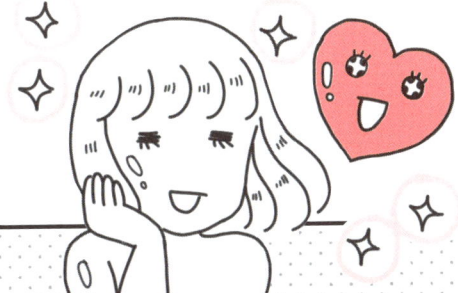

# 마음의 영양소
# check 3

**몇 개나 해당할까?**

- ☐ 근력이 떨어졌다
- ☐ 피부의 탄력과 윤기가 없다
- ☐ 부종이 있다
- ☐ 쉽게 피로하다
- ☐ 식사는 야채 중심으로
- ☐ 빵, 면, 주먹밥 등의 단품으로 식사를 끝낸다
- ☐ 고기나 생선, 달걀을 그다지 먹지 않는다
- ☐ 저칼로리를 의식한다
- ☐ 성장기이다
- ☐ 임신 중 또는 수유 중이다
- ☐ 스테로이드를 복용하고 있다
- ☐ 스포츠나 육체노동을 한다
- ☐ 위장약을 잘 먹는다
- ☐ 빠른 식사, 다른 일을 하면서 음식을 먹는 경향이 있다
- ☐ 정신적인 스트레스가 많다

➡ 체크 수 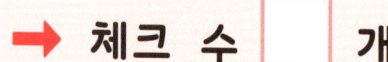 개

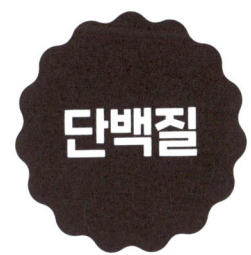

4개 이상은 황색신호,
6개 이상은 적신호!

## 단백질 부족할지도 모릅니다!

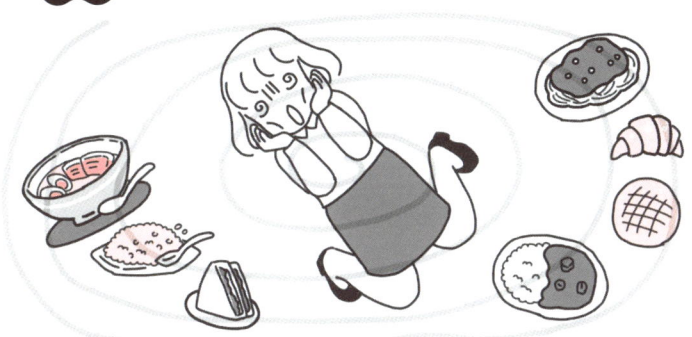

**마음 건강의 중심!**
**만들고 부수고 다시 만든다.**

단백질은 '근육이나 뼈를 만든다'라는 사실을 알고 있지? 하지만 그것뿐만 아니라 효소도 호르몬도 콜레스테롤도 전부 단백질로 이루어져 있다.

그러므로 단백질이 부족하면 소화 효소도 부족하여 소화 흡수 능력이 떨어지며 마음에 필요한 영양소를 보충할 수 없다. 콜레스테롤이 부족하면 우울한 상태가 되거나, 충동적이게 된다. 도파민이나 세로토닌 등의 정신전달물질도 단백질이다. 근육량이 저하하면 당신생력이 떨어지므로 혈당조절장애도 쉽게 발생하게 되며, 정신 증상에 영향이 나타난다. 몸과 마음의 토대는 단백질로 이루어져 있는 것이다.

이러한 단백질은 항상 지금 있는 것이 분해되어 새로운 단백질로 변한다. 그러므로 단백질을 항상 제대로 먹어 보급할 필요가 있다. 스트레스를 받으면 '지금 가진 단백질을 부수는 것'이 우위가 되므로 더욱더 단백질을 많이 섭취해야 한다.

*keyword*

**필수 아미노산**

단백질은 약 20종류의 아미노산으로 이루어져 있다. 그중에 아홉 종류의 필수 아미노산은 체내에서 합성할 수 없고 식사로 섭취해야 한다.

그중에는 세로토닌이나 멜라토닌의 재료가 되는 트립토판, 도파민이나 노르아드레날린의 재료가 되는 페닐알라닌 등이 있다.

# 마음의 영양소
# check 4

**몇 개나 해당할까?**

- ☐ 다리에 쉽게 쥐가 난다
- ☐ 눈꺼풀이 실룩거린다
- ☐ 손발이 저리다
- ☐ 쉽게 피로하다
- ☐ 기억력이 떨어진다
- ☐ 우울과 불안을 느낀다
- ☐ 쉽게 짜증난다
- ☐ 두통을 느낀다
- ☐ 수면이 얕다
- ☐ 설사, 변비가 잦다
- ☐ 그다지 식욕이 없다
- ☐ 고혈압이다
- ☐ 냉한 체질이다
- ☐ 술을 자주 마신다
- ☐ 정신적인 스트레스가 많다

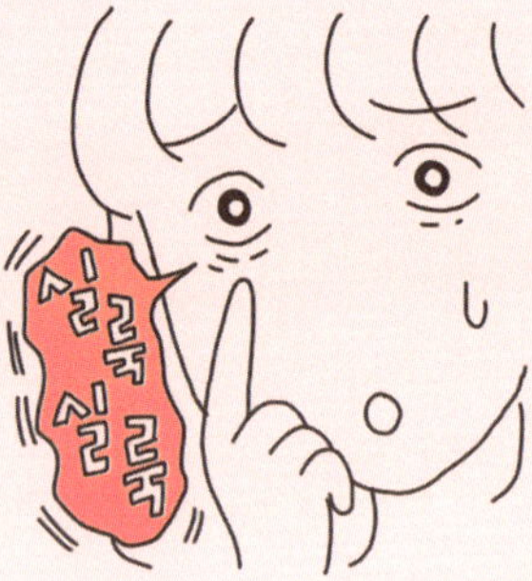

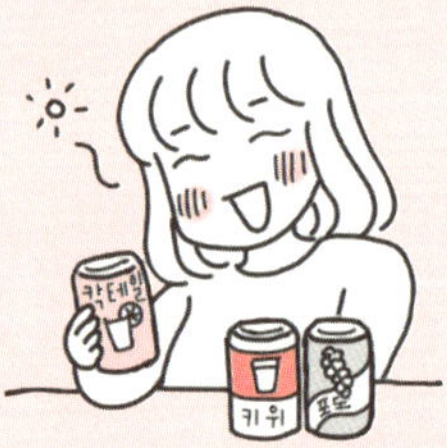

➡ 체크 수 ☐ 개

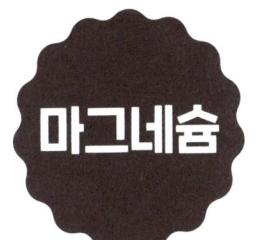

4개 이상은 황색신호,
6개 이상은 적신호!
# 부족할지도 모릅니다!

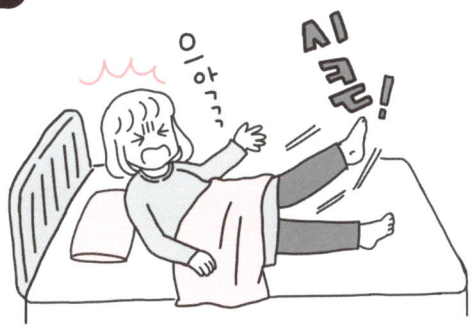

### 효소를 활성화시킬 때 제일 중요하다!
### 하지만 동양인은 부족해지기 쉽다

마그네슘은 소화 효소와 대사 효소 등, 체내의 300종류 이상의 효소 작용을 서포트한다.

그러나 스트레스가 길어지면 코르티솔과 아드레날린과 같은 호르몬이 늘어나 마그네슘을 소비하고 만다. 알코올이나 당질의 과잉 섭취, 저혈당 스트레스일 때도 마그네슘이 낭비된다.

마그네슘이 부족해지면 처음에는 학습 능력이나 기억력의 저하, 억울하고 답답한 기분을 느낄 수 있다. 비타민$B_1$ 부족과 비슷한 증상이 나타나는 이유는 비타민$B_1$의 대사에 마그네슘이 필요하기 때문이다. 비타민은 미네랄이 없으면 작용하지 않는다.

스트레스 사회, 식생활에서는 현미에서 백미, 천연 소금에서 정제 소금으로의 이행, 더 나아가 토양의 미네랄 부족, 중금속 오염에 따른 흡수 장애 등이 마그네슘 부족의 원인이 된다.

*keyword*

**미네랄**

인간의 몸을 구성하는 원소의 96%는 효소, 탄소, 질소와 같은 '유기물'이다. 이것들이 몸속에서 단백질이나 물, 당질, 비타민 등이 된다.

남은 4%에 해당하는 원소가 '무기질'=미네랄이다. 철, 마그네슘, 아연, 칼슘 등이 그 대표다.

# 마음의 영양소
# check 5

### 몇 개나 해당할까?

- ☐ 미각과 후각이 둔해졌다
- ☐ 월경불순(여성)
- ☐ 정력이 감소했다(남성)
- ☐ 손톱에 하얀 반점이 있다
- ☐ 머리를 감을 때 머리카락이 쉽게 빠진다
- ☐ 쉽게 감기에 걸린다
- ☐ 식욕 부진에 빠지기 쉽다
- ☐ 피부가 건조해지기 쉽다
- ☐ 상처가 잘 낫지 않으며, 흔적이 남기 쉽다
- ☐ 목걸이 등으로 피부염에 걸린다
- ☐ 의욕이 생기지 않는다
- ☐ 만성적으로 설사를 한다
- ☐ 상처나 벌레에 물린 상처가 곪기 쉽다
- ☐ 가공식품을 많이 먹는다
- ☐ 술을 잘 마신다
- ☐ 정신적인 스트레스가 많다

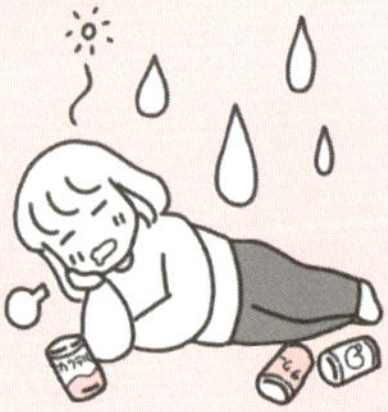

➡ 체크 수 ☐ 개

# 아연

**4개 이상은 황색신호, 6개 이상은 적신호! 부족할지도 모릅니다!**

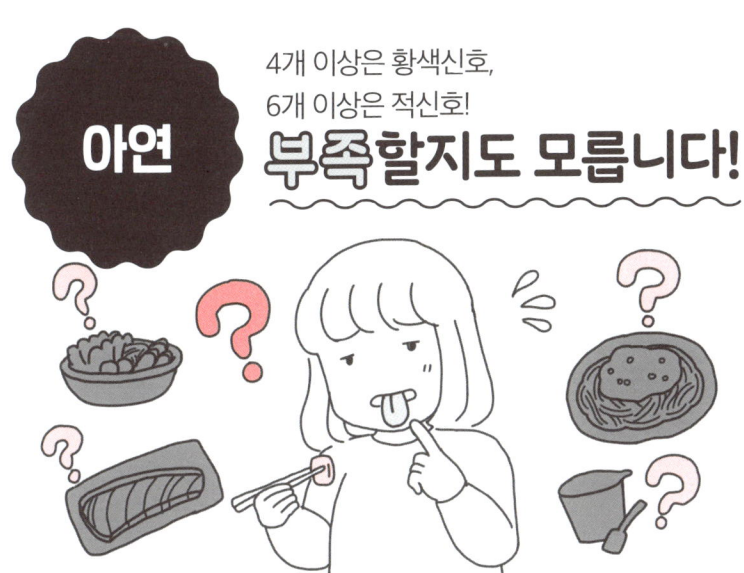

### '요리의 맛이 싱겁다', '입속이 쓰다'라고 느꼈다면 아연 부족일지도 모른다

마그네슘 다음으로 체내의 효소를 활성화하는 파워를 가진 미네랄, 그것이 아연이다.

'세포 분열'에 빠지지 않는 존재이다.

그런데 '미뢰'라는 것을 알고 있는가? 혀의 표면의 맛을 느끼는 부분이다. 이곳은 세포 교체가 빨리 이루어지는 곳이므로 아연 부족으로 세포 분열이 저하되면 미뢰가 줄어들며 미각 이상을 일으킨다. 이밖에도 정자의 형성 부전이나 무월경 등의 생식능력 이상, 면역기능의 저하, 빈혈, 피부염, 갑상샘 기능이나 위장 기능의 저하 등을 일으킨다. 또한 기억의 중추인 해마는 아연 농도가 높은 기관이다. 그러므로 치매 초기에는 미각이나 후각의 장애를 동반하는 경우가 있다.

아연은 스트레스나 알코올, 고혈당으로 쉽게 부족해진다. 알코올을 분해하는 알코올 탈수소 효소에도 아연이 필요하다. 혈당을 낮추는 인슐린의 구조를 유지하는 데에도 아연이 필수이므로 혈당조절장애에도 영향을 미칠 가능성이 있다.

*keyword*

**효소**

효소는 체내에서 일어나는 화학 변화를 빠른 속도로 진행하는 작용을 하는 물질이다. 소화 효소, 대사 효소, 식물 효소(음식에 함유된 효소)가 있다. 효소가 정상적으로 작용하기 위해서는 미네랄과 비타민이 반드시 필요하며 소화, 흡수, 분포, 대사, 배설의 모든 작용에 영향을 미친다.

## 마음의 영양소 check 6
# 비타민D 부족의 신호는?

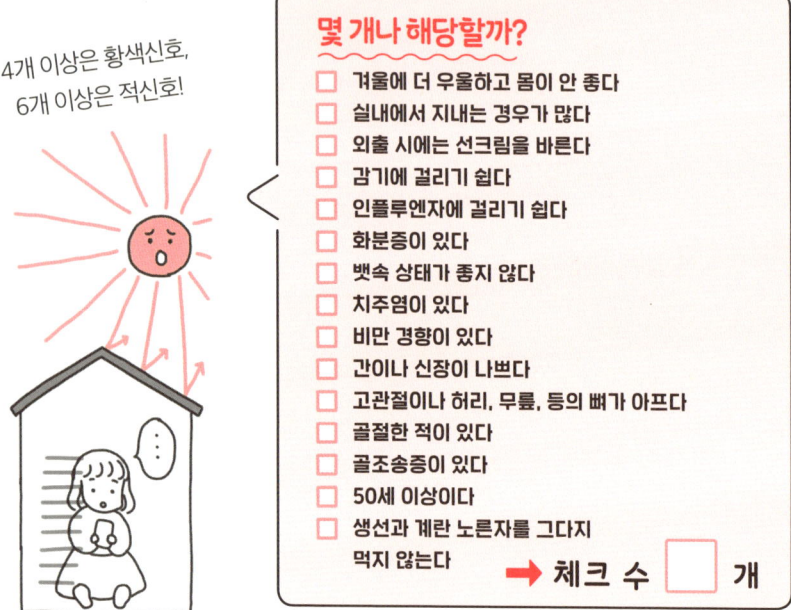

4개 이상은 황색신호, 6개 이상은 적신호!

**몇 개나 해당할까?**
- ☐ 겨울에 더 우울하고 몸이 안 좋다
- ☐ 실내에서 지내는 경우가 많다
- ☐ 외출 시에는 선크림을 바른다
- ☐ 감기에 걸리기 쉽다
- ☐ 인플루엔자에 걸리기 쉽다
- ☐ 화분증이 있다
- ☐ 뱃속 상태가 좋지 않다
- ☐ 치주염이 있다
- ☐ 비만 경향이 있다
- ☐ 간이나 신장이 나쁘다
- ☐ 고관절이나 허리, 무릎, 등의 뼈가 아프다
- ☐ 골절한 적이 있다
- ☐ 골조송증이 있다
- ☐ 50세 이상이다
- ☐ 생선과 계란 노른자를 그다지 먹지 않는다

➡ 체크 수 ☐ 개

## 겨울이 되면 우울하다?
## 그것은 분명 비타민D 부족

자외선이 피부에 닿으면 합성되는 영양소가 비타민D다. 겨울이 되어 몸 상태가 불량해지는 '겨울 우울'은 비타민D의 부족이 원인이라고 여겨진다. '하얀 피부'도 중요하지만, 자외선 차단도 적당히 해야 한다.

비타민D가 부족하면 소장 점막의 세포 사이의 결합이 약해지거나, 리키것증후군(Leaky Gut Syndrome)의 원인이 되기도 한다. 조현병이나 조울증인 많은 사람이 비타민D 부족이었다는 보고도 있다.

비타민D는 장이나 기도 등의 '점막'을 건강하게 만든다. 점막이나 피부 등으로 유해균과 싸우는 항균 펩타이드도 만들므로 감기나 인플루엔자도 예방할 수 있다. 또한 유전자의 작용도 조절하며 면역 향상, 당뇨병 예방, 발암 억제와도 연관이 있다고 알려져 있다.

# 마음의 영양소 check 7
# 식물섬유 부족 신호는?

4개 이상은 황색신호,
6개 이상은 적신호!

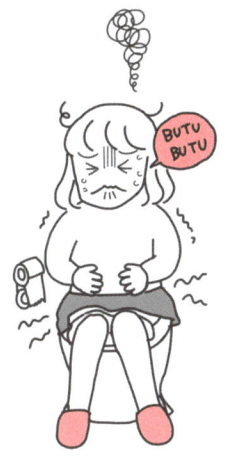

**몇 개나 해당할까?**
- ☐ 쉽게 변비에 걸린다
- ☐ 변이 딱딱하다. 변이 물에 가라앉는다
- ☐ 변의 색이 황색이 아닌 흑갈색이다
- ☐ 배가 부르다
- ☐ 방귀 냄새가 심하다
- ☐ 식후 졸리다
- ☐ 비만 경향이 있다
- ☐ 쉽게 피로하다
- ☐ 토하고 피부가 거칠다
- ☐ 언제나 과식하고 만다
- ☐ 야채를 그다지 먹지 않는다
- ☐ 미역, 다시마 등의 해조류를 그다지 먹지 않는다
- ☐ 표고, 팽이, 송이 등의 버섯류를 그다지 먹지 않는다
- ☐ 낫토, 비지, 두부 등 콩 제품을 그다지 먹지 않는다
- ☐ 부드럽고 식감이 좋은 음식을 잘 먹는다

➡ 체크 수 ☐ 개

## 혈당치의 상승을 완만하게 하며 장내 환경을 정돈해준다

식물섬유는 정확하게는 영양소가 아니지만, 장을 건강하게 유지하기 위한 '제6의 영양소'라고 할 수 있다.

식물섬유는 선옥균의 먹이가 되거나 장내의 유해 물질을 배출하거나, 장의 연동을 촉진하여 변비를 해소하는 중요한 존재이다. 당의 흡수를 억제하고 혈당치의 급상승을 완화하여 정신 안정 작용도 기대할 수 있다.

대장에서 장내 세균이 식물섬유를 발효할 때에 '짧은사슬지방산'을 생산한다. 짧은사슬지방산은 장내 환경을 약산성으로 만들며, 악옥균이 배출하는 효소의 활성을 억제하여 장내 환경이 악화되지 않도록 막는다. 대장에서 흡수된 짧은사슬지방산은 염증의 억제, 장의 면역기능 조절, 대장의 배리어 기능의 강화, 당뇨병이나 비만, 발암의 예방에 효과가 있다. 또한 식욕을 억제하거나 만복감을 지속시키는 호르몬의 분비를 촉진시킨다.

# 영양소를 흡수할 수 있는 장으로 만들자!

## 먼저 장의 상태를 check!

### 몇 개나 해당할까?

- ☐ 변비 및 설사를 한다
- ☐ 복부 팽만감 또는 복통이 있다
- ☐ 방귀가 자주 나온다
- ☐ 피부에 습진 등이 쉽게 나타난다
- ☐ 만성적인 피로감이나 스트레스가 있다
- ☐ 식품의 알레르기 및 민감증이 있다
- ☐ 궤양성 대장염 및 크론병 등의 장 질환이 있다
- ☐ 빨리 식사를 하는 경향이 있다
- ☐ 달콤한 음식을 자주 먹는다
- ☐ 알코올이나 카페인을 자주 마신다
- ☐ 가공식품을 자주 먹는다
- ☐ 항생 물질을 사용하는 경우가 있다
- ☐ 위약(제산제)을 많이 먹는다
- ☐ 피임약을 복용하고 있다
- ☐ 로키소닌, 버퍼린 등의 해열진통제를 사용하고 있다

➡ 체크 수 ☐ 개

4개 이상은 황색신호,
6개 이상은 적신호!
# 장에 염증이 있을지도 모릅니다!

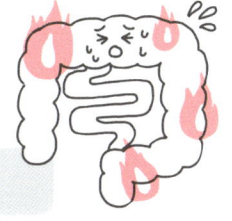
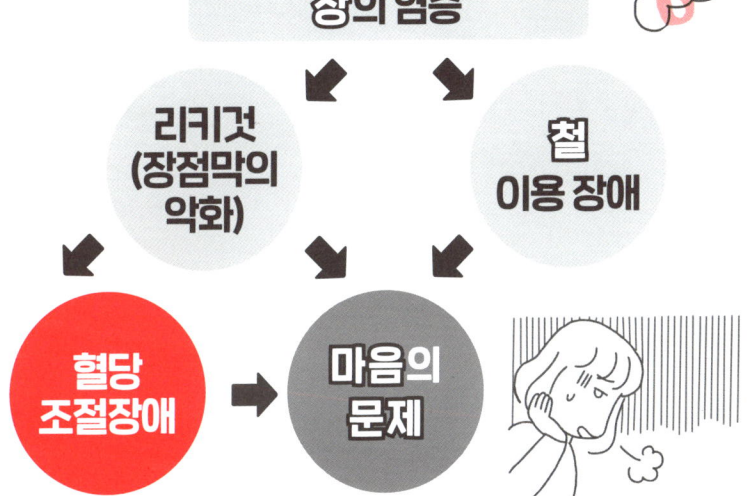

## 철이 있어도 쓸 수 없다?

　현대인은 당질 과다 및 식품 첨가물, 글루텐, 스트레스 등의 이유로 장(소장이나 대장)에 염증이 쉽게 일어나는 환경에 있다. 비타민이나 미네랄, 약 등은 주로 장 점막의 수송 단백으로 흡수되지만, 염증에 따라 그 수송 시스템이 장애를 받으면 흡수 장애가 일어난다.

　특히 철은 염증이 있으면 흡수 장애, 이용 장애를 일으킨다.

　몸의 어딘가에 염증이 있으면, 살아 있는 몸은 '병원균에 감염되었다'라고 착각하며 세균이 매우 좋아하는 철을 혈액 속에 흘려보내는 것을 그만두게 된다. 그러므로 철 부족을 개선하려고 철을 섭취해도 흡수하거나 필요한 장소에 운반할 수 없으며, '철이 있는데도 사용할 수 없는' 철결핍 상태가 된다.

# 혈당조절장애는 장(腸) 때문이다?

리키것증후군이란?

### 건강한 사람의 장벽

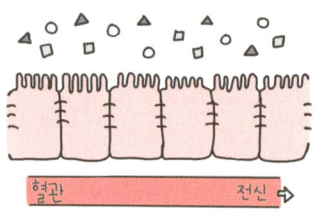

소장 점막의 그물이 좁아진 상태이다. 해로운 세균, 바이러스, 곰팡이나 수은 등의 중금속, 농약, 첨가물, 미소화 단백질, 글루텐 등의 알레르겐이 들어오지 않는다.

### 리키것증후군의 장벽

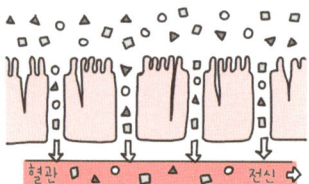

소장 점막의 상피 세포를 연결하는 치밀이음(밀착결합)이 약하며 빈틈이 넓어져서 장의 배리어 기능이 저하된다. 해로운 물질이 침입하여 염증이나 알레르기의 원인이 된다.

## '장누수증후군'으로 마음까지 약해진다?

장의 염증은 리키것증후군의 원인이 되기도 하다. '리키'는 새어나오다, '것'은 장이라는 의미로, '장누수증후군(장관벽침루증후군)'이라고 불린다.

소장의 장점막은 영양소를 흡수하는 입구이다. 점막의 그물망은 매우 세밀하여 유해균이나 바이러스, 충분히 소화되지 않은 음식은 들어갈 수 없다. 그러나 리키것증후군에 걸리면 장 점막의 그물망이 거칠게 넓어져서 필터가 파괴되며 본래 통과할 수 없는 유해 물질도 점점 통과하게 되어 체내에 염증을 일으킨다. 커다란 크기 그대로인 음식물 분자는 음식물 알레르기의 원인이 된다.

또한 비타민이나 미네랄, 약을 피 속으로 운반하는 단백질도 염증으로 손상되면 영양의 흡수가 저하되거나 약의 효과에 영향이 나타나거나 한다.

# 어째서 리키것이 혈당조절장애를 일으킬까?

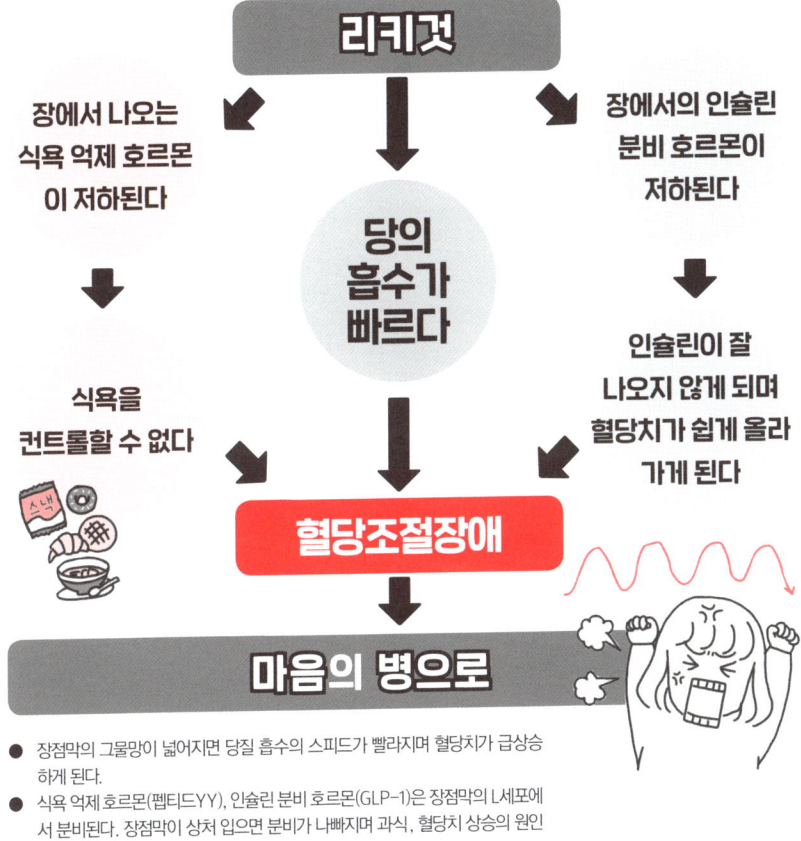

- 장점막의 그물망이 넓어지면 당질 흡수의 스피드가 빨라지며 혈당치가 급상승하게 된다.
- 식욕 억제 호르몬(펩티드YY), 인슐린 분비 호르몬(GLP-1)은 장점막의 L세포에서 분비된다. 장점막이 상처 입으면 분비가 나빠지며 과식, 혈당치 상승의 원인이 되어 혈당조절장애로 이어진다.

*keyword*

### 장의 칸디다

칸디다는 진균(곰팡이)의 일종으로, 이스트균(효모균)과 같은 동료이다. 당질 과다, 항생제 및 피임약의 빈번한 복용, 수은, 철, 빵 효모 및 맥주 효모 등의 이스트균으로 늘어난다. 몸에 염증이 있으면 장의 철 흡수가 저하된다. 장에 남은 철은 칸디다의 먹이가 되며 이상 번식의 결과, 장의 염증을 조장할 가능성이 있다. 리키것의 원인이 되기도 한다.

# 장을 건강하게 만들어서 마음의 건강 부활!

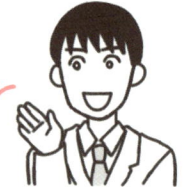

우리의 몸은 '먹은 것'이 아닌 '흡수한 것'으로 이루어져 있다!

## 장에 효과 있는 영양소

### 비타민D
장점막의 세포와 세포를 제대로 결합하는 데 중요하다. 점막의 배리어 기능을 높이는 '항균펩티드'의 합성도 도와준다.

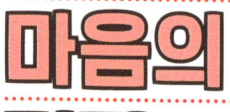

### 비타민A
장 속에 있는 면역 세포가 작용하기 위해서는 비타민A가 필요하다. 그리고 점막을 강하게 만드는 작용도 있다.

### L-글루타민
소장의 세포나 면역 세포의 에너지원이며, 소장의 영양원이다. 장벽을 보수하는 역할도 갖고 있다.

### 아연
손상된 세포의 회복을 돕는다. 장점막은 세포의 교체가 빈번하므로 세포 분열에 필요한 아연의 작용이 필요하다.

## 글루텐과 카제인의 해로운 점

글루텐은 밀 등, 카제인은 우유 등에 함유된 단백질이다. 굉장한 행복을 느끼게 하는 한편, 장내 환경을 악화시켜 짜증이나 우울 등의 원인이 되기도 한다.

글루텐에 함유된 '글리아진'에는 식욕 증진 작용이 있다. 글루텐은 '글루테오모르핀', 카제인은 '카소모르핀'이라는 물질이 되어 혈액에서 뇌내로 들어가 뇌내 모르핀 수용체와 결합하여 마약과 같은 작용을 한다. 즉 밀이나 유제품을 먹으면 기분이 좋아지며, 더 먹고 싶어진다.

조현병이나 발달장애의 증상에 대한 영향도 지적되고 있다. 3주 동안 먹지 않았더니 알레르기가 있는 사람에게 변화가 나타난 경우가 많았다고 한다.

# 염증을 개선하는 음식

## 발효식품, 유산균
쌀겨 절임, 김치, 된장, 낫토 등. 유산균은 위산으로 거의 죽어버리지만 장내의 선옥균의 먹이가 된다.

## 올리고당
변비의 예방이나 개선에 효과가 있으며 뱃속 상태를 정돈해 준다. 비피더스균이나 유산균을 늘리는 힘이 있다.

## 식물섬유
장의 선옥균을 늘려서 독소를 배출하는 역할이 있다. 변비의 예방에도 좋다. 야채나 해조, 버섯을 제대로 먹길 바란다.

## 생선
생선 기름(fish oil)에 풍부하게 함유되어 있는 EPA는 항염 작용을 한다.
특히 많은 고등어나 정어리 등의 푸른 생선에 많이 함유되어 있다.

## 오메가3계 오일
들깨 기름, 아마인유 등. 알파리놀렌산이 많이 함유되어 있으며, 그중 10~20%가 염증을 억제하는 EPA로 변환된다.

## 보운 브로드
뼈로 우린 국물. 뼈에서 나오는 아미노산과 미네랄이 손상된 장의 세포벽 회복을 돕는다. 뼈는 소, 돼지, 닭, 생선 등을 사용하면 된다.

# 장에 좋은 식사법

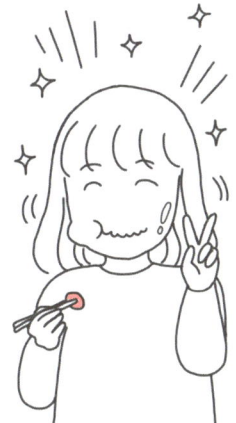

## 잘 씹는다
음식을 잘게 잘라 위에 더해지는 부담을 줄인다. 만복감도 얻을 수 있다. 위산분비도 촉진된다. 먼저, 처음 한 입은 30번 씹어 보자.

## 글루텐, 카제인을 피해라
빵이나 파스타 등의 밀가루 식품을 피하고, 우동이 아닌 100% 메밀국수를 먹자.
우유에 함유된 유단백의 80%는 카제인이다.

## 정제 당질을 줄이자
흰 설탕, 흰 빵, 흰 밥 등의 정제된 당질은 혈당치를 급상승시킬 뿐만 아니라 장의 악옥균의 먹이가 된다.

## 같은 음식을 계속 먹지 않는다
같은 단백질(계란, 대두 제품 등)을 매일 먹지 말고 1주일에 두 번은 먹지 않는 날을 정하자.
고기나 생선은 종류를 바꾸어 로테이션하면 괜찮다.

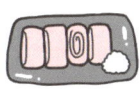 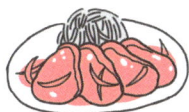 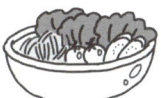 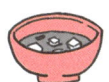

# 장의 건강을 유지하기 위해서라도 '저위산'에 주의해야 한다

### 저위산의 원인은?

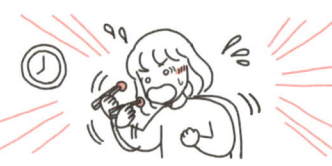

- 빠른 식사, 다른 일을 하면서 음식을 먹기
- 정제당의 과다 섭취
- 스트레스 과다
- 단백질의 부족
- 위장약(제산제)의 사용
- 필로리균으로 인한 위점막의 위축
- 차가운 음식의 과식
- 철이나 아연, 염분의 부족

### 저위산(低胃酸)이 계속되면

- ✗ 미네랄 및 비타민B12의 흡수가 저하된다
- ✗ 단백질이 분해되지 않으며 장내 환경이 악화된다
- ✗ 단백질은 산성의 성질이 있기 때문에 소화가 안 되면 혈액이 산성화되고 만다

### 위로 장을 개선하자

'저위산'이란 위산이 감소하거나, 위산이 나오기 어려워지는 상태이다. 저위산의 제일 큰 문제는 단백질의 소화불량이다. 아미노산까지 분해하지 못하므로 장으로 이동하면, 소화되지 않은 단백질 때문에 장내 독소가 과도하게 생성된다. 또한 단백질은 본래 산성의 성질이 있으므로 혈액의 산성화도 진행시키고 만다.

저위산은 미네랄 결핍의 원인이 되게도 한다. 미네랄도 위산으로 충분히 녹여 이온화하지 않으면 체내에 흡수되지 않기 때문이다.

장의 건강을 유지하기 위해서는 그 전의 단계에서 흡수하기 쉬운 형태로 분해하는 것이 중요하다. 그러기 위해서는 '잘 씹는 일'부터 시작해보자!

# Part 3
## 철이 결핍된 여자들이 먹으면 좋은 것·나쁜 것

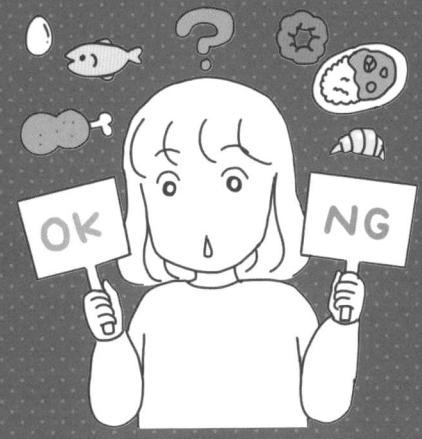

마음과 몸의 문제 개선에 필요한
영양소는 알게 되었는데
"그럼 뭘 먹으면 되는 걸까?"라는
큰 문제가 남아 있다.
그 대답이 여기에 있다. 지금 바로 실행해 보자!

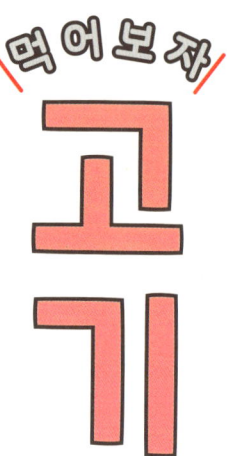

## 먹어보자 고기

### 마음에 좋은 이유

단백질, 비타민B군, 철, 아연 등 마음의 건강에 필요한 영양소를 함유한 **슈퍼 식재료!**

체내에서 합성할 수 없는 필수 아미노산이 밸런스 좋게 함유되어 있다.
(양질의 단백질)

당질이 적으므로 **혈당조절장애의 개선**에도 최적이다

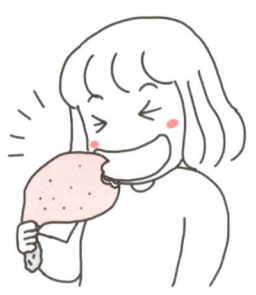

### 일단, 먹어도 좋은 것은 고기

'건강을 위해서 고기는 먹지 않는다'와 같은 이야기는 옛날에 퍼졌던 잘못된 건강상식이다. 마음과 몸의 문제를 실감하고 있다면, 일단 고기를 먹자.

고기의 주요 영양소는 단백질이다. 식사로 섭취해야 할 9종류의 필수 아미노산이 밸런스 좋게 함유되어 있다. 참고로 9종류 중 하나라도 부족하면 모처럼 섭취한 다른 아미노산들이 쓸모 없어지니 '밸런스 좋게 갖추는 것'이 중요하다.

게다가 혈당치를 불안정하게 만드는 당질은 제로에 가까우며, 마음에 효과가 있는 비타민B군이나 철, 아연이 함유된 슈퍼 식재료라고 할 수 있다. 인간과 마찬가지로 무엇을 먹고 자랐느냐에 따라 고기의 질이 결정된다. 선택할 때에는 이러한 점도 고려할 필요가 있다. 잘 씹어 먹어야 한다.

# 돼지고기

톱클래스의 비타민B1!
'일단 돼지고기'를 먹으면 틀림이 없다.

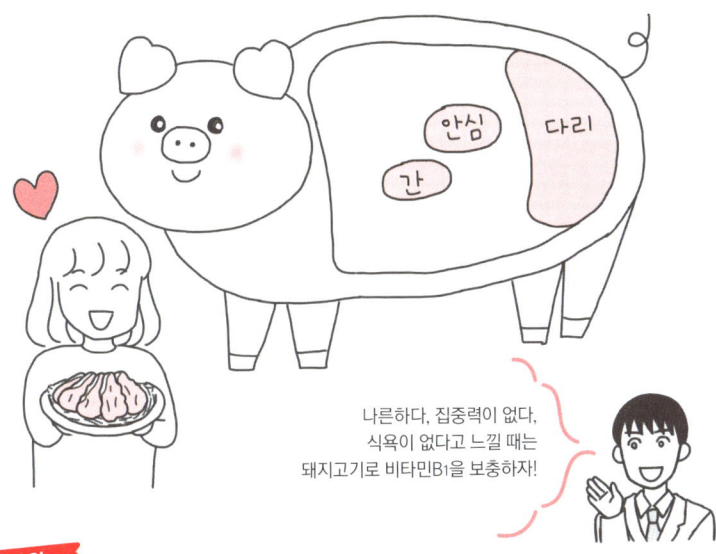

나른하다, 집중력이 없다, 식욕이 없다고 느낄 때는 돼지고기로 비타민B1을 보충하자!

## 추천 부위

### 안심

돼지고기는 다른 육류에 비해 비타민B1이 풍부한데, 안심은 그 최고봉이다. B1을 제대로 흡수하려면 파나 마늘에 함유된 매운 성분인 아리신을 곁들이는 것이 베스트다. B1은 수용성으로 열에 약하므로 삶기보다는 쪄서 먹어야 한다.

**메뉴 일례**
**마늘 소스를 곁들인 수육과 흰 파**
안심에 소금이 배게 하여 찐다. 파를 자르고 간장, 기름, 마늘, 식초를 섞어 소스로 만든다.

### 간

'철이라고 하면 간'이라고 하지만, 소, 돼지, 닭 중에서도 돼지 간의 철 함유량은 제일 뛰어나다. 비타민B군은 물론이고 비타민A나 D도 듬뿍 들어 있다. 비타민C는 철의 흡수를 높여주므로 꼭 야채와 함께 먹어야 한다.

**메뉴 일례**
**돼지 간 부추 볶음**
간장, 술, 마늘, 생강으로 밑간을 한 돼지 간을 큼직하게 썬 부추와 볶는다.

### 다리

안심에 이어 B1을 많이 함유한 것이 다릿살이다. 빨간 살코기 부위이므로 안심 다음으로 저지방에 고단백, 등심 다음으로 나이아신도 많으며 게다가 가격이 저렴해서 좋다.
뜨거운 물에 살짝 담그는 샤브샤브로 비타민의 손실을 최소한으로 막아보자.

**메뉴 일례**
**돼지고기 샤브 샐러드**
다릿살을 얇게 잘라 살짝 데쳐서 양상추나 오이, 경수채 등에 올려 쪽파를 곁들인다.
식초를 오일을 더해 먹는다.

# 쇠고기

철과 아연이 풍부!
레어로 비타민B군을 얻자

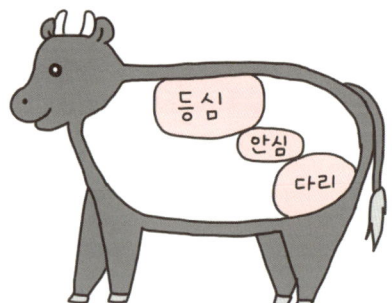

**추천 부위**

### 안심

소는 돼지보다 많은 철을 함유하고 있어 철결녀의 아군이다. 안심은 쇠고기 중에서도 철이 많다. 너무 많이 구우면 아미노산 밸런스가 무너져 소화, 흡수도 나빠지므로 레어에 가까운 상태로 굽는다.

**메뉴 일례**
### 안심 스테이크 갈릭 소스

안심을 강한 불로 양면 굽고, 알루미늄 호일로 덮어 몇 분 재운다. 간 마늘, 간장, 술 등을 더한 소스와 먹는다.

### 다릿살

지방이 적고 고단백이다. 철도 아연도 풍부하며 쇠고기 중에서는 특히 나이아신이 많다. 비타민C와 함께 철과 아연의 흡수율을 높인다.

**메뉴 일례**
### 쇠고기 다타키

자르지 않은 통 다릿살에 소금, 후추, 마늘로 밑간을 한 뒤 표면을 구워 얼음물로 식힌다. 생강, 마늘, 파, 레몬즙, 간장을 더한 소스와 함께 먹는다.
[다타키=잘게 다진 고기]

### 등심

쇠고기 중에서도 특히 아연이 풍부한 부위이다. 수용성 비타민B군을 제대로 섭취하려면 수프 등을 추천한다. 비타민C가 많은 야채도 함께 먹는다.

**메뉴 일례**
### 포토푀

통 등심을 적당히 잘라 물로 삶은 뒤 부드러워지면 양파, 마늘을 넣어 끓인다. 마지막에 브로콜리와 콜리플라워를 넣어 소금, 후추로 간을 한다.

# 양고기

철, 아연, L-카르니틴 듬뿍!

철, 아연, 비타민B군 등 마음에 효과가 있는 영양소가 풍부한데다가 지방 연소 효과가 높은 L-카르니틴이 육류 중에서도 특히 많다. 미네랄 밸런스를 맞춘 단백원으로써 미용에도 추천한다.

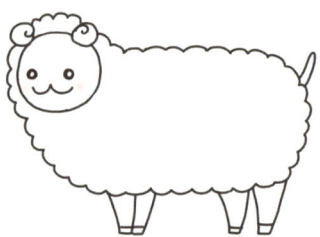

**메뉴 일례**
### 파슬리 소스를 곁들인 램찹

고기는 소금, 후추를 더해 오븐으로 굽는다. 슬라이스한 마늘을 올리브 오일로 볶고, 자른 파슬리를 넣고 마지막에 레몬즙을 더한 소스를 곁들인다.

# 닭고기

소화가 잘되고
장과 지갑에도 다정하다
나이아신이 듬뿍인 우등생

### 추천 부위

### 날개

단백질의 일종인 콜라겐이 듬뿍. 끓인 국물 그대로 먹으면 수용성 비타민B군도 제대로 섭취할 수 있다. 비타민C와 함께 먹으면 좋다.

**메뉴 일례**
**날개뼈 브로스 수프**

소금, 후추를 바른 날개와 양파 등의 야채, 생강을 냄비에 넣고 물로 끓인다.

### 안심

안심과 가슴살은 나이아신, 비타민$B_6$의 함유량이 많다. 지방분이 적으므로 다이어트 중이나 근육을 기르고 싶은 사람에게 적합하다. 비타민B군은 물에 녹으므로 삶지 말고 찐다.

**메뉴 일례**
**찐 닭고기를 곁들인 여주 샐러드**

찐 안심을 손으로 찢어 양파와 여주를 잘게 자른 것과 함께 식초나 오일로 무친다.

### 간

돼지 간에 이어서 철분이 많은 것이 닭 간이다. 크기가 작으므로 요리하기도 쉽다. 비타민A, $B_1$, $B_{12}$, 엽산도 제대로 함유되어 있으므로 마음의 영양에도 매우 적합하다.

**메뉴 일례**
**간 매실과 닭 간볶음 무침**

피를 뺀 닭 간에 간장, 술, 생강으로 밑간을 한다. 볶아서 갈은 무와 다진 매실을 무친다.

# 말고기
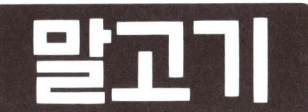

철 공급원의
최고봉!

다른 고기와 비교해서 익숙하진 않지만, 영양면에서는 이상적이다. 양질의 단백질은 물론이고 철분과 아연의 함유량은 단연코 뛰어나다. 지방은 매우 적으므로 비만이 신경 쓰이는 사람에게도 추천한다.

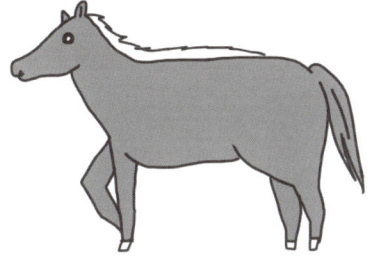

**메뉴 일례**
**말고기 카르파초**

고기는 소금, 후추를 더해 오븐으로 굽는다. 슬라이스한 마늘을 올리브 오일로 볶고, 자른 파슬리를 넣고 마지막에 레몬즙을 더한 소스를 곁들인다.

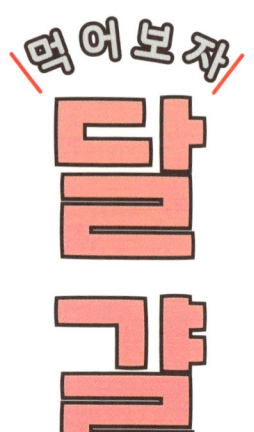

# 먹어보자 달걀

마음에 좋은 이유

- 비타민C와 식물섬유 이외의 영양소가 모두 함유된 **완전 영양 식품**

- 기억이나 학습에 관련된 **콜린**이 풍부

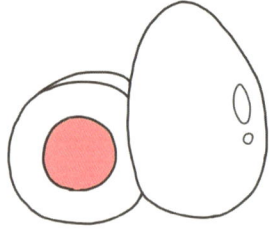

- 양질의 **단백질**을 쉽게 얻을 수 있는데다가 **저당질**

### 저당질 간식이 되기도 하는 완전 영양 식품

계란에는 거의 완벽에 가까운 영양소가 들어 있다. 부족한 것은 비타민C와 식물섬유뿐입니다. 게다가 단백질원으로써도 이상적이다. 면역력을 높이는 비타민A나 신진대사의 핵심인 비타민B군도 풍부하다.

달걀 노른자에 풍부한 레시틴은 지방질의 일종이다. 세포막의 주요 성분이며, 우리의 체중의 1%를 차지하고 있다. 레시틴의 구성 요소인 콜린은 뇌내 신경 전달물질인 아세틸콜린의 재료다. 학습이나 기억, 집중력, 수면, 지방 대사에도 관여하며 치매나 지방간의 예방도 할 수 있다. 레시틴의 유래는 그리스어인 '레시토스(계란노른자)'이다.

삶으면 배고플 때 가벼운 간식으로도 알맞다.

# 달걀 먹는 법의 힌트

## 많이 먹어도 OK 하지만 먹지 않는 날을 만들자!

이전에는 '콜레스테롤이 많으므로 달걀은 하루에 한 개까지만'이라고 했으나, 지금은 섭취 기준도 바뀌었다. 하루에 2~5개는 먹어도 괜찮다. 다만 같은 식품을 매일 계속 먹는 것은 지연형 알레르기의 원인이 되므로 주 2일은 먹지 않는 날을 정하자.

## 야채와 함께 먹자

'완전 영양'이라고 알려진 달걀이지만, 비타민C와 식물섬유가 부족하다. 하지만 달걀 요리에 샐러드나 야채수프를 곁들이면 진정한 '완전 영양'이 완성된다. 비타민C가 듬뿍 들어간 여주와 계란, 돼지고기를 볶는 여주 볶음 등도 한 접시에 영양 밸런스가 확실히 들어 있다.

## 너무 가열하지 말 것!

장시간 가열하면 달걀의 양질 단백질이 변성하여 흡수하기도 어려워진다. 그렇다고 해서 생으로 먹으면 계란 흰자에 들어 있는 물질이 비오틴(수용성 비타민)의 흡수를 방해한다. 추천하는 것은 반숙이다.

### 반숙 달걀 만드는 법

달걀흰자가 딱딱해지고 달걀노른자가 날 것에 가까운 상태가 영양상으로 이상적이다. 냄비에 물을 넣고, 실온에 놓아둔 계란을 넣은 뒤 물이 끓으면 5~6분간 삶아 찬물에 담근다.

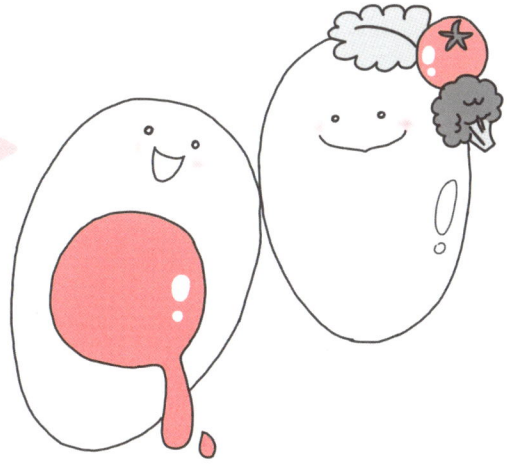

## 뾰족한 쪽이 아래로 향하게 보존

오래 보관하는 요령은 뾰족한 쪽이 아래를 향하게 하는 것이다. 둥근 부분에는 호흡을 위한 '공기실'이 있는데, 이쪽이 밑을 향하면 공기실 내의 공기가 노른자에 닿아 세균이 들어가기 쉬워진다.

## 냉장고에서 장기간 보존 가능

달걀에 표시되어 있는 소비 기한은 '생식의 경우'이다. 냉장고에서 제대로 보존하면 어느 정도 기간을 지나도 가열하면 괜찮다.
냉장고의 벽 쪽 온도 변화가 크므로 안쪽에서 보존한다.

# 먹어보자 푸른 생선

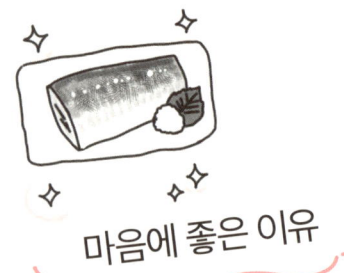

마음에 좋은 이유

- **EPA와 DHA 등의 오메가3가 풍부하다**
- **비타민B군, 철, 아연 등 마음에 좋은 영양소도 확실하다**
- **양질의 단백질이 풍부한데다가 저당질**

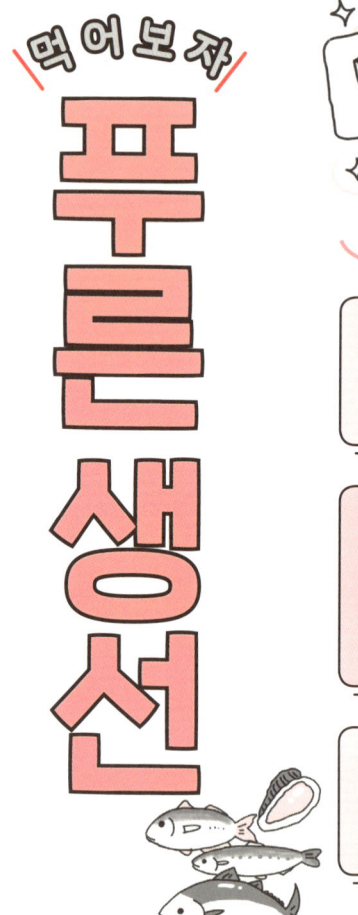

### 생선을 먹는다면 오메가3의 푸른 생선을

　어패류는 고기나 달걀과 마찬가지로 당질량이 매우 낮으며, 양질의 단백질의 보고다.

　생선의 종류는 많지만 전갱이, 정어리, 꽁치, 고등어, 가다랑어 등의 등 푸른 생선을 선택하는 것을 추천한다. 푸른 생선에는 EPA나 DHA 등의 오메가3가 풍부하며 이 기름에는 체내의 '염증을 억제하는' 작용이 있다. 또한 비타민B군, 철, 아연과 같은 마음에 효과가 있는 영양소가 갖추어져 있는 슈퍼 식재료다.

　그밖에 추천하는 어패류는 '바다의 우유'라고 불리는 굴이다. 철이나 아연 등의 미네랄이 풍부해서 철결녀에게 적합하다.

# 푸른 생선을 선택하는 포인트

### 가능한 한 작은 사이즈를

먹이 사슬 상위에 있는 대형 생선이나 수명이 긴 생선은 메틸수은 등의 중금속을 몸에 축적하고 있을 가능성이 크다. 전갱이나 정어리 등 소형 생선을 선택하는 편이 안심할 수 있다.

### 역시 천연

천연 생선은 오메가3계의 알파 리놀렌산을 함유한 식물성 플랑크톤을 먹기 때문에 체내의 지방질이 오메가3가 풍부하다. 양식용 먹이를 먹는 푸른 생선은 천연보다 오메가3가 적다.

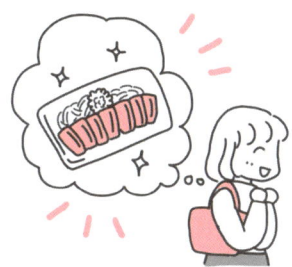
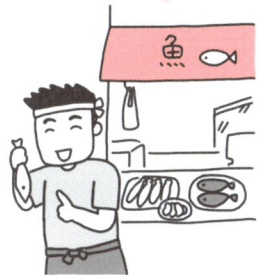

### 거무스름한 부분을 먹자

거무스름한 부분은 생선의 등과 뱃살 사이에 있는 붉고 검은 딱딱한 부분이다. 실은 여기가 영양소의 보고이며, 특히 철분이 듬뿍 담겨 있다.

### 신선 제일!

푸른 생선은 상처가 적고 선도가 떨어질수록 영양가도 떨어지고 만다.
신선한 생선을 구매하여 그날 바로 먹는 것이 제일 좋다!

# 가볍고 맛있게 먹는 요령

### 회를 추천한다

등푸른생선을 먹는 제일 좋은 방법은 생으로 먹는 것이다. EPA나 DHA는 열로 산화되므로 가열하면 기름이 흘러나온다. 가능하면 회나 카르파초로 먹으면 좋다. 가열할 경우에는 찌거나 끓이는 것을 추천한다.

### 통조림 때때로 이용하자

'생선 조리는 귀찮다'라는 사람이라면 물에 삶은 캔을 이용해도 좋다. 다만 식품 첨가물이 함유되어 있는 것도 있으므로 원재료의 이름이 '고등어, 식염'등만 들어 있는 통조림을 선택한다. 환경 호르몬도 신경 쓰이므로 요리가 싫어지면 생으로 먹는다.

# 먹어보자 발효 식품

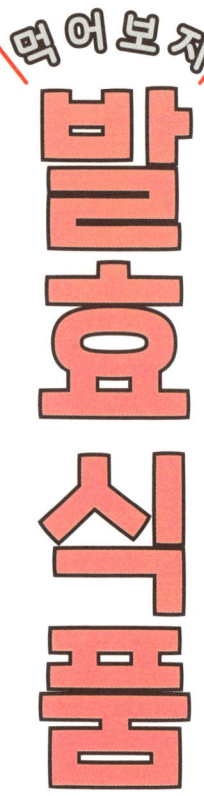

### 낫토
**일본의 슈퍼 발효 식품**

그렇지 않아도 영양이 풍부한 콩이 발효의 과정으로 다양한 효소를 만들어내므로 영양가가 훨씬 높아진다. 게다가 끈적이는 낫토균은 장내에서 선옥균으로 대활약한다. 장에서의 수명이 길기 때문에 대장 전체에 퍼져 장내 환경을 정돈해 준다.

### 된장
**콩 단백질이 풍부한 선옥균의 보고**

발효와 양조의 과정에서 누룩곰팡이나 유산균, 효모균 등 선옥균이 늘어나며 그것이 장내 환경을 개선한다. 시판품 중에는 첨가물의 힘으로 양조를 서두르는 제품이 있으므로 주의하자. 재료가 '콩, 쌀(보리), 소금'뿐인 천연 양조를 선택한다.

### 쌀겨 절임
**절이는 것만으로도 비타민B₁이 10배로**

발효시킨 쌀겨에 야채를 넣어 만들므로 영양가가 생채소의 몇 배나 된다. 예를 들면 오이를 쌀겨 절임으로 만들면 비타민B₁이 약 10배나 된다!

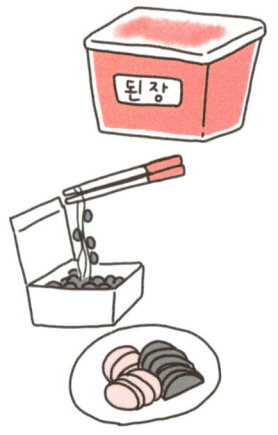

## 장내 환경을 정돈하여 세로토닌을 늘리자

뇌의 신경전달물질 세로토닌은 불안이나 우울을 완화하지만, 실은 세로토닌은 장내 세균 사이의 전달물질이기도 한다. 게다가 그 90%는 장에서 만들어진다. 장의 세로토닌이 그대로 뇌에서 사용되는 것만은 아니지만, 그 전 단계인 물질은 뇌까지 전달된다. 또한 장의 세로토닌을 만드는 장내 세균이 줄어들면 장뿐만 아니라 뇌에서 분비되는 세로토닌도 감소한다고 알려져 있다.

발효 식품은 장내 세균의 감소를 막으며, 장의 염증 예방 및 완화에도 효과가 있으므로 적극적으로 섭취하자. 또한 발효 식품의 균이 죽지 않도록 가열은 60도가 한도이다. 된장은 불을 끈 뒤에 넣자.

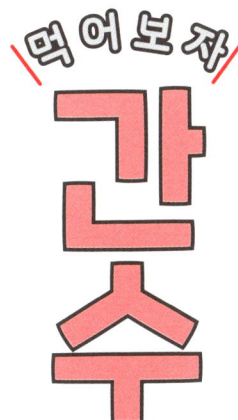

## 먹어보자 간수

### 간수물을 갖고 다니자

**2~3방울 속에 해수의 미네랄이 응축**

몸에 부족하기 쉬운 마그네슘. 보충하려면 천연 간수를 일상적으로 사용하면 좋다. 물, 차, 커피 등에 2~3방울, 맛이 바뀌지 않는 정도의 양을 넣다. 간수를 사용한 두부나 요리에 활용하는 것도 추천한다.

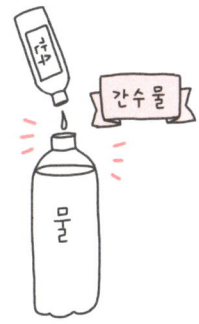

### 천연 소금을 사용하자

**저온에서 결정된 해수염을 선택하자**

미네랄이 풍부한 천연 소금을 추천하며, 베스트는 해수염이다. 끓이지 않고 태양의 열이나 바다 힘으로 증발시켜 결정화시킨 것은 결합도가 완만하며 체내에 쉽게 흡수된다.

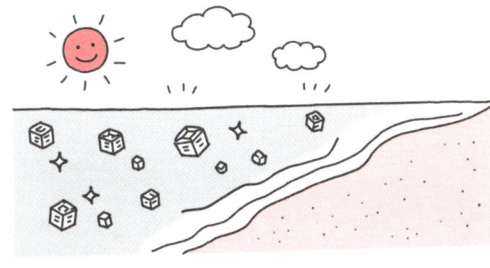

### 간수로 마그네슘 보급

간수에는 해수의 미네랄이 이온 상태로 함유되어 있으므로 흡수되기 쉬우며, 특히 마그네슘이 풍부하다. 술에 간수를 몇 방울 넣으면 마그네슘이 물 분자의 집합체를 작게 만들어 혀의 촉감이 부드러워진다.

또한 알코올 분해 효소의 작용을 보조하므로 숙취가 줄어든다.

정제염은 99%가 염화나트륨이며, 마그네슘은 거의 함유되어 있지 않다. 고기의 밑간이나 절임에 마그네슘이 풍부한 천연 소금을 사용하면 정제 소금보다도 발효가 빠르며 풍미도 증가한다.

간수나 천연 소금은 장딴지에 나는 쥐나 눈꺼풀이 바르르 떨리는 사람에게도 추천한다. 유해 미네랄이 함유되어 있는 경우가 있으므로 제외되어 있는 제품을 선택한다.

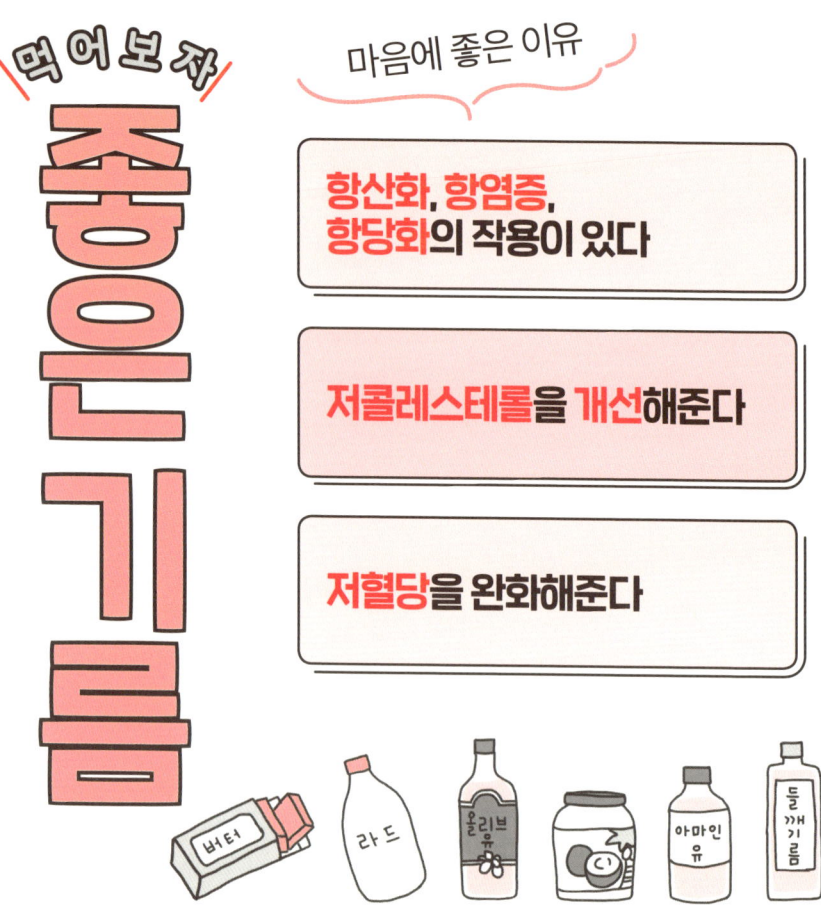

**본래 기름은 몸에 무해하다**

'기름은 몸에 좋지 않다. 되도록 피해야 한다'라고 생각하는 사람이 있을까? 이것은 낡은 상식이다!

기름은 인간에게 제일 뛰어난 에너지원이다. 그 증거로 기름은 소장이나 간에서 디톡스되지 않고 통과하여 그 자리에서 에너지로 사용된다. 기름이 원래 무해한 것이기 때문이다. 그러나 최근에는 나쁜 기름이 늘어나, 다이렉트로 흡수되어 버리므로 '좋은 기름'과 '나쁜 기름'을 구분하는 것이 중요하다.

실은 체내의 세포 모양과 부드러움의 정도는 섭취한 기름의 종류에 따라 변화한다. 오메가3를 매일 섭취하면 약 2주 만에 세포막이 부드럽게 변화하기 시작한다. 오메가6로 되돌아가면 2주 만에 딱딱해진다. 계속하는 것이 중요하다.

# 기름의 종류, 알고 있는가?

우리의 생활 속에 압도적으로 많은 것이 오메가6의 기름이다. 이것을 조금이라도 줄여서 중간사슬지방산이나 오메가3의 '좋은 기름'으로 바꾸어 보자.

**적극적으로 섭취하자**
## 중간사슬지방산

**적당하게 섭취하자**
## 오메가9 → 아래의 칼럼

| 포화지방산 상온에서 고체 열에 강하며 산화되기 어렵다 | 짧은사슬지방산 | | 버터 등 |
|---|---|---|---|
| | 중간사슬지방산 | | 코코넛 오일 등 |
| | 긴사슬지방산 | | 라드 등의 고기 기름, 생선 기름 |
| 불포화지방산 상온에서 액체 열에 약하며 산화되기 쉽다 (3, 6, 9의 순으로 약하다) | 일가불포화지방산 | 오메가 9 | 올리브오일, 카놀라오일 등 |
| | 다가불포화지방산 | 오메가 6 | 샐러드기름, 옥수수기름, 콩기름, 해바라기기름, 홍화기름, 참깨 기름 등 |
| | | 오메가 3 | 들깨 기름, 아마인 기름, 사차인치 기름, 푸른 생선류의 기름(EPA, DHA) |
| 트랜스지방산 | | | 마가린, 쇼트닝 등 |

**피하자**
## 트랜스지방산

**적극적으로 섭취하자**
## 오메가3

**줄이자**
## 오메가6

*column*

### 오메가9의 기름 : 올리브 오일

엑스트라 버진 올리브 오일의 희미하게 파르르 자극이 있는 맛은 '올레오 칸탈'이라는 물질에 의한 것으로, 항염증&항산화 작용이 있다. 오메가9의 기름도 섭취하여 염증에 관여하는 오메가 6의 섭취 비율을 낮추자.

# 중간사슬지방산

체내에서 빠르게 타서 즉시 에너지로!

- 간장(肝臟)에서 **케톤체**를 생산하며 에너지원이 된다

- 소화, 흡수가 빠르며 간장에서 **신속하게 대사**되어 체지방으로 잘 축적되지 않는다

- **항산화**, 항염증, 면역력 강화 작용이 있다

## 코코넛 오일

코코넛에서 채취한 오일. 중간사슬지방산을 약 60% 함유하고 있으므로 즉시 에너지로 변화한다.
저혈당 시에도 작은 사기잔으로 1잔만 마셔도 에너지가 솟는다. 냉한 체질개선에도 도움을 준다.

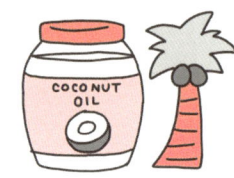

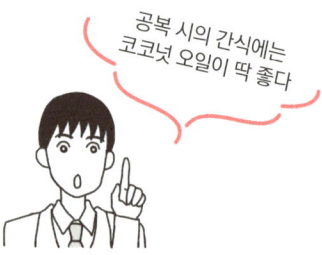

공복 시의 간식에는 코코넛 오일이 딱 좋다

## 선택 Point

JAS 인정 또는 같은 레벨의 것을 선택하자. (농약 등의 유해 물질이나 화학 물질이 배제되어 있는 것)

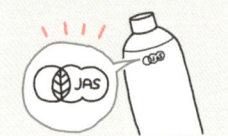

## 건강에 좋은 '생명의 기름'

중간사슬지방산은 코코넛 등 야자류의 씨앗에서 얻을 수 있는 천연 유지이다. 모유에 함유된 라우린산이 풍부하며 소화·흡수가 좋고 체내에서 재빠르게 에너지가 된다. 100% 중간사슬지방산으로 되어 있는 MCT라는 기름도 있으나, 저렴한 팜 야자에서 유래된 팜 핵유와 블렌드한 것도 있으므로 질 좋은 코코넛 야자 100%를 선택하자.

# 오메가3

알파 리놀렌산 및 EPA, DHA를 보급

- **염증을 억제하는 효과가 있다**
- **세포막을 부드럽게 만들어 혈관은 유연하게 신경 세포는 활성화한다**
- **혈액을 부드럽게 만들어준다**

## 들기름

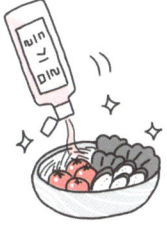

동남아시아에서 기원된 꿀풀과의 식물, 들깨의 종자를 압착하여 만든 기름. 오메가3의 함유량이 많다. 오메가3은 열에 약하며 산화하기 쉬우므로 샐러드나 오히타시(야채를 물에 데쳐서 간장으로 양념한 요리)에 적합하다. 폴리페놀도 함유되어 있다.

## 아마씨유

성숙한 아마의 종자에서 추출한 오메가3의 기름. 영어로는 플랙스 시드 오일이라고도 부른다. 폴리페놀과 식물섬유도 함유되어 있다.

## 사차인치 기름

아마존지역의 가혹한 환경에서 자란 넝쿨성 식물인 사차인치. 그 씨앗에서 짜낸 기름이다. 오메가3는 물론이고 비타민E도 듬뿍 들어 있다.

### 선택 Point

1. 처음으로 짠 즙만 담은 것을 선택
2. 콜드프레스(저온압착)인 것을 고른다
3. 산화하기 쉬우므로 차광병에 소량 들어 있는 것을 고른다
4. JAS 인정 또는 동등 레벨인 것을 고른다

### 염증 체질인 철결녀에게!

염증을 억제하는 EPA는 염증으로 철의 흡수나 이용을 할 수 없는 철결핍 여성들의 강한 아군이다. 알파 리놀렌산에서 EPA, DHA로 10~20% 정도 변환된다. 세포막의 오메가3의 비율이 늘어나면, 혈관벽, 적혈구, 신경 세포 등의 세포막이 부드러워지며 혈류나 뇌의 신경 전달이 좋아진다.

# ✕ 피하고 싶고 · △ 삼가고 싶은 식품 목록

### ✕ 피하고 싶다!
### 트랜스지방산

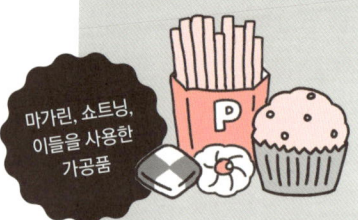

마가린, 쇼트닝, 이들을 사용한 가공품

트랜스지방산은 자연계에 존재하지 않는 인공적인 기름이다. 대사되기 어려우므로 비타민이나 미네랄을 필요 이상으로 소비하고 만다. 체내에 받아들이면 세포막을 딱딱하게 만들고 허혈성 심질환이나 치매 등의 병의 리스크를 높인다.

### △ 줄이고 싶은
### 오메가6

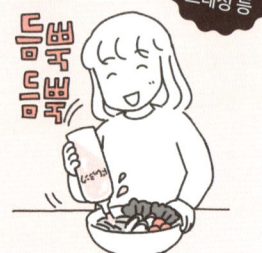

샐러드기름, 시판 드레싱 등

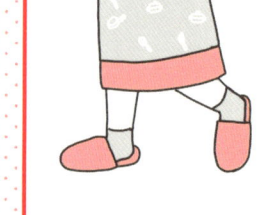

샐러드기름 등에 많이 함유된 오메가6. 현대인은 과도하고 섭취하고 있으며 염증 체질인 사람이 많다. 많은 경우에는 기름을 추출할 때 화학 물질을 사용하거나 그 일부가 기름에 남아 버린다는 점, 고온 처리로 트랜스지방산으로 변화한다는 점도 주의해야 한다.

### △ 가능한 한 피하고 싶은
### 식품첨가물

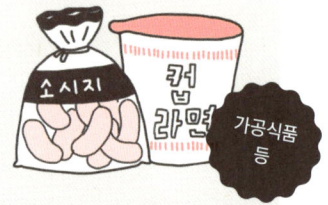

가공식품 등

식품첨가물이란 가공식품 등에 첨가되어 있는 보존료, 감미료, 착색료, 향료 등이다. 사용되는 첨가물은 약 1500종류로 매우 많다. 이 첨가물에는 혈당치를 급격하게 오르내리게 하는 것, 장내 환경 악화로 세로토닌 등의 신경 전달물질의 생성에 영향을 끼치는 것, 알레르기를 유발하는 것이 있다.

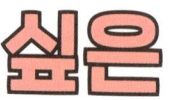

△ 삼가고 싶은
## 술

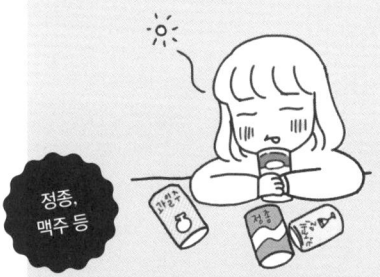

정종, 맥주 등

술로 비타민이나 미네랄을 잃게 된다. 알코올의 분해를 나이아신만으로 감당할 수 없게 되면 비타민B1도 사용된다. 마그네슘과 아연도 분해에 필요하다.
또한 과음하면 장내 환경이 악화되거나 수면이 얕아지며 정신과 약의 부작용으로 이어지기도 한다.

△ 삼가고 싶은
## 카페인

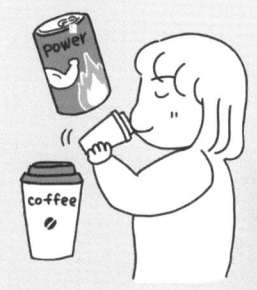

커피, 에너지 드링크 등

교감신경을 긴장시켜 각성, 흥분, 혈당 상승 작용을 한다. 가벼운 의존성이 있으며 갑자기 끊으면 두통, 집중력 저하, 피로감, 우울감 등이 나타나기도 한다. 저혈당을 커피로 회복시켜 부신에 부담을 계속 가하면 장기적으로 만성 피로의 원인이 된다.
장내 환경의 악화에도 관여한다.

△ 삼가고 싶은
## 글루텐

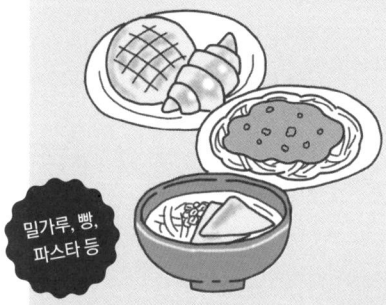

밀가루, 빵, 파스타 등

밀가루에 함유되어 있는 단백질. 최근 글루텐 알레르기가 늘어나고 있는데, 지연형 알레르기로 깨닫지 못하는 경우가 많다. 리키것증후군의 원인 중 하나이다. 글루텐 속에 글리아딘이라는 물질이 식욕을 증진시킨다. 밀가루 당질은 혈당치 급상승의 원인이 된다.

△ 삼가고 싶은
## 카세인

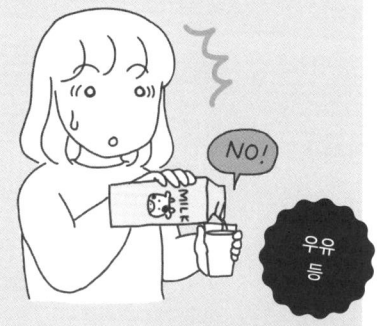

우유 등

카세인은 우유 등에 함유된 단백질의 일종이다. 글루텐과 마찬가지로 장의 염증, 마약과 같은 행복감이나 고양감의 원인이 되는 경우가 있다. 일부 자폐증이나 조현병, 조울증의 증상에도 영향을 미친다고 여겨지고 있다.

# 유해 미네랄에 주의하자!

철, 아연, 마그네슘 등의 영양소를 미네랄(무기질)이라고 하는데,
유해한 미네랄이 체내에 들어오는 경우도 있다.

| | 오염원 | 증상 | 대항하는 미네랄 |
|---|---|---|---|
| 수은 (Hg) | 생선(대형 생선에 특히 주의), 치아의 충전재(아말감), 농약, 화장품 등 | 우울증, 짜증, 불면, 저린 느낌, 만성 피로, 건망증, 변비 | 아연, 철, 셀렌 |
| 납 (Pb) | 염색약, 낡은 수도관, 페인트, 담배, 납땜 작업 | 불안, 어지럼증, 빈혈 | 칼슘, 아연, 철 |
| 비소 (As) | 쌀 등의 곡물류, 녹미채, 담배, 제초제, 지하수의 비소 오염 | 피로, 위장 장애, 피부의 색소침착, 빈혈 | 셀레늄 |
| 알루미늄 (Al) | 알루미늄 캔, 건조제, 베이킹파우더 | 식욕 부진, 숨 가쁨, 근육통, 치매 | 마그네슘, 철 |
| 카드뮴 (Cd) | 담배, 합성 고무, 플라스틱 제품, 배기가스, 전기 도금, 쌀 등 | 피로, 신경과민, 식욕 부진, 뼈가 물렁물렁해진다 | 아연, 철 |

이러한 미네랄을 섭취하면 유해 미네랄을 배제할 수 있다!

※셀렌은 건조류 및 넛트류, 말린 치어에 함유된다

## 몸속에 넣지 않는다 & 디톡스!

유해 미네랄이란, 원래 인간의 몸에 들어가선 안 되는 중금속이다. 예를 들면 미나마타병은 수은으로 오염된 생선의 섭취, 이타이이타이병은 카드뮴이 원인이다.

인간의 몸에는 몇 개나 되는 검문이 있어 이물질을 배제하지만, 때로는 착각하기도 한다. 예를 들면 수은이나 카드뮴은 필수 미네랄인 아연과 구조가 비슷하다. 이과 수업에서 배운 원소 주기율표를 살펴보면 알 수 있는데, 이들은 동족(세로 열이 같음)이다. 그렇기에 몸이 '어쩐지 다른데 아연 같다'라며 본래 아연을 보내야 할 장소에 이들을 보내서 아연이 해야 할 역할을 할 수 없게 된다. 아연은 체내 효소 중 약 300종류의 효소 활성에 관여하며 우리의 생명 유지의 기본이 된다. 그러므로 다른 물질이 들어오면 만성적인 피로나 정신 증상의 원인으로 이어진다.

일단 몸속에 넣지 말고, 땀과 소변과 대변으로 점점 배출하도록 하자.

# Part 4

# 마음의 회복을 위해 한의학을 아군으로 만들어라!

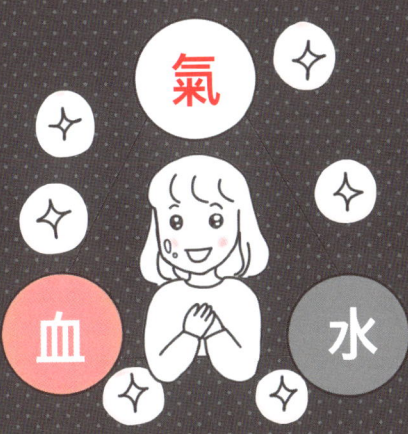

고대 중국을 원류로 한 의료를 한의학이라고 한다. 한의학도 활용해서 체질을 개선해 보자!

# 한의학과 서양의학의 차이

## 서양의학이란?

원인을 연구하고 밝혀내서 해치우자!

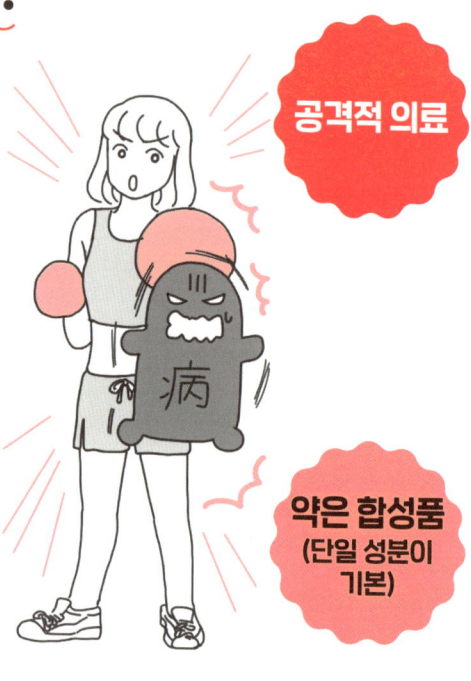

공격적 의료

증상 개선을 중시

약은 합성품
(단일 성분이 기본)

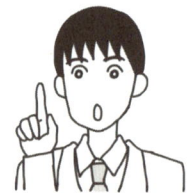

### 서양의학만으로 괜찮을까?

현대 의학은 서양의 의학적인 치료가 중심이고, 그 치료는 '질병이라는 적을 쓰러뜨리자'라는 강력한 방법이 대부분이다. 나쁜 균은 약으로 죽이고, 병소(病巢)는 수술로 제거하며 증상이나 질병이 나타나면, 그 증상만 대응하여 치료하더라도 기준점을 하나로 맞춰 치료하는 것이 서양의학의 훌륭한 점이다. 표준화된 치료 덕분에 같은 치료 효과를 얻을 수 있다.

정신과에서는 약물치료를 중심으로 잠이 오지 않으면 수면제, 불안하면 항(抗)불안제를 처방한다. 만약에 증상의 한 원인으로 영양(철결핍이나 혈당 등)이나 체질적인 문제가 있어도 신경에 중점을 맞춰 약으로 단순하게 치료한다. 이는 대부분 어떻게든 치료가 되지만, 여러 약을 사용하게 한다. 약을 멈추면 다시 증상이 나타나는데, 이는 근본인 체질이나 문제가 개선되지 않았기 때문이다.

# 한의학이란?

## 자기치유력을 높여서 고친다

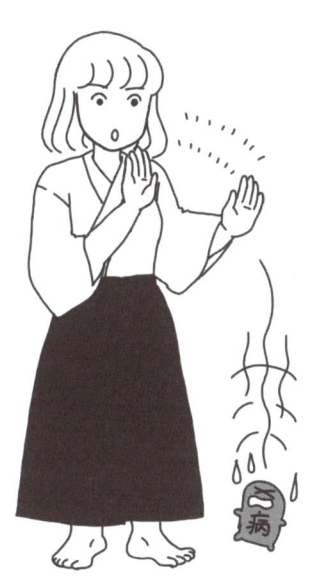

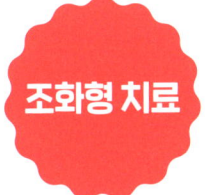

조화형 치료

체질개선을 중시

약은 천연 생약 (복합성분이 기본)

### 개인의 체질 중시하는 한의학

한의학은 '질병을 해치우자'가 아닌, '자기치유력을 높여 질병을 무력화한다'는 사고방식이다.

예를 들어 감기에 걸려 열이 나는 것은 균을 죽이기 위한 생체 방어 반응으로 열이 나면 해열제를 제공하는 것과는 달리, 한약은 열을 높이는 것을 도와서 면역력을 높여서 보다 빨리 치료한다.

서양의학에는 검사에 이상이 없으면 원인이 없는 병으로 진단하고 치료를 하지 않는다. 한편 한의학에서는 환자가 호소하는 모든 증상에 대하여, 한의학적 진료에 기초하여 개인의 체질에 따른 맞춤 치료를 실시한다. 현대에서 자주 등장하는 철이 부족한 여성의 케이스를 보면, 채혈 과정에서 빈혈이 보이지 않아 자주 놓쳐버리는 경우가 많은데, 혈액검사가 없던 시대에서는 한의학적 방법으로 철 대사를 개선시키는 치료를 했었다.

# 한의학의 매력

**체질개선**
레질리언스(스트레스내성 +자기치유력)을 높인다

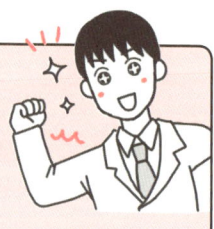

**약을 줄임**
현대약을 줄일 수 있다

**의식 동원**
식사로 질병을 예방하고 치료한다

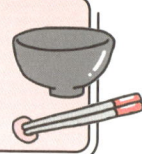

**예방 의료**
미병 단계부터 접근할 수 있다

### '미병(未病)' 단계부터 접근할 수 있는 한의학

　한약이나 침구, 안마, 식이요법 등으로 체질개선을 한다.
　한의학에서 가장 대단한 점은 '미병'을 치료한다는 것이다. 즉 질병은 아니지만 건강하지도 않은 상태를 치료한다는 뜻이다. 예를 들어 철결핍이나 혈당조절 장애는 병이라고 하지 않는다. 이러한 경우처럼, 만약에 검사 결과에서 문제가 발견되지 않아도 증상이 나타나면 그것을 개선하기 위한 치료나 예방을 할 수 있다.
　또한 한약은 여러 증상에 대한 효과를 기대할 수 있기 때문에 현대약의 남용을 줄일 수 있는 것도 기대해 볼 수 있다.

# '미병 단계'일 때에 낫고 싶어

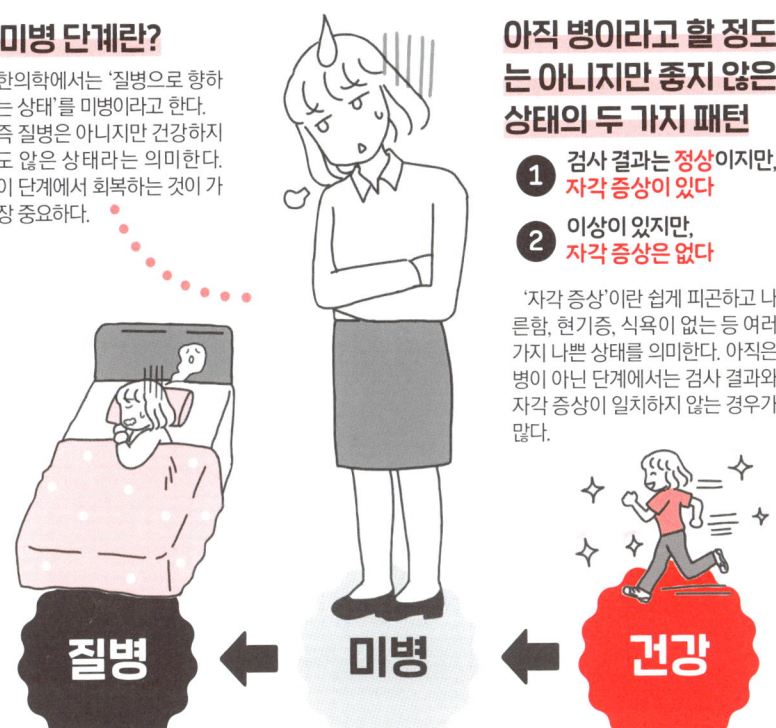

**미병 단계란?**
한의학에서는 '질병으로 향하는 상태'를 미병이라고 한다. 즉 질병은 아니지만 건강하지도 않은 상태라는 의미한다. 이 단계에서 회복하는 것이 가장 중요하다.

**아직 병이라고 할 정도는 아니지만 좋지 않은 상태의 두 가지 패턴**

① 검사 결과는 **정상**이지만, **자각 증상이 있다**

② **이상이 있지만**, **자각 증상은 없다**

'자각 증상'이란 쉽게 피곤하고 나른함, 현기증, 식욕이 없는 등 여러 가지 나쁜 상태를 의미한다. 아직은 병이 아닌 단계에서는 검사 결과와 자각 증상이 일치하지 않는 경우가 많다.

질병 ← 미병 ← 건강

## 영양요법과의 공통점 키워드는 체질개선

지금까지의 내용을 통해, 영양요법과 한의학에는 많은 공통점이 있다고 생각할 것이다. 영양요법에서는 참고 기준 수치 범위 내이므로 건강진단의 수치에 문제가 없는 것처럼 보여도, 몸과 마음의 상태가 나쁘면 온몸의 증상이나 식사의 내용에서 그 원인을 찾아본다. '철이 부족한 걸까?', '장에 염증이 있을 수도?' 라고 예측하여 식사 지도를 하거나 영양제 등을 처방한다.

한의학도 영양요법도 진료과의 장벽이 없다. 내과도 신경과도 산부인과도 관계없으며, 전신을 치료한다. 목표는 레질리언스(회복력)의 향상으로, 이 두 가지의 치료법을 같이 잘 다루게 되면 더욱 높은 효과를 기대할 수 있다.

# 기, 혈, 수로 보는 전신 증상

## 생명의 에너지

'기' '혈' '수' 중 어느 하나라도 과부족이 되면 전체의 균형이 무너져 몸과 마음의 컨디션을 나쁘게 만든다

**자율신경계, 소화기계**
눈에 보이지 않아도 확실히 존재하는 생명 에너지로 '원기', '원력', '기분' 등의 '기'가 이에 해당한다. 기가 부족하면 피나 물의 흐름에도 영향을 미친다. 기의 혼란은 마음의 혼란으로도 이어진다.

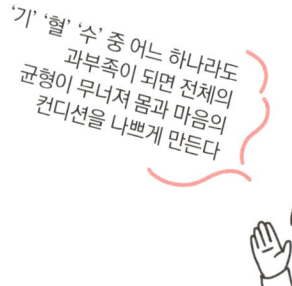

### 기혈수의 균형을 받아들인 '중용'이 이상적인 모습

한의학에서는 몸을 구성하는 요소를 '기', '혈', '수'라고 생각한다. 질병을 진단할 때에도 '기', '혈', '수' 3가지를 기준으로 하여 각각의 과부족을 측정하고, 그 사람의 상태를 본다.

이 3가지의 밸런스가 잘 갖춰져 있는 상태를 '중용'이라고 한다. 어느 한 가지라도 부족하거나 넘쳐나면 기, 혈, 수는 상호작용을 하여 온몸의 밸런스를 무너뜨리고, '아직 병이라고 할 정도는 아니지만 좋지 않은 상태' 또는 '질병'으로 이어진다는 것이 한의학의 사고방식이다.

한의학에서는 4진[망진(望診)·문진(聞診)·문진(問診)·절진(切診)]에 따라서, '기', '혈', '수'마다 문제가 있는지를 조사한다. 그리고 '기가 부족하다면 이 원인을 제거하여 기를 보충한다', '물이 정체되어 있다면 물의 대사를 높여 간다'라는 방법으로 치료를 한다.

## 혈(血) 수(水)

### 혈액의 흐름

**혈액의 순환, 호르몬계**

대부분 혈액(영양)을 말한다. 전신의 장기나 세포에 영양을 보내서 체온이나 호흡을 일정하게 유지한다.
여성의 경우는 여성 호르몬의 움직임에도 관련된다. 철이 부족한 여성에게는 특히 중요한 요소이다.

### 체액의 흐름

**혈액 이외의 모든 수분**

혈액 이외의 수분 모두를 말한다. 체내의 림프액이나 조직액, 타액, 점막액 또는 땀이나 콧물, 소변 등도 '물'이다. 정체하거나 넘쳐나면 부종이 생기고, 부족하면 수분을 잃어서 상태가 나빠지는 원인이 되기도 한다.

## 한의학 진찰은 4진

### 1 망진(望診)

육안으로 환자를 관찰하는 것. 혈색의 좋은 정도나 피부의 색, 건조, 체격이나 체형, 걷는 모양이나 동작, 등골이 늘어나 있는지도 본다. 특히 혀나 손톱을 진단하는 것은 중요. 혈색 등도 진단하므로 화장은 절대 하지 말 것.

### 2 문진(聞診)

소리를 내는 방법이나 말하는 방법, 기침이나 호흡의 상태를 귀로 듣거나 구취나 체취를 맡는다. 그밖에도 소변이나 대변의 상태를 질문하기도 한다.
문진이란 청각과 후각을 사용한 진찰의 통칭이라고 할 수 있다.

### 3 문진(問診)

자각 증상을 중시하므로, 서양의학과 비교하면 문진은 자세하다. 증상뿐만 아니라 병력이나 약을 복용한 내역, 생활습관이나 식습관, 스트레스 등도 질문한다.
질병과 직접적인 관계가 없어도 한의학적인 진단에서는 중요하다.

### 4 절진(切診)

실제로 환자를 접촉해서 진찰하는 것이다. 배를 가볍게 누를 때, 반응을 진단하는 것을 '복진(腹診)'이라 해서 아픔이나 거부감이 있는지 확인한다.
손목을 접촉하여 맥을 진단하는 것을 '맥진(脈診)'이라 해서 맥의 속도나 강함을 확인한다. 손톱도 접촉한다.

# 기, 혈, 수 당신은 어느 타입?

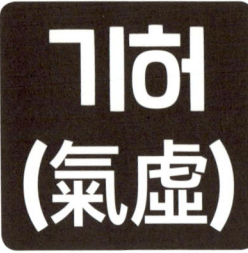

## 기허(氣虛)

몸의 에너지인 '기'가 부족하여 나오지 않는다

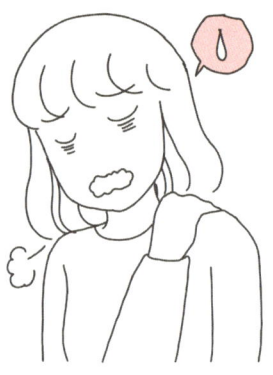

### check

- 몸이 나른하다고 느껴진다  10점
- 기력이 없다  10점
- 쉽게 피곤해진다  10점
- 낮 동안에 졸리다  6점
- 식욕이 없다  4점
- 쉽게 감기에 걸린다  8점
- 매사에 쉽게 놀란다  4점
- 목소리에 힘이 없다  6점
- 혀가 비대하고, 혀에 잇자국이 있다  8점
- 맥이 약하다  8점
- 배에 힘이 없다  8점
- 위하수가 있다  10점
- 배꼽 아래가 말랑하다  6점
- 대변이 무르다 (설사)  6점

※ 정도가 약하면 점수를 1/2로 해서

 30점 이상은
'기허' 타입

[철이 부족한 여성과 기허] 철이 부족한 여성은 기허의 증상을 나타내기 쉽다. 철이 부족하면 전신의 세포 내의 미토콘드리아 기능이 저하되어 에너지가 만들어지기 어려워지므로, 쉽게 피곤해진다. 위장이 약해지는 것도 철이 부족한 여성과 기허의 특징으로, 철이 몸에 들어와도 위(胃)에 불쾌감이 생기기 쉽다.

### 기허에 효과 있는 한약

**인삼탕(人蔘湯)**
배윗부분의 통증, 가슴 통증, 설사가 있는 경우.

**반하백출천마탕(半夏白朮天麻湯)**
머리가 띵하고 무거움, 현기증, 식후에 권태감이 있는 경우.

**보중익기탕(補中益氣湯)**
식욕부진이나 권태감, 열이 날 것 같은 경우.

# 기체 (氣滯)

에너지의 흐름이 정체되어 기분이 답답해진다.

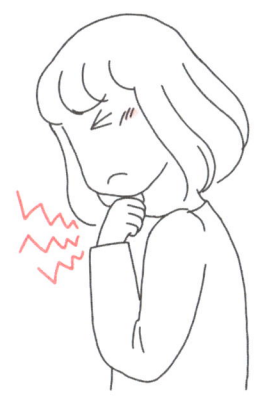

### check
- 기분이 가라앉고, 사물에 흥미가 생기지 않는다  18점
- 머리에 무언가가 타고 있는 듯하다  8점
- 목에 뭔가 걸린 듯하다  12점
- 가슴이 답답하다  8점
- 배가 팽창한다  8점
- 시간에 따라 증상이 변화한다  8점
- 기상이 어렵고, 기분이 좋지 않다  8점
- 방귀가 잦다  6점
- 트림이 자주 나온다  4점
- 잔뇨감이 있다  4점
- 배에 가스가 많이 차고, 두드리면 소리가 난다  8점

※ 정도가 약하면 점수를 1/2로 해서

 **30점 이상은 '기체' 타입**

[철결녀와 기체] 매실장아찌의 씨가 목에 걸린 듯한 이질감이 있으면 당신은 기체 타입이며, 목에서 느껴지는 이상한 감각은 여성에게 많다. 철 부족의 경우, 점막의 대사 장애가 원인이다. 또한 철 부족은 세로토닌이나 도파민의 생성에 영향을 끼칠 가능성이 있고, 누르는 듯한 기분이나 의욕 저하의 원인이 되기도 한다.

## 기체에 효과 있는 한약

### 향소산(香蘇散)
신경질적인 사람의 신경 불안, 위장 허약, 식욕부진, 두통, 코막힘, 감기 초기의 경우.

### 반하후박탕(半夏厚朴湯)
목이 막힌 듯함 느낌이나 이물감, 배가 팽창하거나 가슴 답답함을 느낄 때.

### 시박탕(柴朴湯)
반하후박탕의 증상에 더해 가슴이나 겨드랑이가 아프고, 입에서 고통을 느끼고, 염증이 있는 등의 경우.

# 기역(氣逆)

아래로 흘러야 할 기가 위로 흐르면서 상반신의 상태가 나빠지는 것을 느낀다

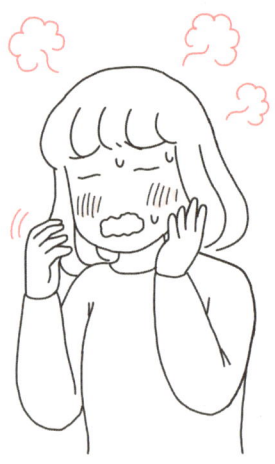

## check

- 피가 올라가서 하반신이 차가워진다 (머리는 열이 있는데 발은 차갑다) 14점
- 심한 두근거림이 있다 8점
- 발작하는 듯한 머리 통증이 있다 8점
- 토할 때가 있다 8점
- 콜록콜록 기침이 나온다 10점
- 갑자기 복통이 느껴진다 6점
- 매사에 쉽게 놀란다 6점
- 쉽게 짜증이 난다 8점
- 갑자기 얼굴에서 열이 나거나 빨개진다 10점
- 만지면 배꼽 윗부분이 두근두근하다 14점
- 손발이 차다 4점
- 손발에 쉽게 땀이 난다 4점

※ 정도가 약하면 점수를 1/2로 해서

➡ 30점 이상은 '기역' 타입

[철결녀와 기역] 갱년기에 얼굴에 열이 나는 점이 대표적인 기역의 증상으로 자율신경계 밸런스의 혼란이 그 원인이라고 한다. 철이 부족한 여성은 쉽게 짜증을 내고, 쉽게 폭발하는 경향이 있다. 기역 타입인 사람은 화를 잘 내고, 심장의 두근거림이나 두통과 같이 상반신에서 보이는 증상을 수반하는 경향이 있다.

## 기역에 효과 있는 한약

**영계출감탕(苓桂朮甘湯)**
일어날 때 현기증, 위(胃)에서 출렁출렁 소리가 난다, 피가 올라가서 하반신이 차가워진다, 소변량 감소가 있는 경우.

**도핵승기탕(桃核承氣湯)**
변비, 신경 불안, 피가 올라가서 하반신이 차가워지는 경우.

**가미소요산(加味逍遙散)**
신경 불안이나 발작성으로 피가 머리로 올라가는 경우.

# 혈허 (血虛)

철 등의 영양이 부족하여 마음이나 몸이 상태가 나빠졌음을 느낀다

**혈허에 좋은 혈**

### check
- 집중력 저하　6점
- 얕은 수면　6점
- 눈의 피로　12점
- 현기증이 난다　8점
- 다리에 쉽게 쥐가 난다　10점
- 생리혈의 양이 적다, 월경 불순　6점
- 혈색이 창백하다　10점
- 머리카락이 잘 빠진다　8점
- 피부가 꺼칠꺼칠하다　14점
- 손톱이 딱딱하지 않다, 갈라진다　8점
- 저린 느낌이나 지각 저하 등 지각 이상　6점
- 복직근이 당긴다　6점

※ 정도가 약하면 점수를 1/2로 해서

➡ **30점 이상은 '혈허' 타입**

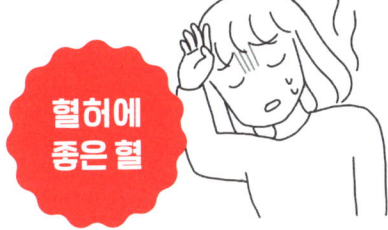

**삼음교 (三陰交)**
복사뼈에서 손가락 4마디 정도 위

**혈해 (血海)**
무릎의 오목한 곳 안쪽의 뼈에서 손가락 3마디 정도 위

[철결녀와 혈허] '혈허=빈혈'이라고 생각할 수 있지만, 철결핍일 경우, 빈혈은 없어도 혈허의 증상이 있기도 한데, 혈허의 증상에는 전형적인 철이 부족한 여성에게서 보이는 증상이 포함되어 있다. 한의학 측면에서 피를 보충하는 생약이 들어간 약선 요리나 피를 보충하는 지압, 뜸을 시도해본다.

### 혈허에 효과 있는 한약

**당귀작약산(當歸芍藥散)**
처진 어깨, 흰 살갗, 마르고 체력이 비교적 약하다, 피로나 몸이 차고, 두통, 부종, 빈혈이 있는 경우.

**온청음(溫淸飮)**
피부염이나 피부가 까칠하거나 구내염, 월경 과다의 경우. 항염증이나 짜증날 때.

**인삼양영탕(人蔘養榮湯)**
피로 권태, 식욕 부진, 빈혈, 구강 건조, 건망증, 얕은 수면, 신경 불안의 경우.

# 어혈(瘀血)

세밀한 혈액의 흐름이 안 좋아지고, 부인과계 문제의 원인으로

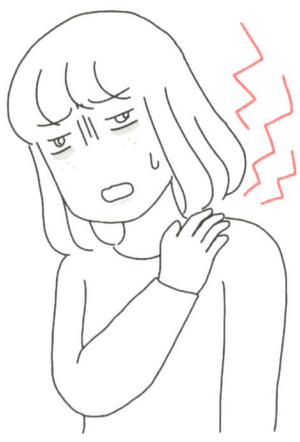

## check

- 다크서클이 잘 생긴다 10점
- 얼굴에 색소침착이 있다 2점
- 피부가 까칠까칠하다 5점
- 입술 색이 검붉다 2점
- 잇몸 색이 검붉다 10점
- 혀 색이 검붉다 10점
- 가는 혈관이 무늬처럼 보인다 5점
- 멍이 쉽게 생긴다 10점
- 손바닥이 빨갛다 5점
- 배꼽 주변을 누르면 당겨지는 느낌이 들고 아프다 (우측, 아래측이면 5점, 좌측이면 10점)
- 하복부를 누르면 당기는 느낌이 들고 아프다 (좌 2점, 우 5점)
- 갈비뼈 아래를 누르면 아픔이나 거부감이 있다 5점
- 치질이 있다 5점
- 월경 이상이 있다 10점

※ 정도가 약하면 점수를 1/2로 해서

➡ **30점 이상은 '어혈' 타입**

[철결녀와 어혈] 어혈 타입 여성은 자궁내막증이나 자궁근종이 많기 때문에 출혈이 늘어나 철 부족을 불러올 가능성이 크다. 어혈의 증상 중 하나로 '멍'이 있는데, 모세혈관에서 혈액의 정체가 발생한 것이다. 철결핍으로 멍이 생기는 원인은 콜라겐의 대사 장애로 인해 혈관벽이 약해지기 때문이다.

## 어혈에 효과 있는 한약

**계지복령환(桂枝茯苓丸)**
생리불순이나 생리통, 두통, 현기증, 어깨 결림, 피가 머리로 올라가는 경우, 발이 찰 때, 갱년기 장애의 경우.

**대황목단피탕(大黃牡丹皮湯)**
월경불순이나 변비가 있을 때, 항염증을 위해.

**온경탕(溫經湯)**
손발의 화끈거릴 때, 입술의 건조, 생리불순, 생리통, 불면, 신경증, 빈혈의 경우.

# 수체(水滯)

체액의 분포가 언밸런스하여 수분 대사가 정체되어, 부종이나 냉기를 일으킨다

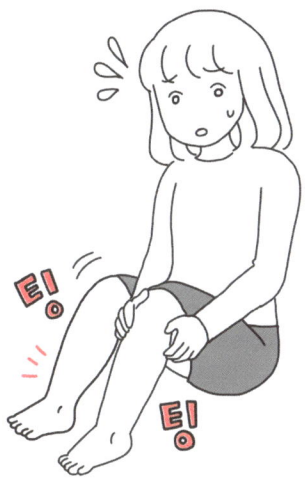

### check
- 몸이 무겁게 느껴진다 3점
- 두통으로 욱신욱신하다 4점
- 머리가 무겁다 3점
- 차멀미를 자주한다 5점
- 현기증이 있다 5점
- 일어날 때 현기증이 있다 5점
- 묽은 콧물이 나온다 3점
- 타액이 많다 3점
- 거품 같은 가래가 나온다 4점
- 메슥거린다/구토를 한다 3점
- 배에서 소리가 난다 3점
- 아침에 손이 경직된다 7점
- 붓고, 위(胃)에서 출렁출렁 소리가 난다 15점
- 흉수, 복수가 있다 15점
- 만지면 배꼽 윗부분이 두근두근하다 5점
- 설사를 자주한다 5점
- 소변보기가 좋지 않다 7점
- 소변량이 많다 5점

※ 정도가 약하면 점수를 1/2로 해서

➡ 13점 이상은 '수체' 타입

[철결녀와 수체] 대부분의 철이 부족한 여성은 단백질이 부족하므로, 근육량이 저하되고 체내에 모인 물을 펌프 기능을 하는 근육이 흘려보낼 수 없게 되어 쉽게 부종이 발생한다. 여성은 근육량이 적을 뿐만 아니라, 몸에 물을 모으는 당질이나 수분이 많은 식품을 먹는 편이기 때문에 수체가 되기 쉽다.

## 수체에 효과 있는 한약

**오령산(五苓散)**
목마름, 소변량의 감소, 숙취, 두통, 부종, 구역질, 설사인 경우.

**시령탕(柴苓湯)**
오령산+소시오탕으로 부종, 설사, 위염증인 경우. 스테로이드의 면역 조정 작용, 항염증 작용.

**방기황기탕(防己黃耆湯)**
살이 무르고 살찜, 하지부종, 몸이 무겁고 나른하다, 위장이 약하고, 목마름이 없는 경우.

## 한의학으로 보는 셀프 체크법

### 손톱으로 체크!

**철결핍은 손톱으로 알 수 있다!**

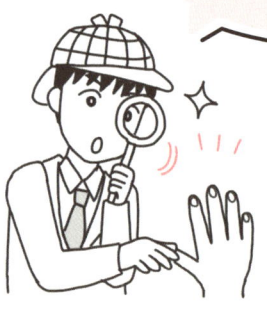

손톱은 혈액검사를 하기 전에 철결핍의 신호이다. 페리틴의 수치가 높아도 손톱이 딱딱하지 않으면 '염증에 따른 철 이용 장애'로 의심한다.

**한의학적인 진료 방식을 알면 철결핍을 자각할 수 있다**

  한의학도 영양요법도 마음이나 몸의 상태가 나쁘다는 것을 자각한 뒤, 그 원인을 추리해 가는 과정이 필요하다. 당신도 어느 정도는 추리했을 것이다. 지금부터는 몸을 한의학적으로 진단하는 셀프 체크 방법을 말한다.

  마음의 상태가 좋지 않아서 내원하는 환자를 진찰할 때, 먼저 손톱을 본다. 손톱은 철결핍을 확인하는 가장 편리한 참고 지표다.

  손톱은 주로 철이 작용하는 단백질 '케라틴'로 되어 있다. 하루에 약 0.1㎜, 한 달에 약 3㎜가 자라지만, 단백질이나 철이 부족하면 잘 자라지 않고, 깨지기 쉬운 손톱이 된다.

우선 엄지손가락을 체크!
# 이런 손톱은 철 부족 신호

### 모양
**손톱이 아치 모양이 아니라 평평하고 얇다**

건강한 손톱은 둥근 아치형으로 손가락 끝을 덮고 있다. 옆에서 볼 때, 평평하다면 철결핍 신호. 숟가락처럼 휘어져 있다면 철결핍 중증.

### 단단함
**딱딱하지 않고 쉽게 갈라진다**

엄지손가락과 검지의 안쪽에 손톱을 사이에 두고 꾹 눌렀을 때, 스마트폰 화면과 비슷한 단단함이 느껴지면 합격. 딱딱하지 않다고 느껴지면 철 부족이나 단백질 부족일지도 모른다.

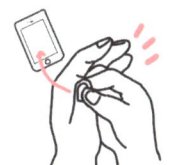

### 색
**하얗고 광택이 없다**

건강한 손톱은 옅은 핑크색으로 투명감이 있다. 빈혈이나 철결핍이 심한 경우에는 하얗게 되는 경향이 있다.

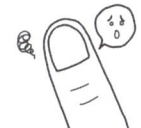

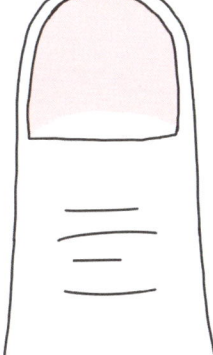

### 온도
**손가락 끝이 차다**

철결핍으로 전신의 세포 에너지 생산이 저하. 빈혈로 손가락 끝까지 혈액이 잘 돌지 못하는 가능성이 있다.

### 소리
**손톱을 자를 때, 소리가 나지 않는다**

손톱을 자를 때에 똑딱하고 소리가 나는가? 소리가 나지 않는 사람은 철결핍일지도 모른다.

**기타**
### 손톱에 하얀 반점이 있으면 아연 부족일지도?

손톱의 성장에는 단백질 이외에도 아연이나 비타민 B6도 영향을 준다. 특히 아연이 부족하면 성장이 늦어지고, 손톱에 하얀 반점이 나타나게 하기도 한다. 단백질, 철, 아연, 비타민B6의 밸런스를 잘 맞추자.

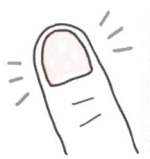

# 혀로 체크! 이런 혀는 철결핍 신호

### 하양다
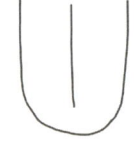
철결핍 이외에 냉기가 강한 경우에도 하얗게 된다. 불그스름한 경우에는 열이 차있다는 신호이다.

### 부어 있다
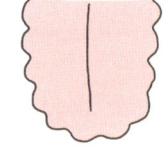
철결핍 등에 따른 에너지 부족으로 혀가 커지고 흐물흐물해진다. 또는 단백질 부족으로 붓고, 주위에 잇자국이 생기기도 한다.

### 얇다
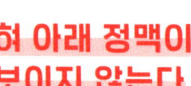
혀가 가늘거나 얇은 경우에는 체액이나 에너지 부족.

### 혀 아래 정맥이 보이지 않는다
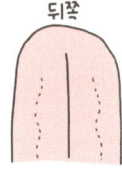
혀 뒤쪽에는 큰 정맥이 있는데, 철결핍이 심해지면 정맥이 얇고 가늘어지기 때문에 잘 보이지 않게 된다.

## 혀를 매일 보는 습관을

　한의학의 관점에서 진단하면 혀를 체크하는 것은 대단히 중요하다. 혀의 색이나 모양, 크기, 설태(혀 표면에 있는 물질)의 모양, 혀의 뒷면에 있는 정맥 모양 등을 본다. 혀는 몸의 상태를 잘 나타내고 있다. 건강한 혀는 아기의 혀와 같이 옅은 핑크색으로 적당히 수분이 있고, 혀의 표면에는 아주 엷게 하얀 설태가 있다. 몸 상태에 따른 혀의 변화를 한의학에서는 몸 상태를 파악하기 위해 참고하고 있다.

　혀를 관찰하는 것은 혼자서도 간단하게 할 수 있으므로 추천한다. 입을 벌리고 혀를 쭉 길게 내밀어 안까지 보일 수 있도록 하고 체크한다. 혀 뒤도 잊지 말고 체크하자. 매일 계속해서 혀를 살펴보면 혀에서 보내는 신호를 읽을 수 있게 된다.

# 그밖에도

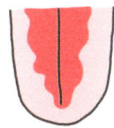

### 위장의 염증
- 설태가 노랗다

설태가 두꺼운 것은 체내에 열이 있다(염증이 있다)는 신호.
색이 노랗게 보일 정도로 염증이 강하다. 과음이나 스트레스에 주의.

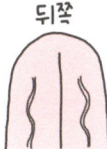
뒤쪽

### 미소순환장애
- 혀 아래 정맥이 크고 넓다
- 혀의 색이 암홍색

혈액이 질척한 상태가 되면 모세혈관 중의 혈액의 흐름이 나쁘게 되므로, 혀 아래 정맥이 부풀게 되거나 꼬불꼬불 구부러지게 되고, 색이 진해져서 눈에 띈다.

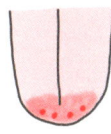

### 교감신경의 긴장
- 혀끝이 빨갛다

스트레스로 교감신경이 항상 긴장하고 있게 되면 혀끝이 빨갛게 된다. 스트레스 신호. 수면 부족이나 과로는 아닌가?

## 기, 혈, 수 타입별 혀의 특징

**기허의 혀**
- 색이 하얗다
- 굵고 흐물흐물하다
- 혀 가장자리에 잇자국이 생긴다
- 설태가 여기저기 벗겨져 있기도 하다

**기체의 혀**
- 혀 가장자리 양쪽이 빨갛다
- 혀가 딱딱하므로 잇자국이 생기지 않는다
- 혀의 중심에 하얗거나 노란 설태가 있다

**기역의 혀**
- 설태가 하얗고 엷다
- 혀가 크고 잇자국이 있기도 하다

**혈허의 혀**
- 핏기가 없고 하얗다
- 가늘다
- 색이 옅다
- 설태가 아주 엷게 있는 정도이다

**어혈의 혀**
- 전체적으로 어둡고 자홍색
- 혀 아래 정맥이 크고 도드라져 보인다
- 표면에 검은 얼룩 같은 반점이 있는 경우도 있다

**수체의 혀**
- 굵고 두툼해서 크다
- 혀의 주변에 잇자국이 선명하게 있다
- 끈적끈적하게 하얗거나 노란 설태가 두껍게 있다

# 맥으로 체크!

## 이런 맥은 철결핍 신호

맥이 약하고 힘이 없다 = 허맥(虛脈)

맥이 느리다 = 지맥(遲脈)

맥이 가늘다 = 세맥(細脈)

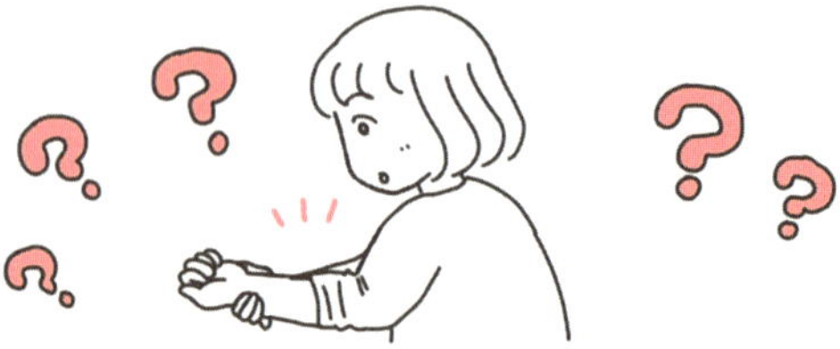

**철결핍의 맥은 약하고, 느리고, 가늘다**

　서양의학에서도 맥을 측정하지만, 한의학에서는 맥을 통해 다양한 정보를 확인한다.

　맥이 쉽게 느껴진다·잘 느껴지지 않는다, 맥이 강하다·약하다, 혈관의 긴장도, 맥박 횟수, 혈류의 매끄러움 등을 확인한다.

　철결핍의 신호는 3종류가 있다. '허맥'은 가장 약한 맥으로, 가볍게 손가락을 대면, 살짝 맥이 느껴지기는 하지만 강하게 누르면 사라져 버린 듯한 박동을 말한다. '지맥'은 문자 그대로 느린 맥으로, 1분에 60회 이하 또는 1회 호흡으로 4회 이하가 기준이다. '세맥'은 혈관이 실처럼 가늘고, 박동이 느껴지지 않는 듯할 때를 말한다.

# 혼자서 맥을 잡아보자

세 손가락을 사용하여 맥을 잡는 것이 한의학의 접근하는 방법이다.
맥으로 올바르게 정보를 읽어 내려면 경험이 중요하지만,
계속해서 읽어 나가면 자신의 건강 상태를 알게 될 것이다.

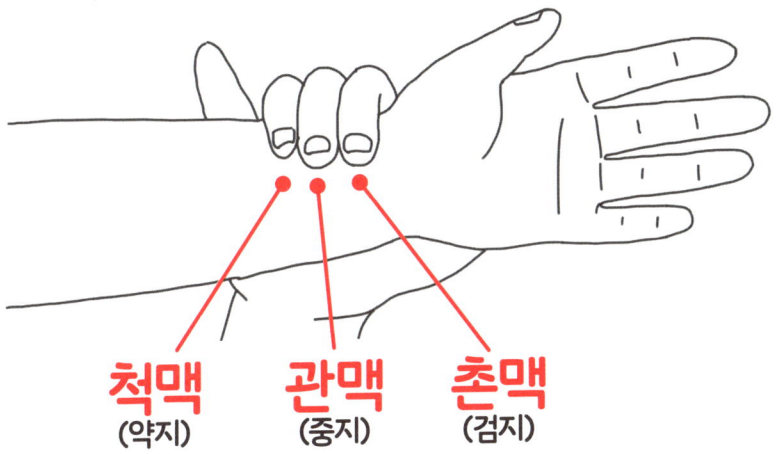

척맥 (약지)  관맥 (중지)  촌맥 (검지)

## check!

- 촌맥…오른쪽 손은 폐(호흡기계), 왼쪽 손은 심장(순환기계)의 상태를 진찰
- 관맥…오른쪽 손은 비장(위장의 소화·흡수 기능), 왼쪽 손은 간(신경 기능)의 상태를 진찰
- 척맥…신장(노화 현상: 내분비계·면역기능·비뇨기계)의 상태를 진찰

## 척맥이 만져지지 않는 사람은 신허일 가능성이

맥을 측정할 때에는 세 손가락을 사용한다.

맥의 위치는 검지의 연장선 위와 손목이 교차하는 부분이다. 이곳에 동맥이 지나가고 있으므로, 박동이 느껴지는 곳에 중지를 대고, 양쪽에 검지와 약지를 붙인다. 검지로 촌맥, 중지로 관맥, 약지로 척맥을 진맥하고, 관련된 오장(기능)의 상태를 참고한다.

척맥이 약하면 한의학에서 말하는 '신허'의 가능성이 있고, 내분비계가 약해져 쉽게 피로할 수 있다. 만성적인 혈당 조절 장애나 스트레스 등이 원인으로, 부신 피로가 일어나면 척맥이 약해질 수도 있다.

## 몸으로 체크!

### 이런 피부는 철결핍 신호

- 멍이 든다
- 머리카락이 빠진다
- 기미가 쉽게 생긴다
- 피부가 꺼칠꺼칠
- 피부가 창백하다

### 철결핍은 아름다운 여성에게 적!

철결핍은 혈관이나 피부를 구성하는 콜라겐, 손톱이나 머리카락을 구성하는 케라틴의 대사에 영향을 주기 때문에, 본인이 눈치 채지 못할 정도의 작은 압박으로도 팔이나 다리에 멍이 생기게 된다. 심지어 다리를 꼬는 방향을 알 수 있을 정도로 말이다. 혈액검사의 경우, '주사 자국이 멍이 된다고 생각하겠지만, 철이 부족해서 생기는 것이니 간호사 잘못이 아니다'라고 사전에 이야기하기도 한다.

철결핍은 피부의 주름, 처짐, 피부병의 원인이 되기도 하고, 머리카락의 윤기를 없애거나, 머리를 감을 때 놀랄 정도로 머리카락이 빠지게 한다. 철이 활성 중심인 '카탈라아제'는 항산화 효소로써 멜라닌 색소를 정착하지 못하도록 하는 움직임이 있기 때문에, 철이 결핍되면 기미도 생기기 쉬워진다. 또한 철결핍이 빈혈까지 이르게 되면 피부는 창백해진다.

# 그밖에도… 배로 체크

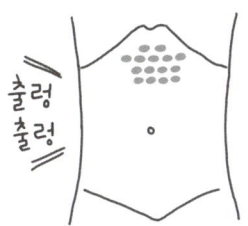

### 위약(胃弱)
**위가 출렁출렁하다**
명치를 칠 때 물인 것처럼 출렁출렁 소리가 나는 경우, 위의 기능이 저하되었다는 신호.

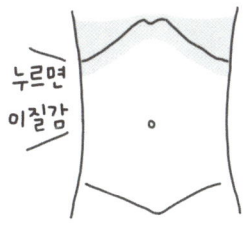

### 스트레스
**가슴이나 겨드랑이에 이질감**
늑골 옆 부근을 눌러서 거부감이나 통증이 있는 경우, 스트레스를 갖고 있을지도 모른다.

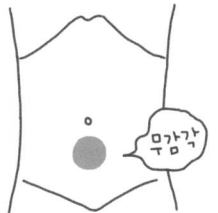

### 신허
**배꼽 아래가 연약·지각의 저하**
배꼽 아래를 눌러도 거부감이 없거나 또는 잘 느껴지지 않으면 부신의 기능 저하, 정력의 감퇴, 야간 빈뇨의 가능성이 있음.

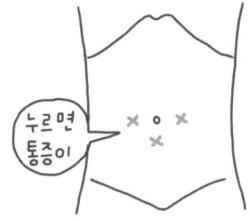

### 미소순환장애
**하복부에 압통**
하복부를 눌러서 통증이나 거부감이 약한 경우, 혈액의 흐름이 나쁘고, 피가 정체된 어혈(검붉은 피)이 원인일지도.

## 배로 알 수 있는 안 좋은 상태의 신호

한의학의 '복진(腹診)'은 복부를 진찰하는 것으로 체질이나 내장의 상태를 확인하는 것이다. 우선 위를 향해 누운 상태에서 복부 전체를 손바닥으로 누른다. 그때 받게 되는 힘의 세기, 느껴지는 온도 등을 확인한다. 그 다음은 배의 각 부분을 만져서 위 그림과 같이 상태를 체크합니다.

그밖에도 배꼽 근처를 눌러서 두근두근 맥이 뛰는 경우는 '기역'의 상태. 배꼽 주위를 눌러서 거부감이 있는 경우에는 어혈이 있고, 변비나 자궁근종의 가능성도 있다. 평상시에 배를 만지는 습관을 들여서 변화에 민감해지도록 한다.

# 생리로 체크!

## 이런 생리는 철결핍 신호

### 양이 많다 & 기간이 길다
➡ 자궁내막증이나 자궁근종이 있을지도?

### 양이 적다 & 기간이 짧다
➡ 심각한 철결핍으로 인해 생리의 양이 줄었다?

### 생리 시작이 가까워지면 상태가 나빠지게 된다
➡ 철이 자궁에 집중되므로, 철이 부족해진다?

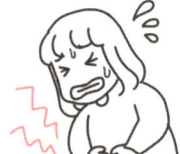

## 생리를 하는 여성은 모두 철이 부족한 여성

계속해서 이야기했으나, 생리(월경)를 하는 여성은 거의 모두가 철결핍증. 생리로 몸이 대량의 철을 잃게 되고 회복을 기다리는 기간도 없이 다음 생리가 다가온다. 연령이 많아질수록 심각한 철결핍이 늘어나는 이유는 ①생리횟수가 축적되고, ②출산, ③자궁근종 등으로 출혈량이 증가하는 사람이 늘어나는 등의 원인 때문이라고 생각해 볼 수 있다.

생리의 출혈량이 많으면 철을 저축할 수 없게 되므로, 경혈량을 줄이는 '궁귀교애탕'을 먹을 것을 추천한다. 또한 혈액을 흐르게 하는 EPA나 DHA 영양제를 복용하고 있는 사람은 이를 멈추고, 상황을 지켜보는 것도 좋을 것이다.

# 마음의 불안···
# 혹시 PMS(월경전증후군)?

### PMS란?
생리 시작 5일 전쯤부터 집중적으로 다양한 불쾌 증상이 나오는 것. 월경이 시작하면 4일 이내에 사라진다.

### 증상은?
짜증과 정서 불안정 등의 신경 상태 외에 유방이 부풀고, 유두의 통증이 있다. 또 두통, 어깨 결림, 요통, 설사, 피부가 거칠어지는 등이 있다.

### 원인은?
확실한 원인은 알 수 없으나 여성호르몬의 영향 때문이라고 알려져 있다. 생리 전에 철이 자궁에 집중되면 철결핍의 증상도 나타나기 쉽다.

### 대책은?
한약의 '당귀작약산', '계지복령환', '가미소요산'이나 비타민 B군, 마그네슘, 철 보충 등이 효과가 있다.

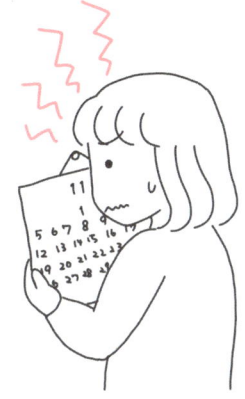

## 기, 혈, 수 타입별 생리의 특징

### 기허의 생리
- 소량의 출혈이 길고 멈추지 않는다
- 생리의 기간이 길다
- 경혈의 색이 약간 옅고, 농도가 옅다

### 기체의 생리
- 주기가 길다가 짧아지는 등 안정되지 않는다
- 기초 체온의 그래프가 들쑥날쑥하다
- 생리 전에 일시적으로 배가 부풀고 시작하면 나아진다

### 기역의 생리
- 생리 불순
- 짜증

### 혈허의 생리
- 경혈의 양이 적다, 색이 옅다
- 생리의 기간이 짧다
- 생리가 쉽게 늦어진다

### 어혈의 생리
- 생리통이 심하다
- 경혈에 간 모양이나 작은 덩어리가 섞여 있다
- 경혈의 색이 거무스름하다
- 생리 직전에 기초 체온이 천천히 저하되며, 체온 저하부터 출혈까지 3일 이상이 걸린다

### 수체의 생리
- 생리통이 심하다
- 생리가 나오지 않을 때가 있다
- 쉽게 붓는다

# 한약으로 마음의 상태를 개선

## 철의 대사 개선을 위한 한약

### 철결핍을 위한 한약

**인삼양영탕(人蔘養榮湯)**
혈허와 기허에 좋고, 얕은 수면, 건망증, 구강 건조에 효과적이다

**십전대보탕(十全大補湯)**
혈허와 기허에 좋고, 강한 피로감, 피부 건조에 효과적이다

**당귀작약산(當歸芍藥散)**
혈허와 수체에 좋고, 흰 살갗, 어깨가 처진 사람, 부종에 효과적이다

**가미귀비탕(加味歸脾湯)**
위장을 문제없게 만들며, 불면, 불안, 짜증, 건망증에도 효과적이다

### 월경 과다나 치질 출혈을 위한 한약

**궁귀교애탕(芎歸膠艾湯)**
혈허와 지혈에 좋고, 하혈이나 요로 출혈에도 효과적이다

### 염증을 위한 한약

**소시호탕(小柴胡湯)**
늑골 아래가 부풀거나 가슴이나 겨드랑이에 거부감이 있는 사람에게 효과적이다

**황련해독탕(黃連解毒湯)**
피가 머리로 쏠리는 체질과 짜증 및 불면에 효과적이며, 위염, 피부염, 구내염에도 좋음

**삼황사심탕(三黃瀉心湯)**
변비와 피가 머리로 쏠리는 체질, 짜증, 불면에 좋고, 위장이 튼튼한 사람에게 좋다

## 짜증 개선을 위한 한약

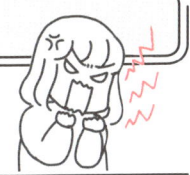

**억간산(抑肝散)**
복직근의 긴장이나 근경련이 있는 경우, 불면에도 효과적

**억간산가진피반하(抑肝散加陳皮半夏)**
진피와 반하가 구토 등을 억누르게 하는 힘이 있으므로 위장이 약한 사람에게 좋음

**감맥대조탕(甘麥大棗湯)**
하루 종일 하품이 나오는 사람, 단것을 좋아하는 사람, 불안 시에 한꺼번에 복용

**도핵승기탕(桃核承氣湯)**
완고한 변비, 생리불순, 요통, 두중감, 현기증

## 불면 개선을 위한 한약

**시호가용골모려탕(柴胡加龍骨牡蠣湯)**
우울과 강한 불안감, 심한 두근거림, 늑막골 아랫부분이 당기고, 쉽게 놀라는 사람

**산조인탕(酸棗仁湯)**
체력이 저하되어 신장이 피로한 사람에게 좋음

## 우울 개선을 위한 한약

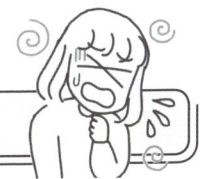

**반하후박탕(半夏厚朴湯)**
목이 막힌 듯한 느낌이나 가슴이 답답한 사람, 신경성 위염, 불면에 좋음

**시박탕(柴朴湯)**
반하후박탕보다도 항(抗)스트레스와 항염증에 효과가 있고, 늑골 하부가 당기는 사람에게 좋음

**향소산(香蘇散)**
체력이 없고, 신경질인 사람, 감기 초기, 만성 위염, 신경성 위염에 좋음

# 기본적인 한약 복용법

- **식전이나 식사와 식사 사이의 공복 시에 복용**
- **물 또는 끓인 물로 마신다. 가능하면 뜨거운 물에 풀어서 마신다**
- **먹기 어려운 사람은 오블라투로 감싸서 먹는다**

공복일 때는 위가 산성인데, 산성 상태에서는 한약의 중요한 유효성분(배당체)의 흡수가 빠르며, 일부 강한 효과의 유효성분(알칼로이드) 흡수는 평온해진다.

'식사 전에 한약 복용을 잊어버렸다!'라고 식후에 깨달았다면, 깨달은 시점에 복용한다. 식전, 식사와 식사 사이에 구애되어서 약 먹는 것을 잊어버리는 것보다는 자신이 복용하기 쉬운 시간에 잊지 말고 먹는다!

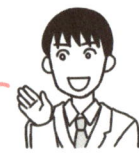

## 부작용을 피하기 위해 이런 사람은 주의

### 한약의 부작용

**감초(甘草)**
저칼륨혈증(고혈압, 근력 저하, 구역질)

**황금(黃芩)**
간질성 폐렴(마른기침, 발열, 숨이 참)
간(肝)기능 장애

**마황(麻黃), 부자(附子)**
심혈관 증상(심한 두근거림, 불면, 신경 증상)

**계피(桂皮), 당귀(當歸)**
약진(발진, 가려움)

**지황(地黃)**
위장 장애

① 냉한 사람일 경우, 몸을 차갑게 만드는 한약은 NG

② 더위를 타는 사람일 경우, 몸을 따뜻하게 만드는 한약은 NG.

③ 위장이 약한 사람일 경우, 위장에 해로운 한약은 NG.

한약의 부작용은 현대약(서양약)에 비해 매우 적지만, 자신에게 맞지 않는 한약을 먹으면 부작용이 나타나는 경우도 있다.
부작용이 나타나면 한의사에게 상담해 보자.

# Part 5

## Dr.奥平式 식사법 & 영양요법으로 개선! 8인의 '마음의 병' 탈출이야기

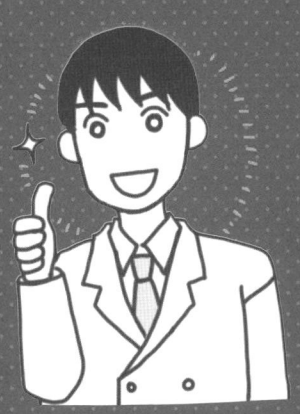

철결핍의 개선, 혈당치의 안정,
식사의 개선, 한의학…
실제로 활용하면 어떤 변화가 있을까
8인의 체험을 만화로 확인해보자!

# 식사&영양요법으로 마음의 건강을 되찾은 8인

- 우울 경향이 있는 **A씨** ········· 123
- 인격 장애 **B씨** ········· 132
- 공황 장애인 **C씨** ········· 142
- 환각 망상 상태인 **D씨** ········· 152
- 성인 ADHD가 의심되는 **E씨** ········· 160
- 산후 우울증인 **F씨** ········· 168
- 아이의 발달 장애인 **G군** ········· 178
- 기분변조증인 **H씨** ········· 186

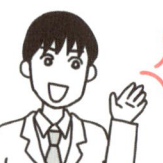

먼저 13페이지부터 이어지는 A씨의 치료를 살펴보자!

# 우울 경향
## A씨의 경우 증례 1

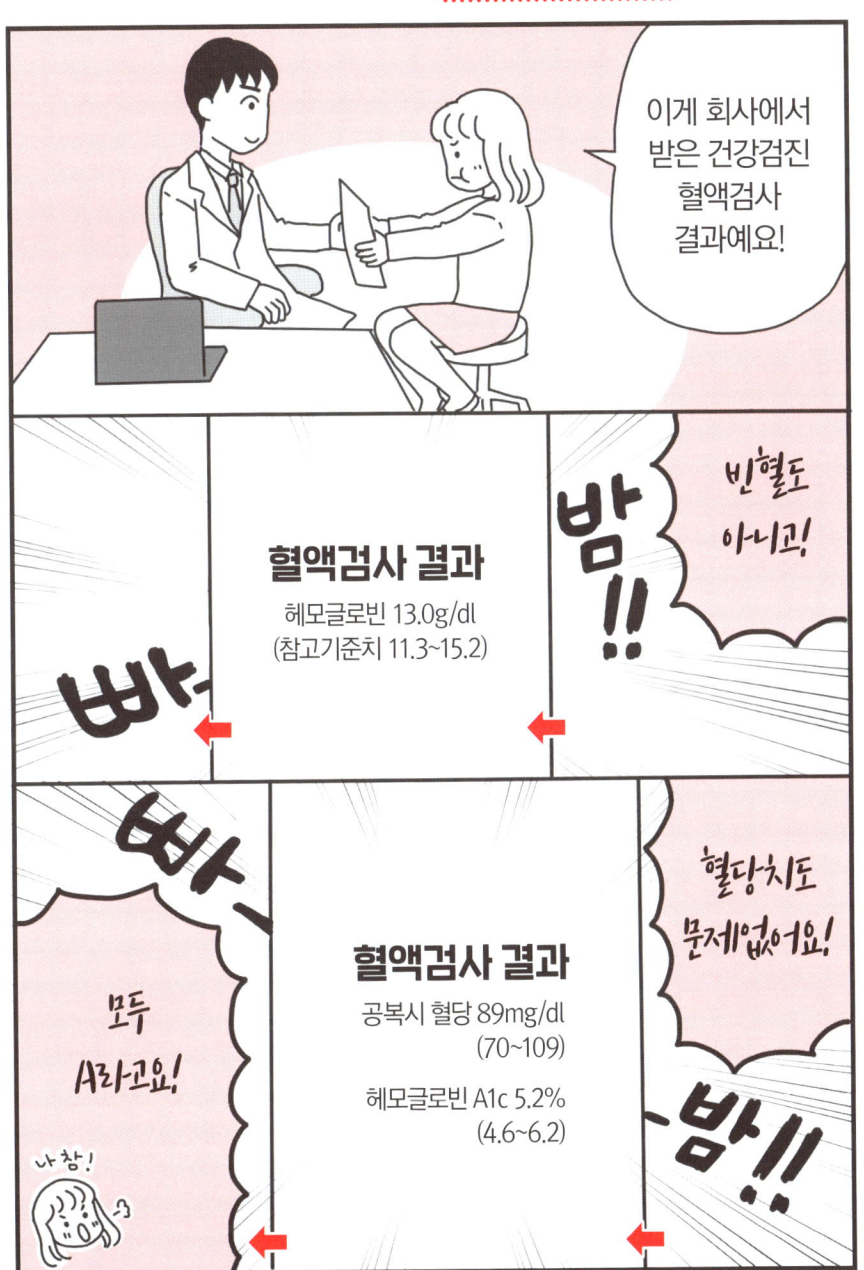

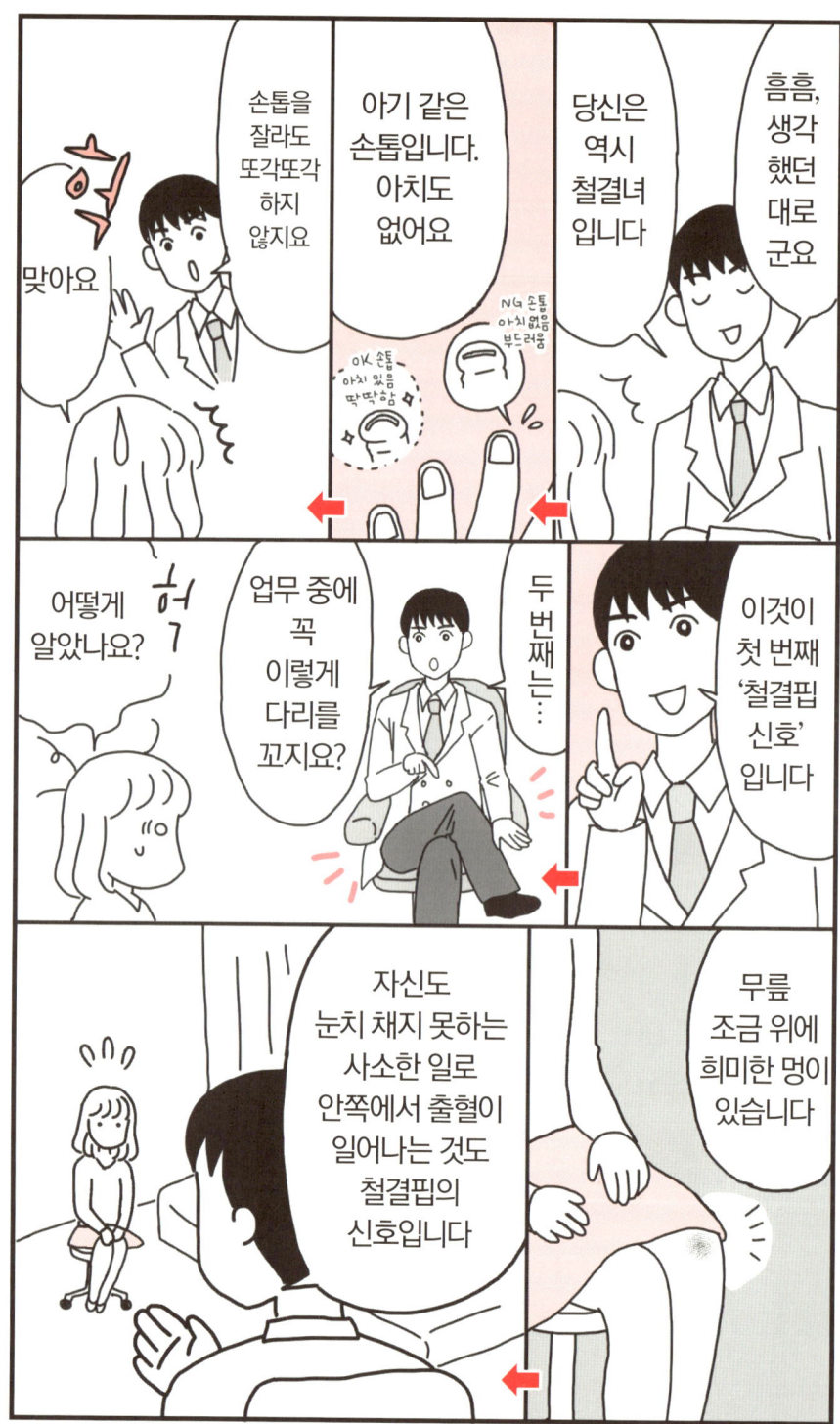

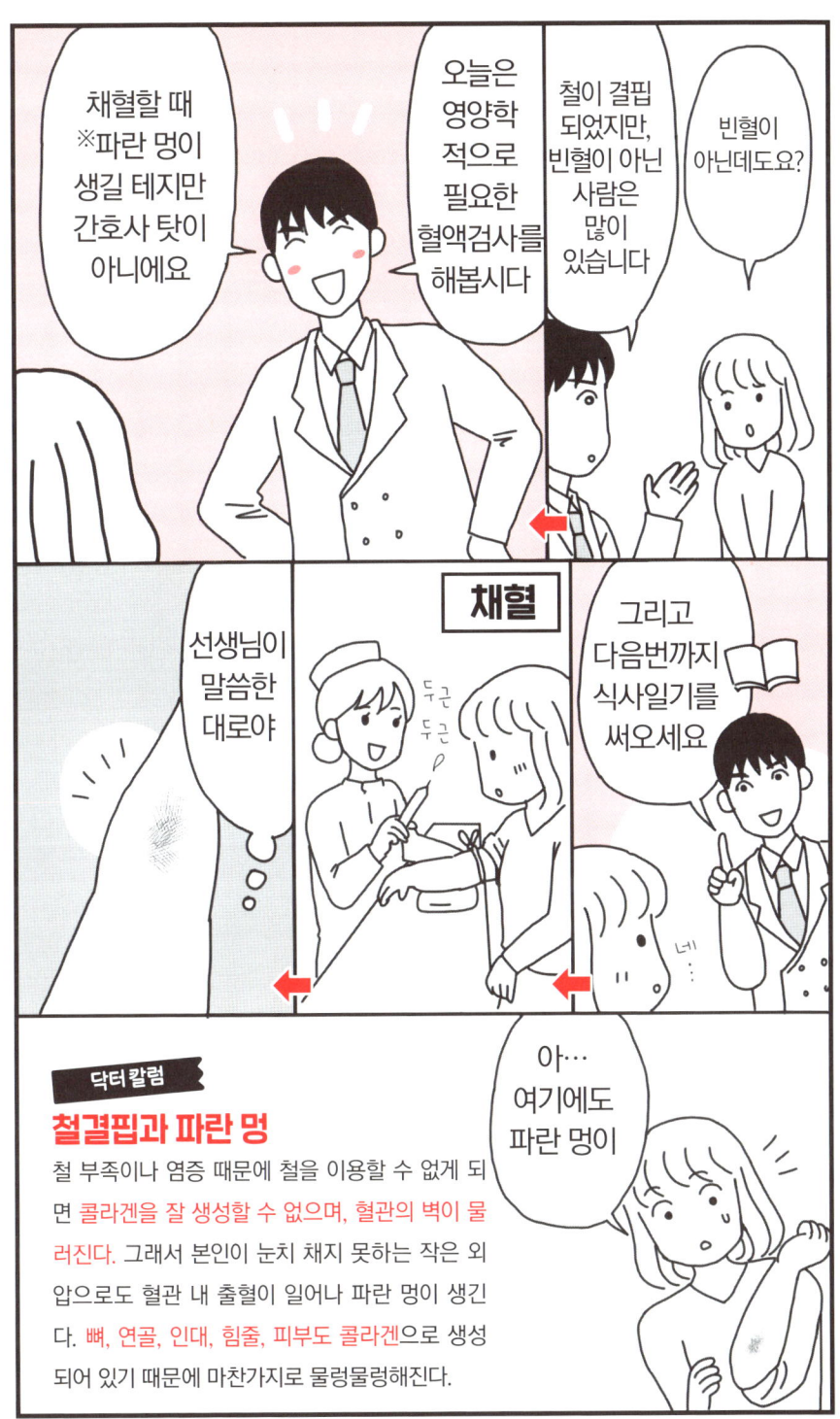

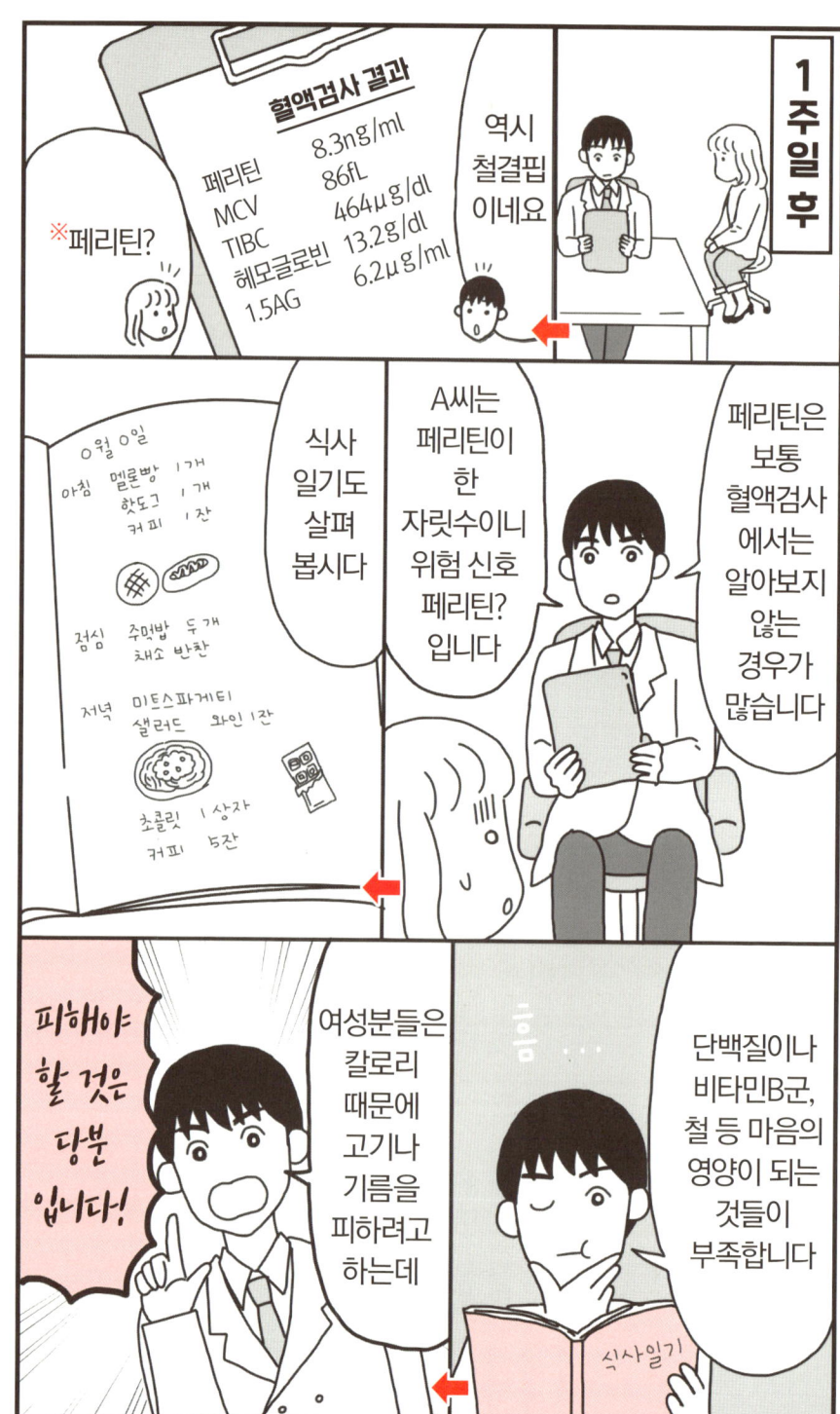

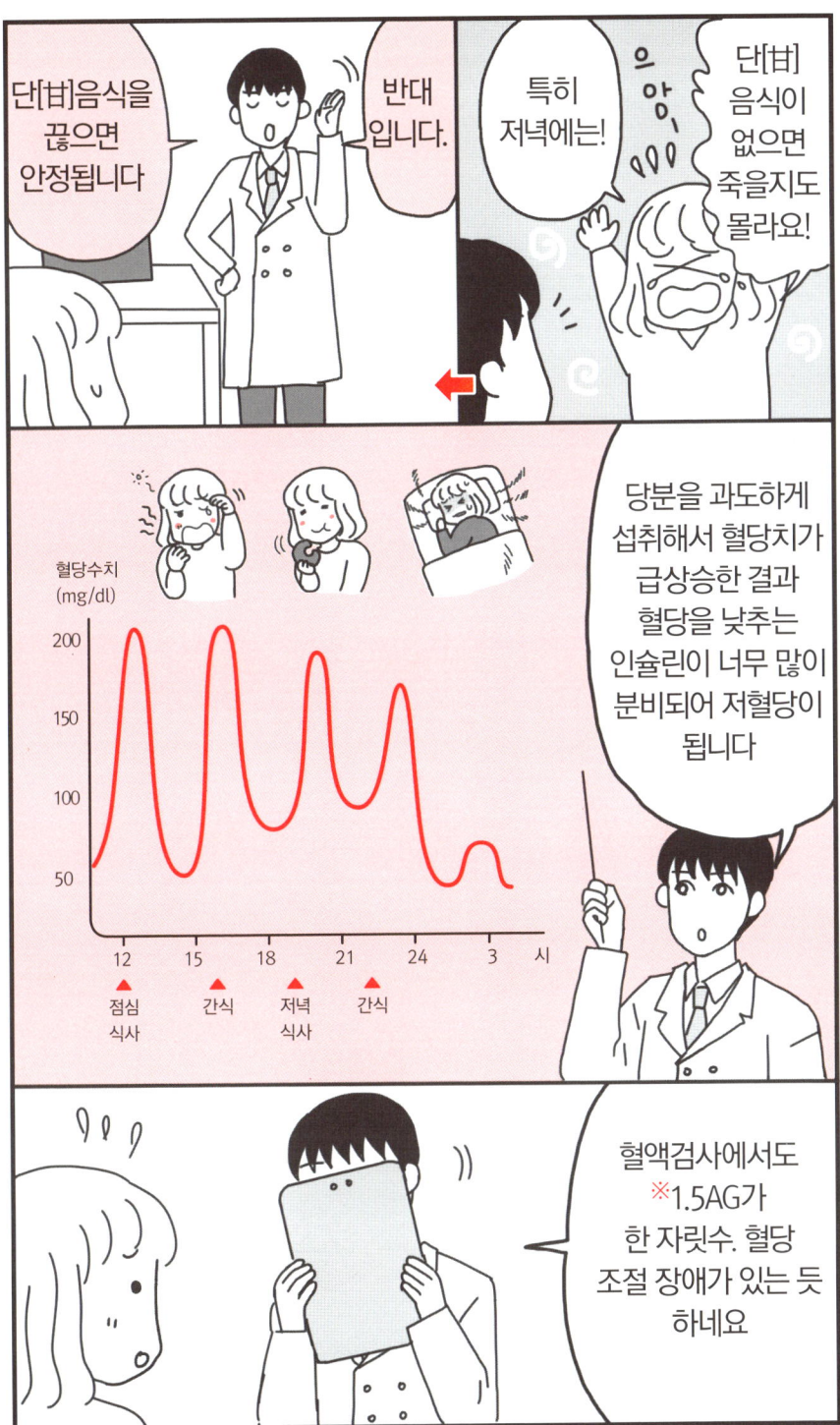

※1.5AG : 한 자릿수면 식후 혈당이 200mg/dl 이상으로 높은 수치일 가능성이 있음. 최근 며칠간의 혈당치를 반영.

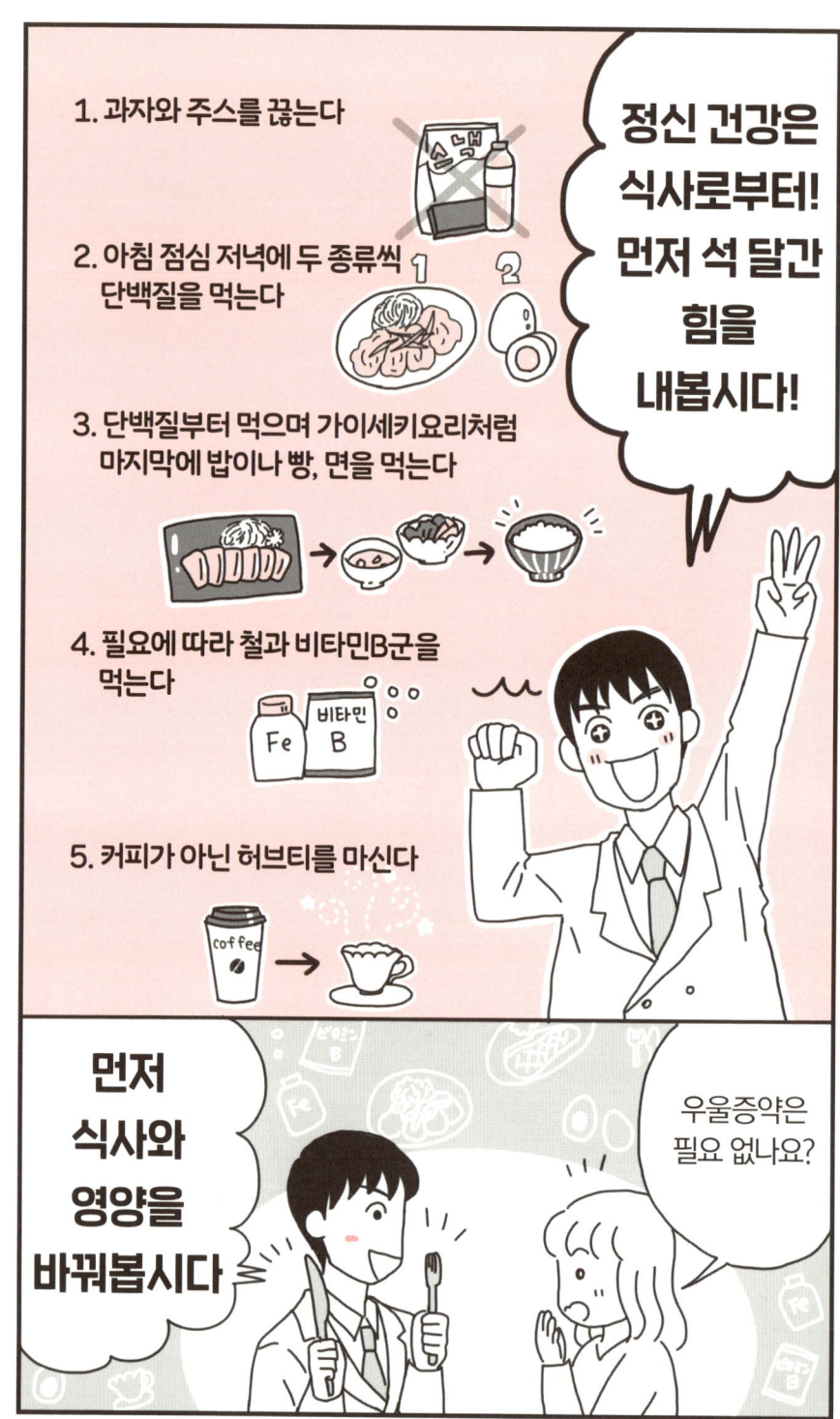

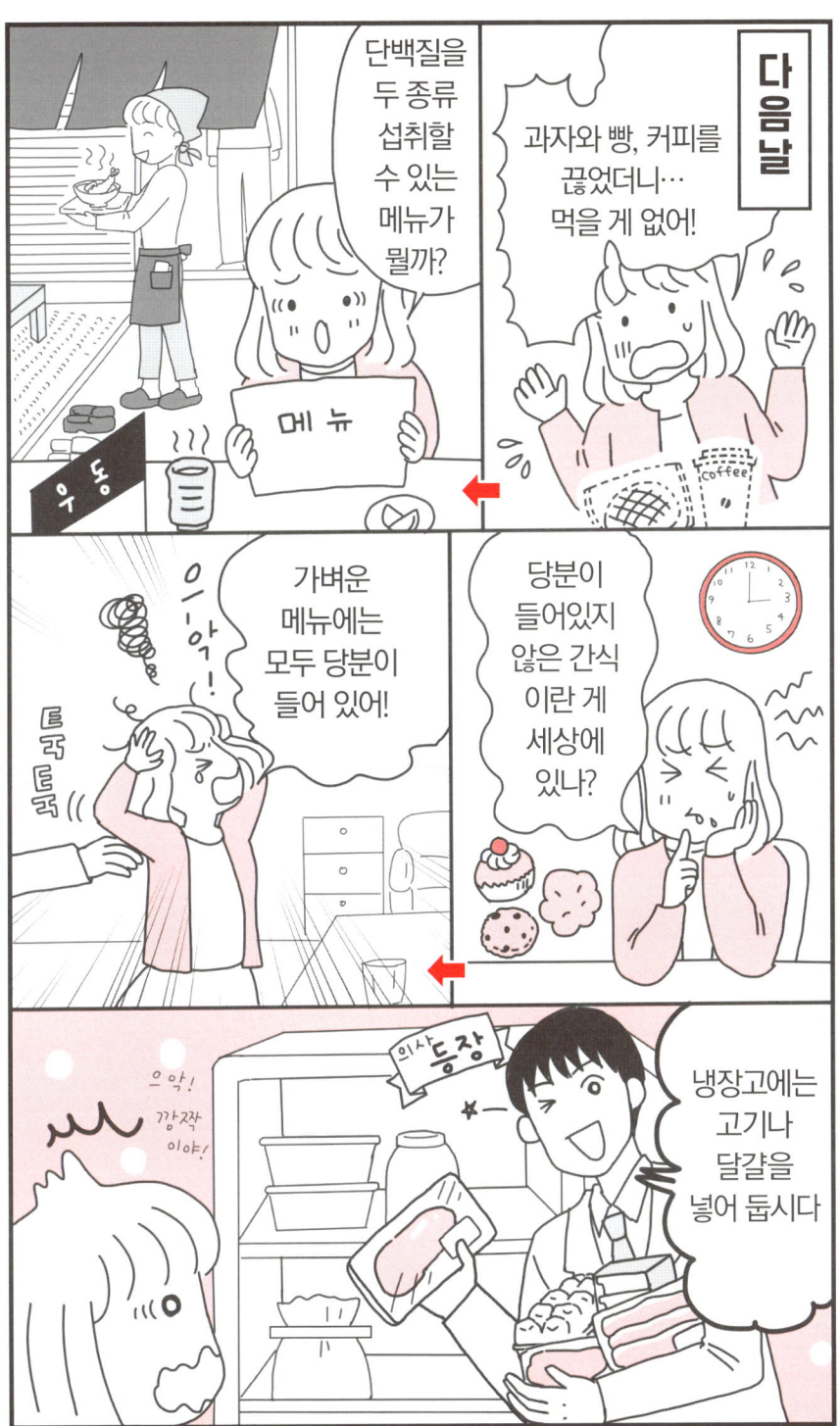

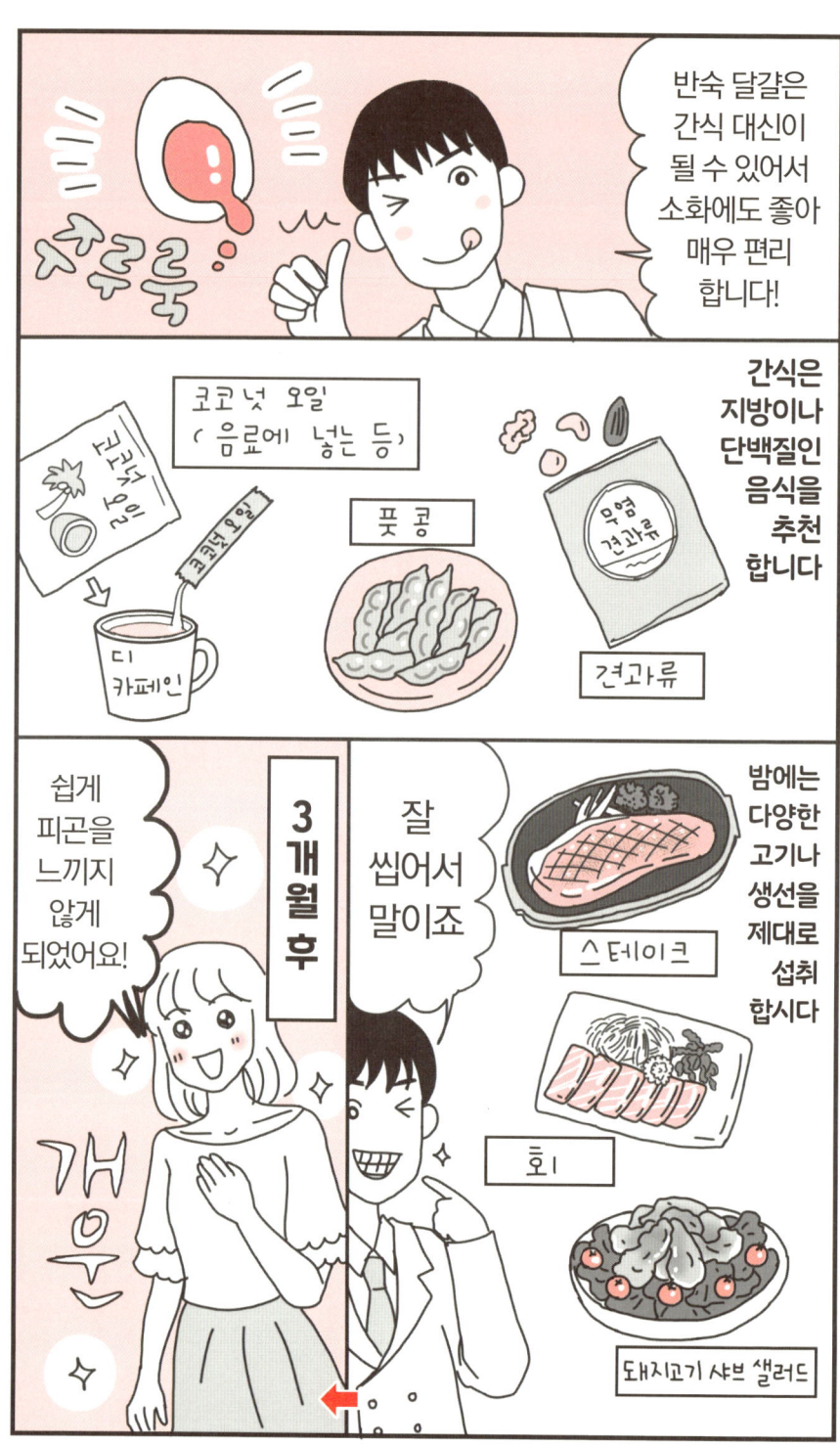

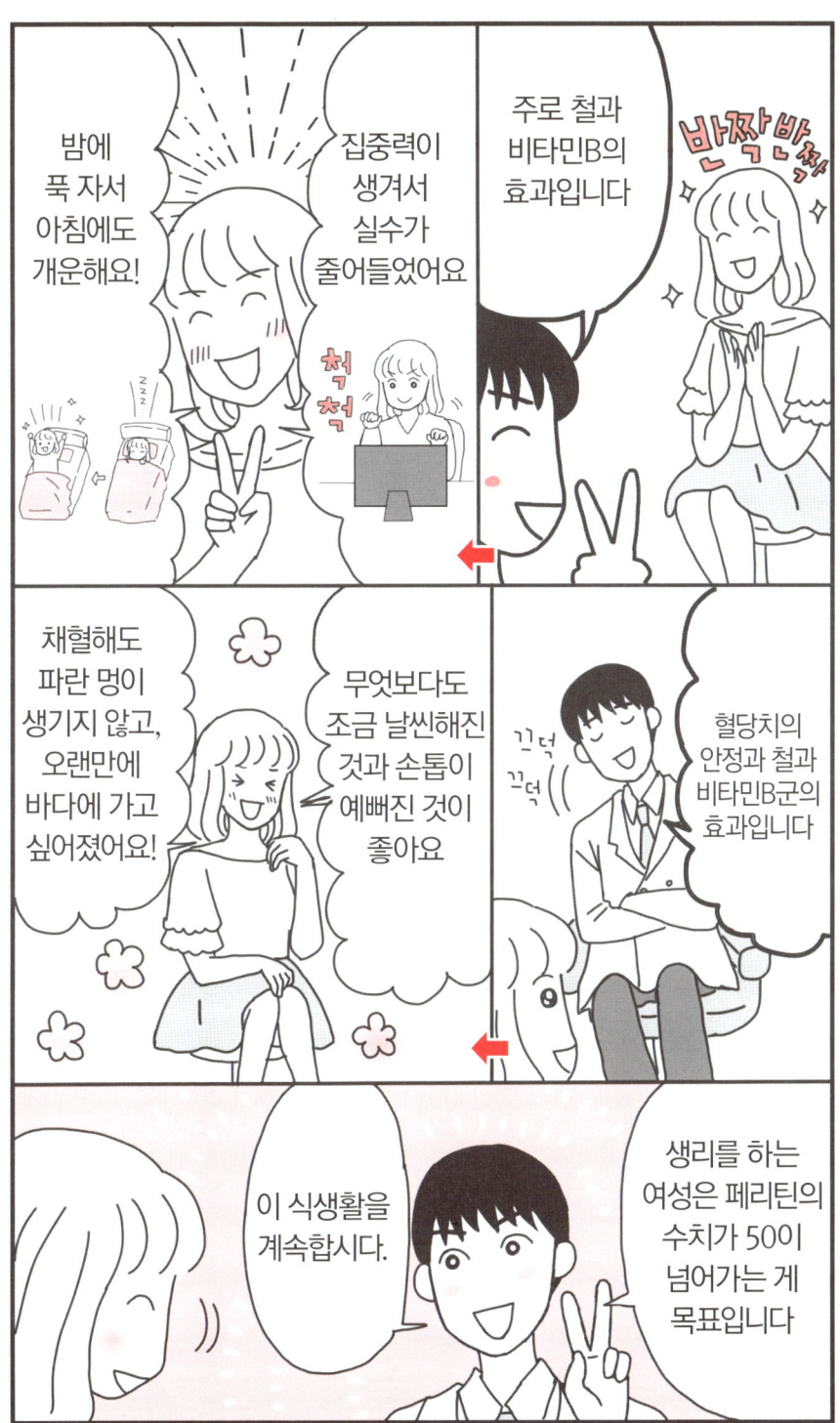

## 증례 2 인격 장애
### B씨의 경우

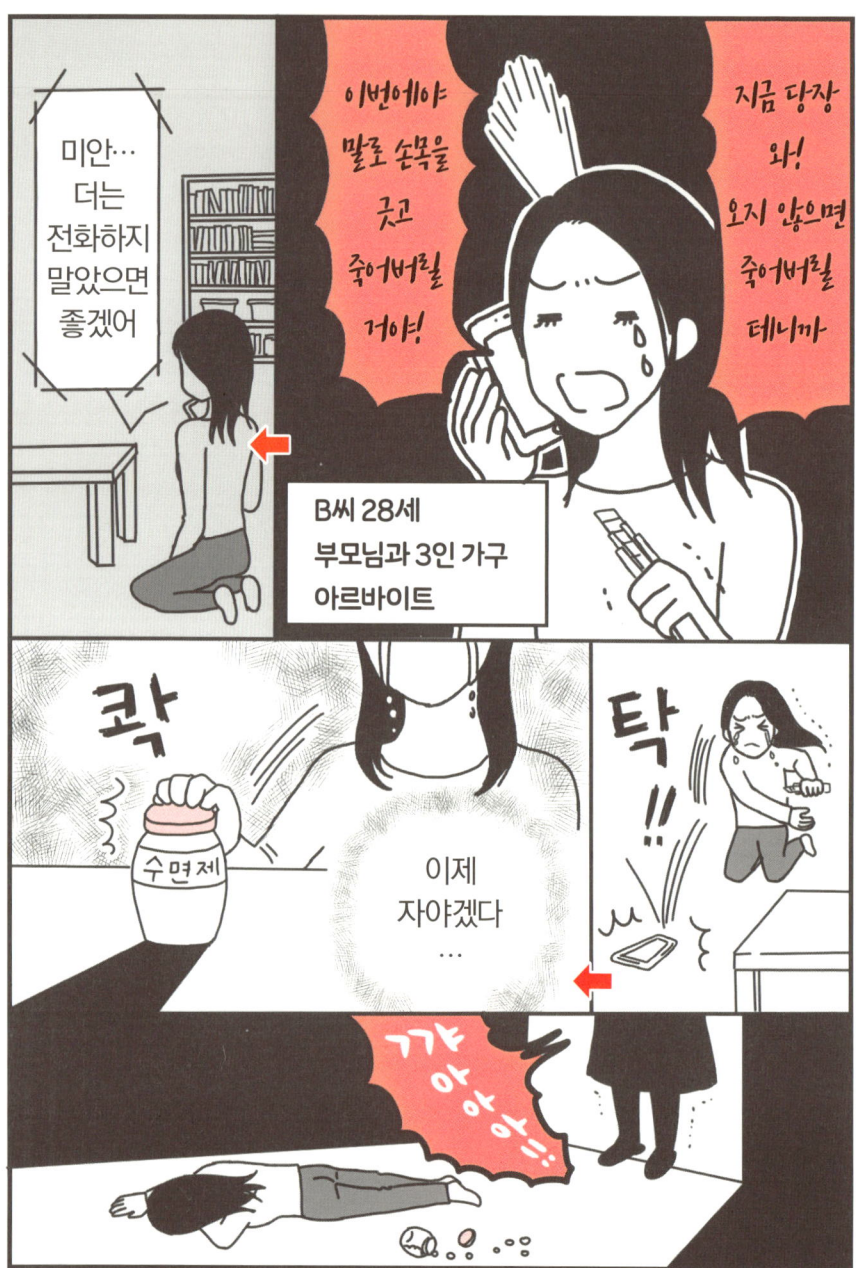

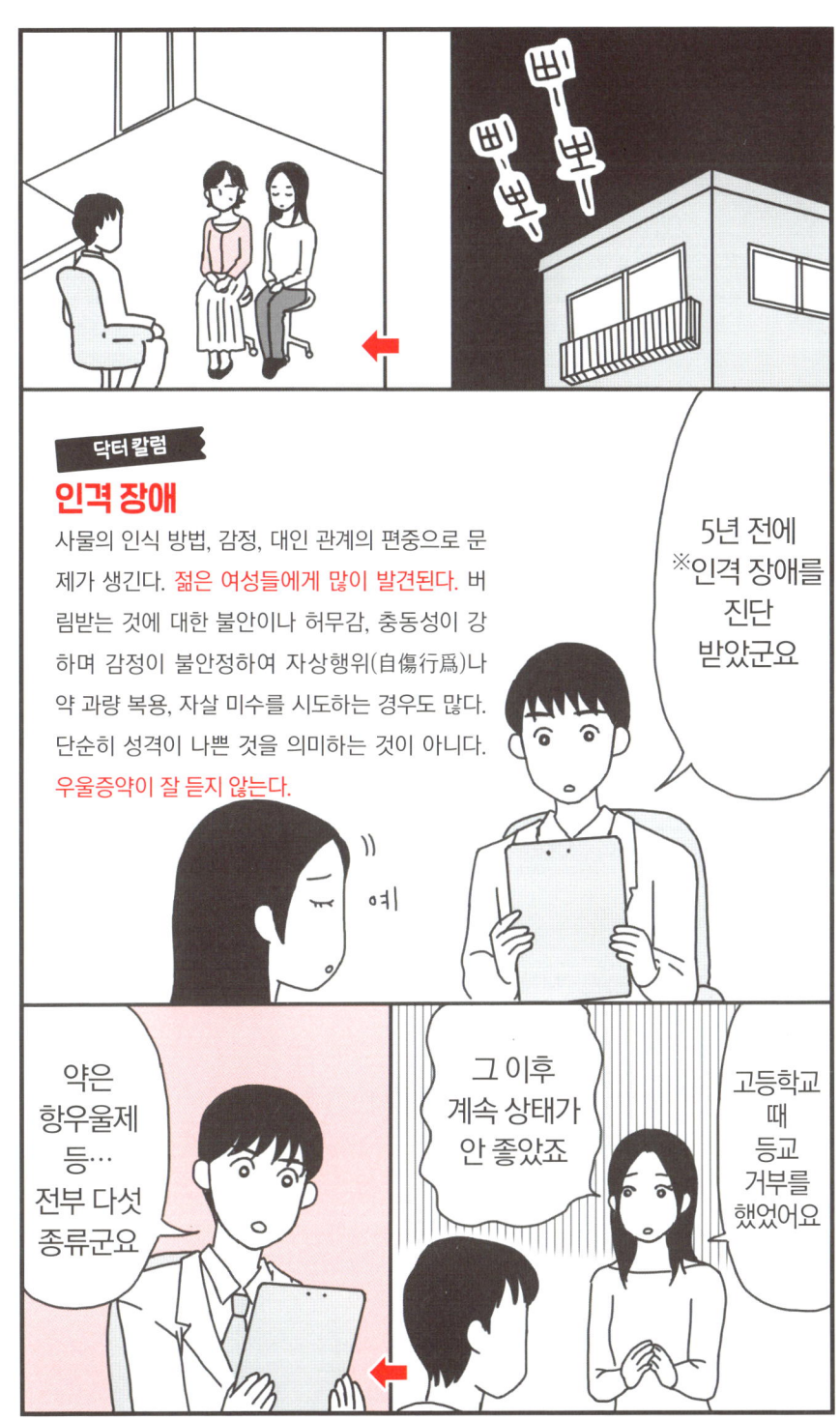

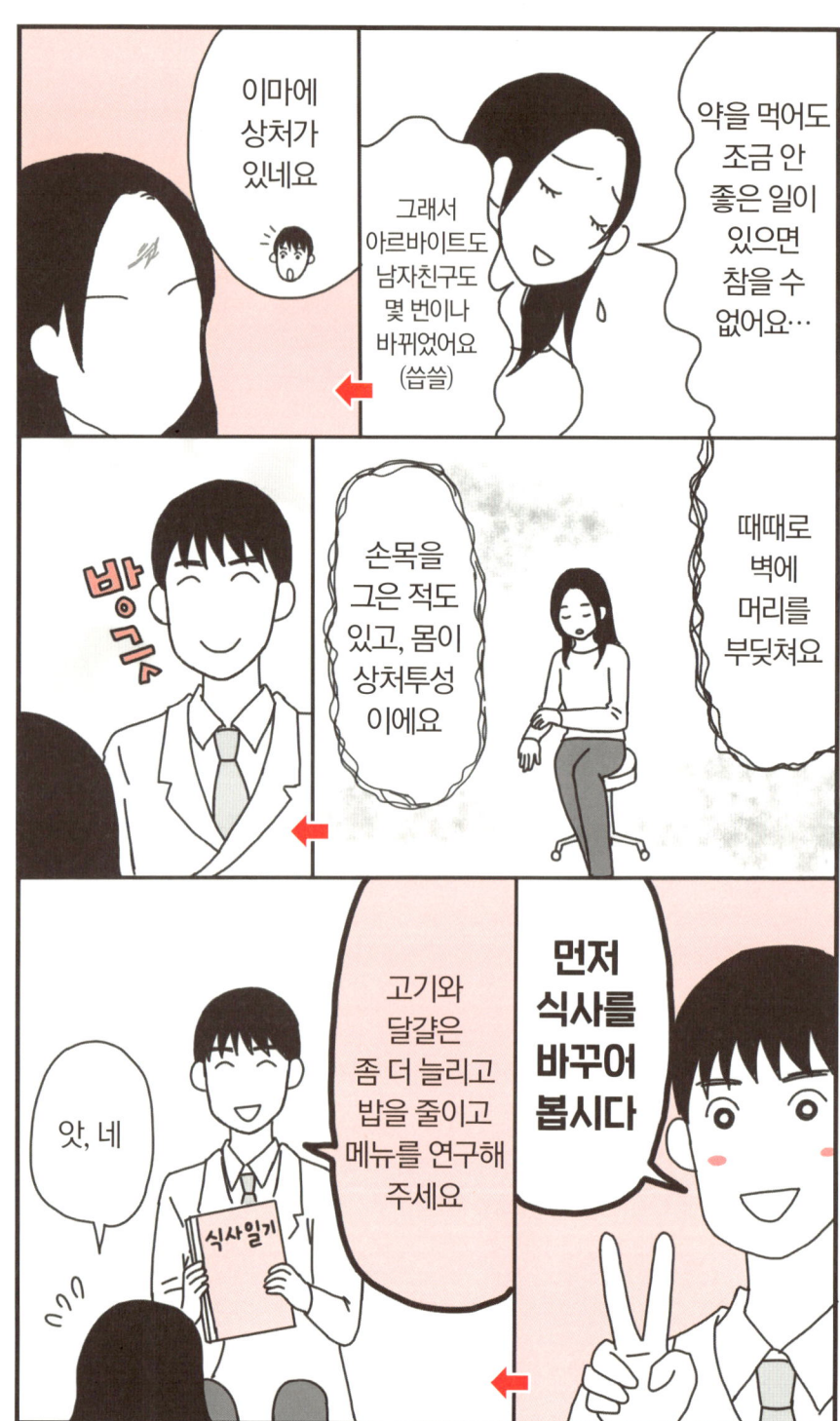

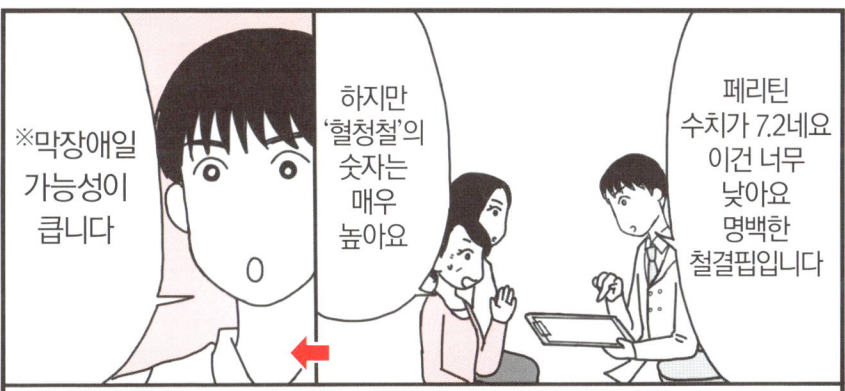

### 닥터 칼럼

## 막(膜)장애

철결핍 상태에서 혈청철이 높은 경우에는, 적혈구의 막이 파괴되어 철이 혈액 속에서 흘러나오고 있을 가능성이 있다.

그 이유로는 ①단백질과 콜레스테롤 부족으로 적혈구의 막 그 자체가 약하고, ②다양한 스트레스로 인한 활성 산소로 적혈구의 막이 약해진 점 등을 생각해 볼 수 있다. 적혈구의 막에 있는 ※간접 빌리루빈(0.6mg/dl 이상)도 오쿠다이라식에서는 막장애(용혈)의 참고자료가 된다. 철을 비롯해 단백질이나 지방질을 보충하려면 비타민C, E 등의 항산화 대책이 필요하다.

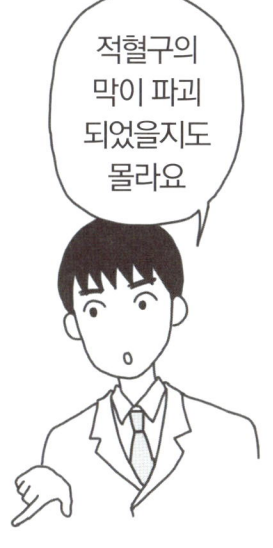

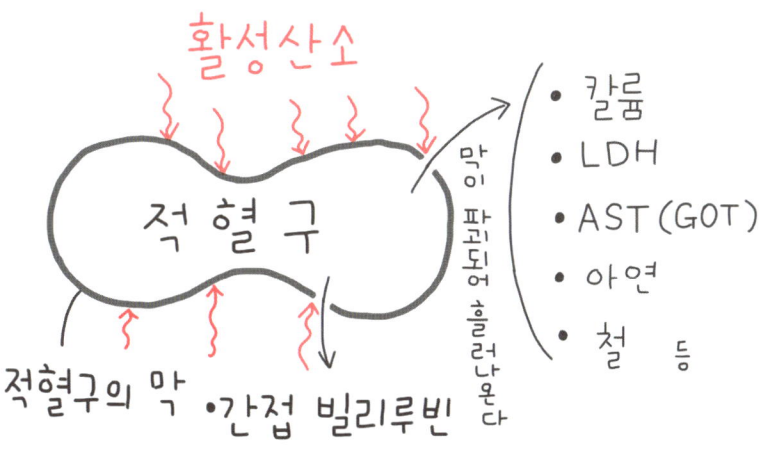

※간접 빌리루빈: 총 빌리루빈에서 직접 빌리루빈을 뺀 값. 막장애의 정도와 관계가 없는 경우가 있다.

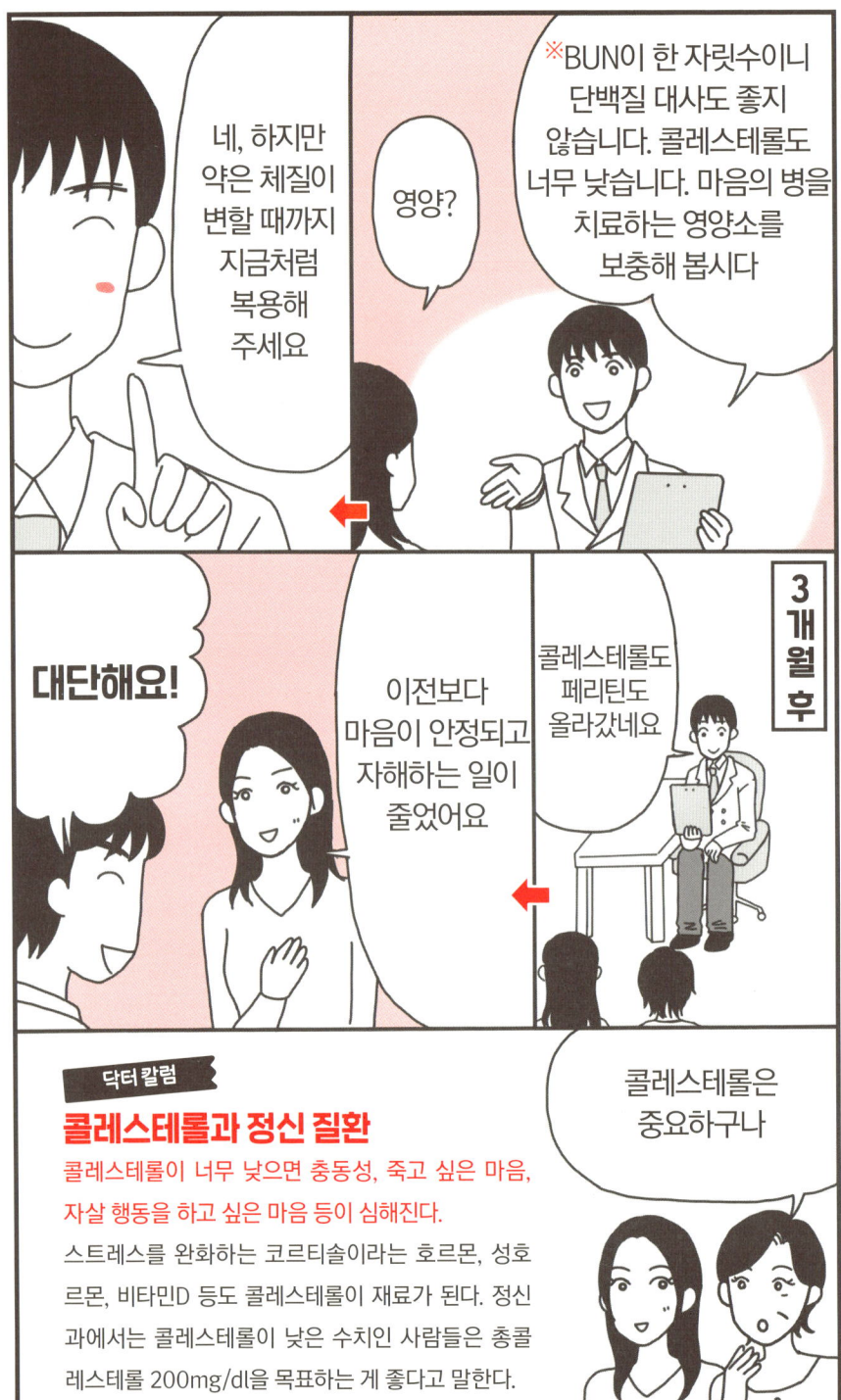

**닥터 칼럼**

## 자기 관찰일기

자신을 객관적으로 보는 트레이닝. 유아기부터 3년마다 부모에게 보살핌을 받은 점, 보살핌을 보답한 점, 피해를 끼친 점의 3가지에 대해 구체적인 사실을 쓴다. 자신에게 쏟아지는 애정을 다시 인식하고 부모에게 감사의 마음이나 자신을 소중히 여기는 마음을 기를 수 있다.

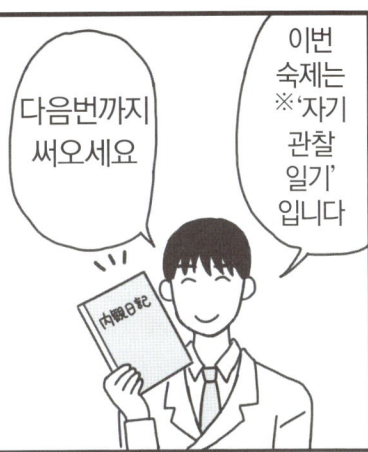

이번 숙제는 ※'자기 관찰 일기'입니다

다음번까지 써오세요

자신을 객관적으로라….

엄마는 아빠의 험담만 했고 아빠는 일만 했어. 내 얼굴을 보면 '일해라'라는 말만 했지

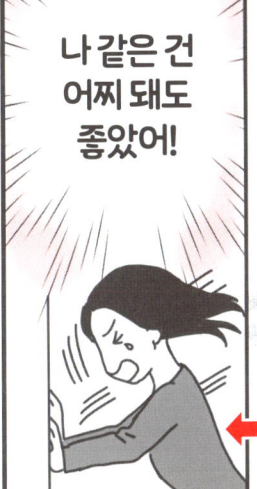

나 같은 건 어찌 돼도 좋았어!

내가 어떻든 상관없는 게 아닐지도 몰라

그러고 보니 동아리활동 아침 연습이 있을 때 엄마는 아침 5시에 일어나서 도시락을 만들어줬지

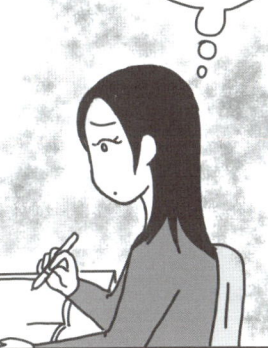

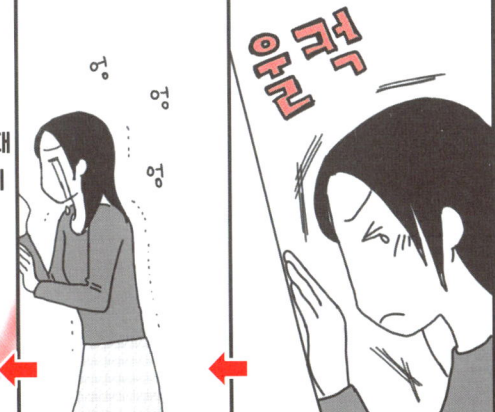

울컥

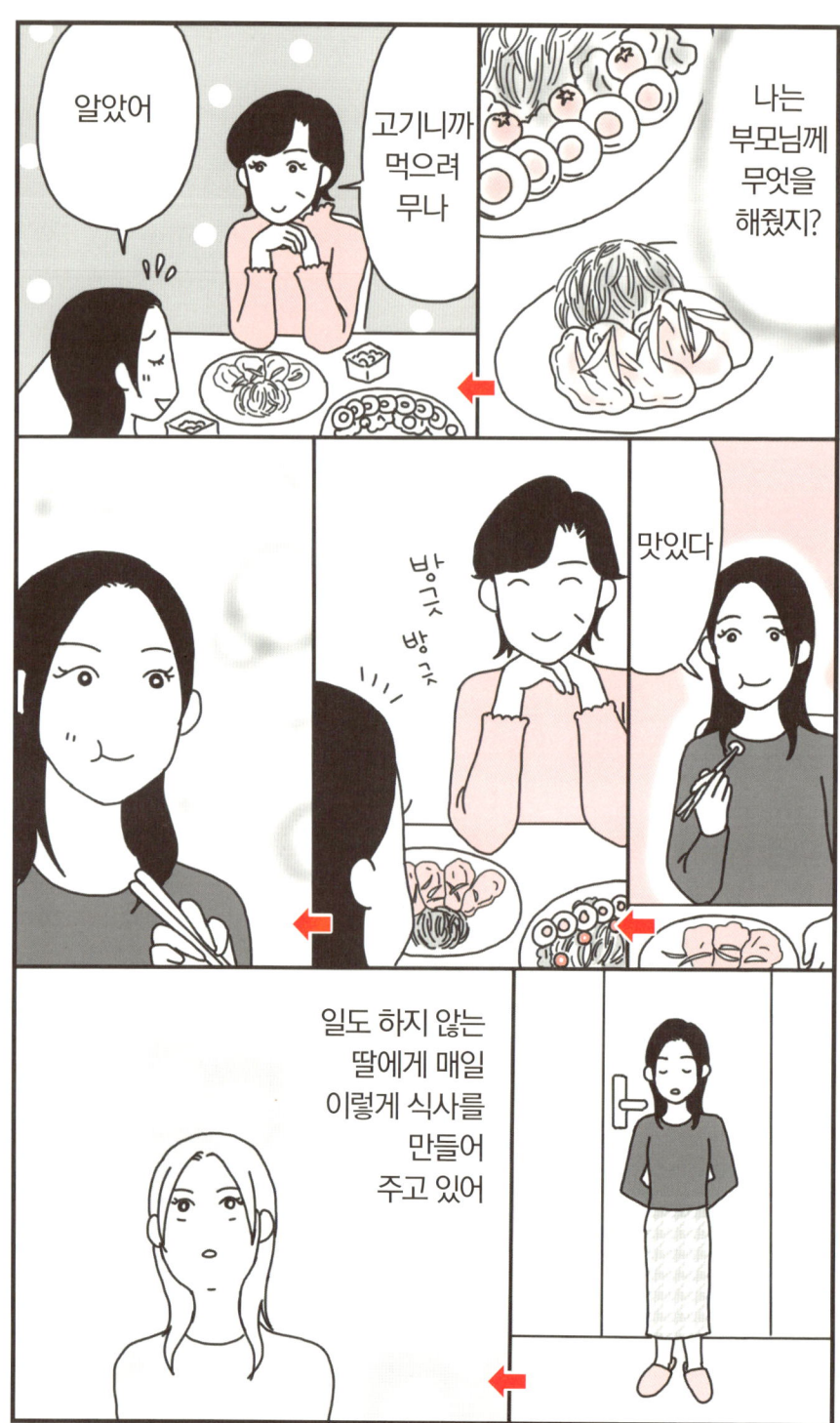

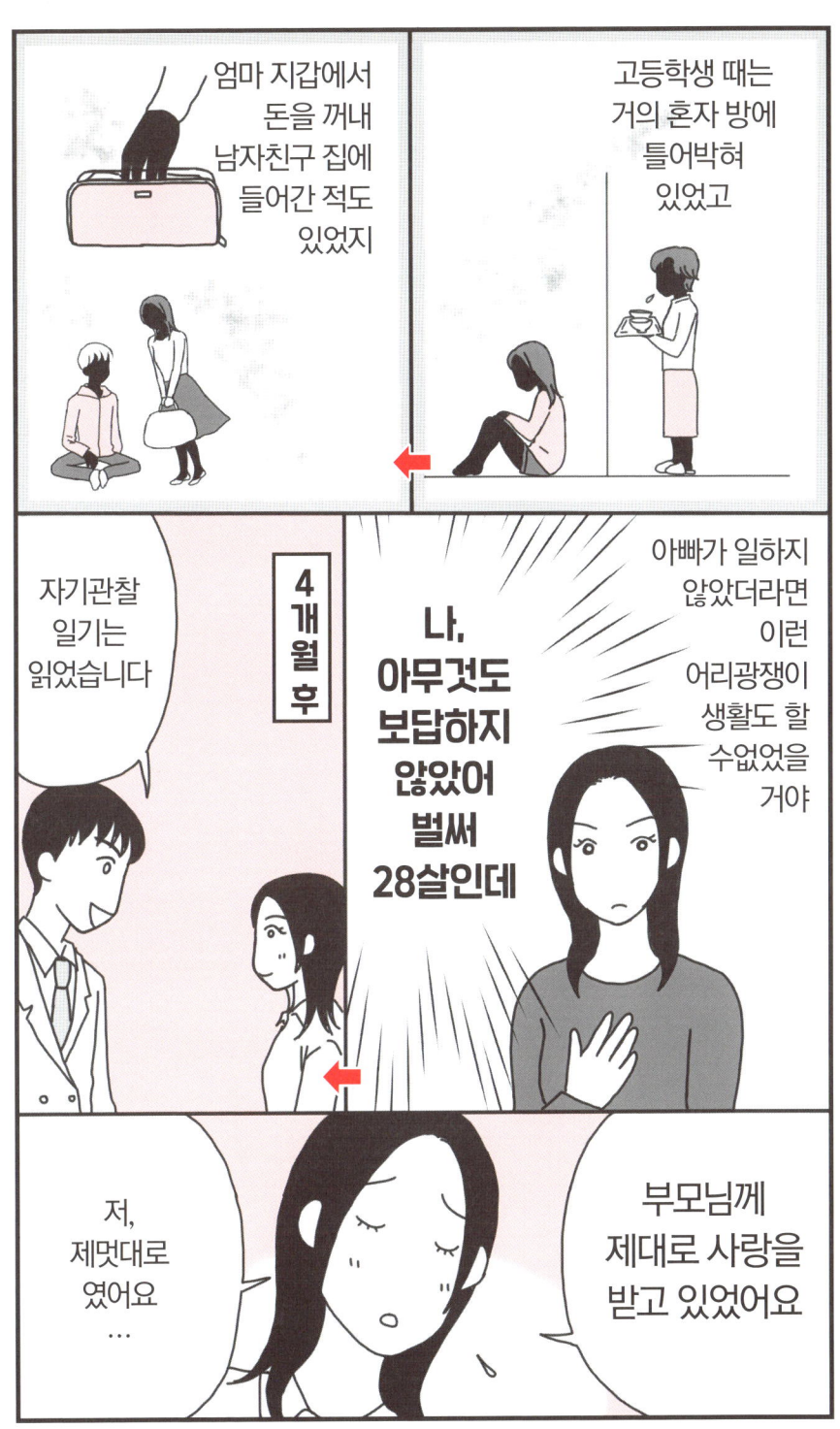

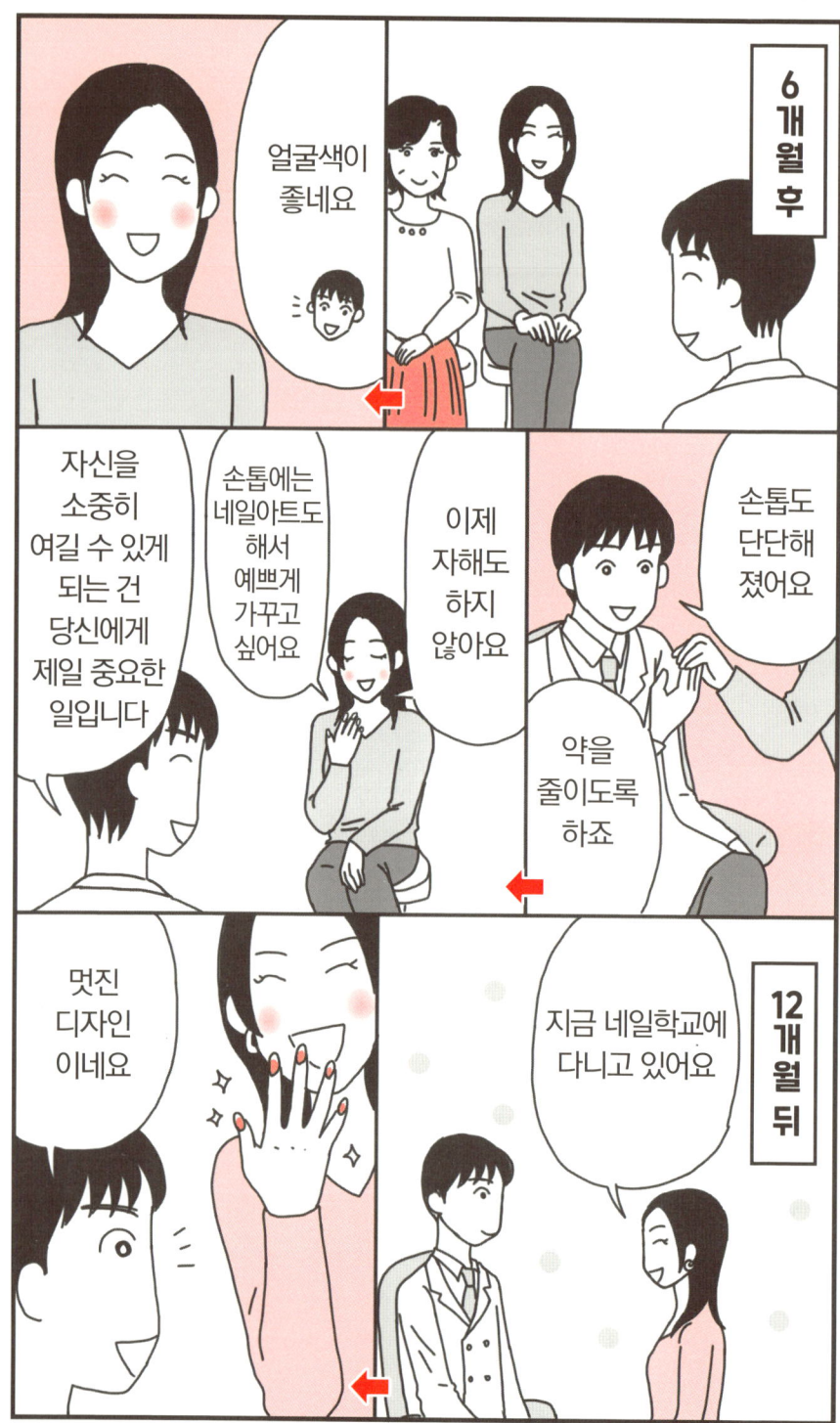

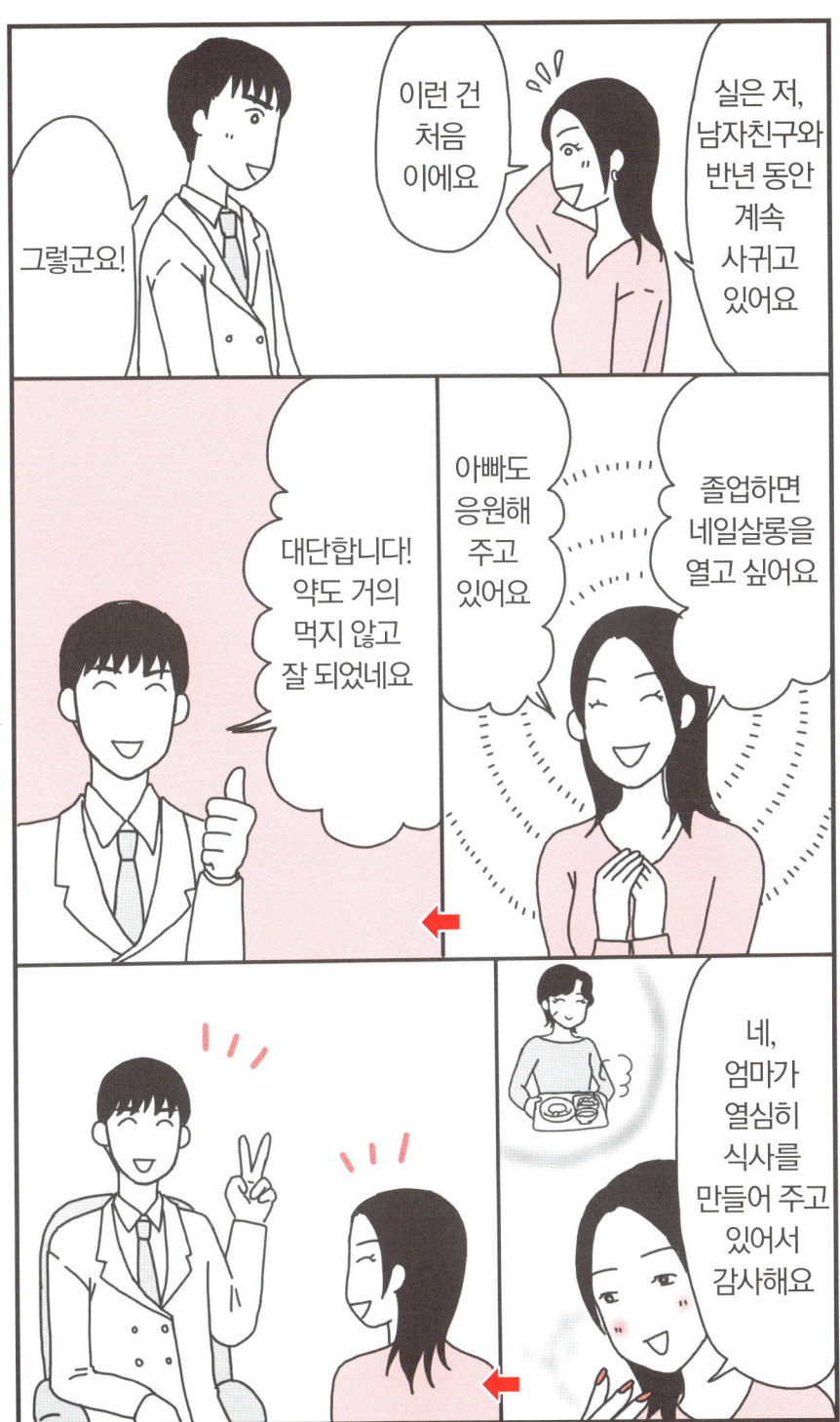

# 증례 3: 공황 장애
## C씨의 경우

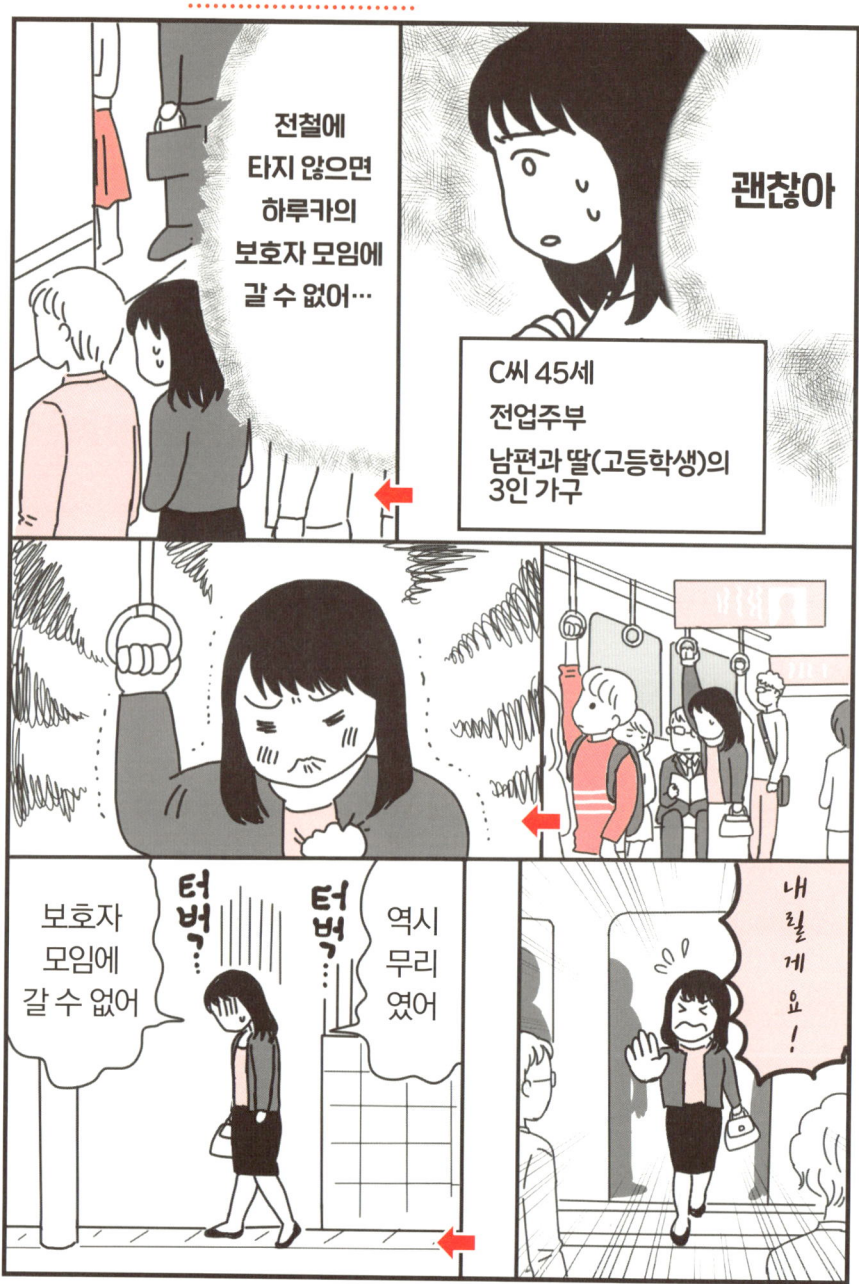

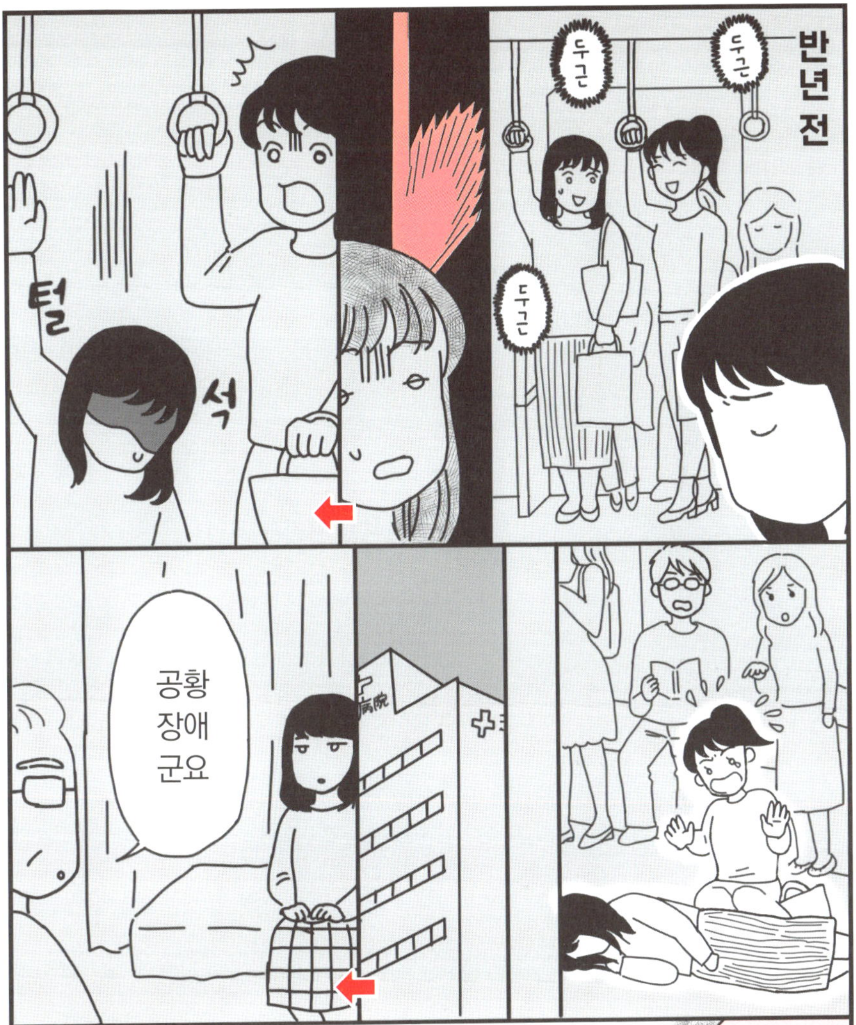

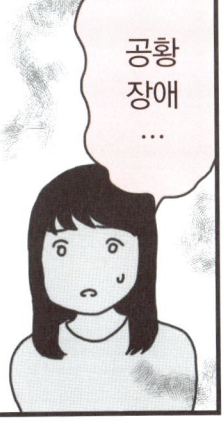

### 닥터 칼럼

### 공황 장애

갑자기 일어나는 격심한 두근거림이나 발진, 빠른 맥박, 떨림, 답답함, 흉부의 불쾌감, 현기증과 같은 몸의 이상과 함께 이대로라면 죽어버릴 것 같은 강한 불안이 엄습하는 병. 공황 발작 자체는 20~30분 정도이지만, 몇 번이나 반복되는 와중에 다시 발작이 일어나면 어쩌지? 라는 공황 발작에 대한 강한 공포와 불안이 생긴다. 이것을 예기 불안이라고 한다. 또한 발작이 일어난 경우에는 그 자리에서 벗어나지 않으면 망상을 하게 된다.

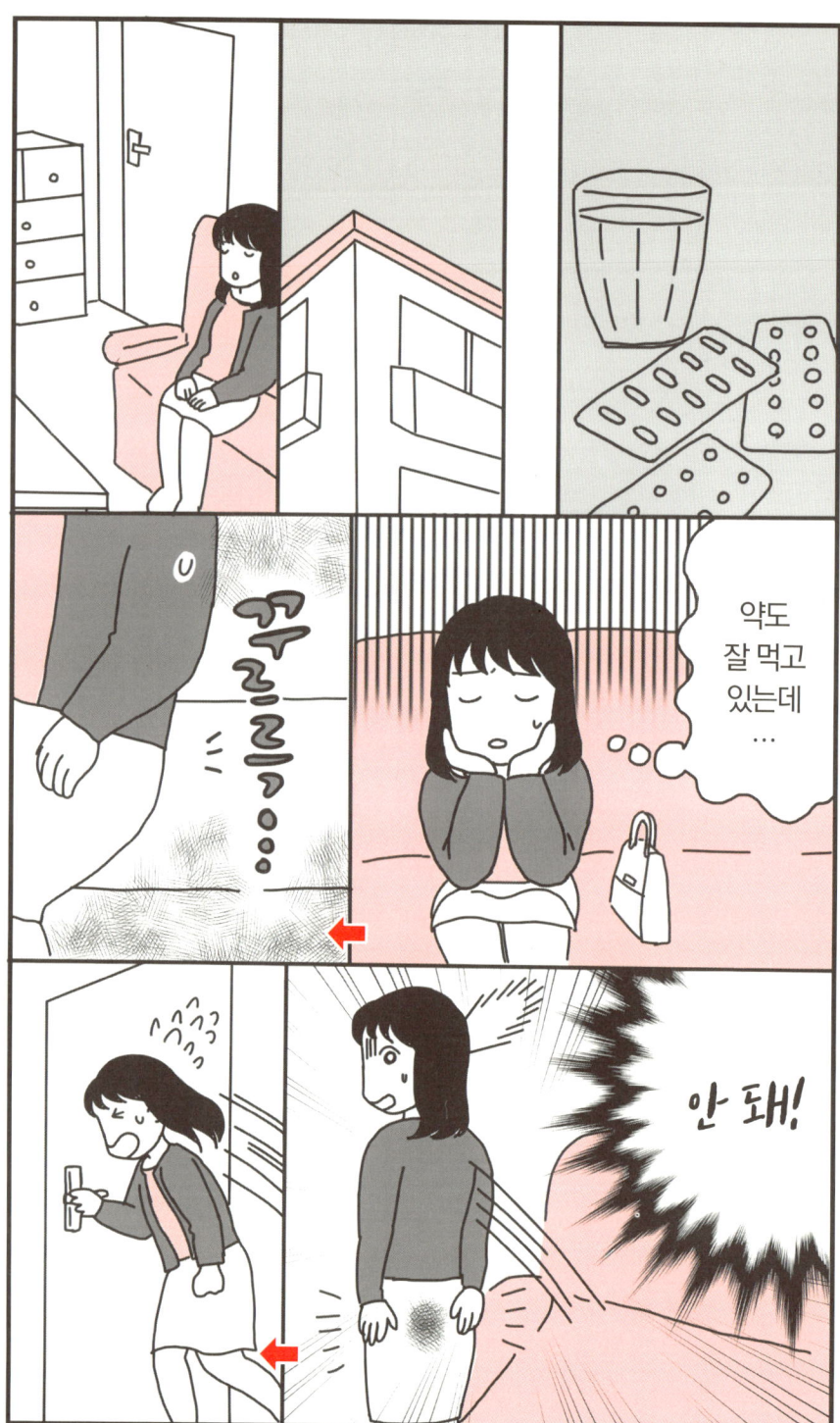

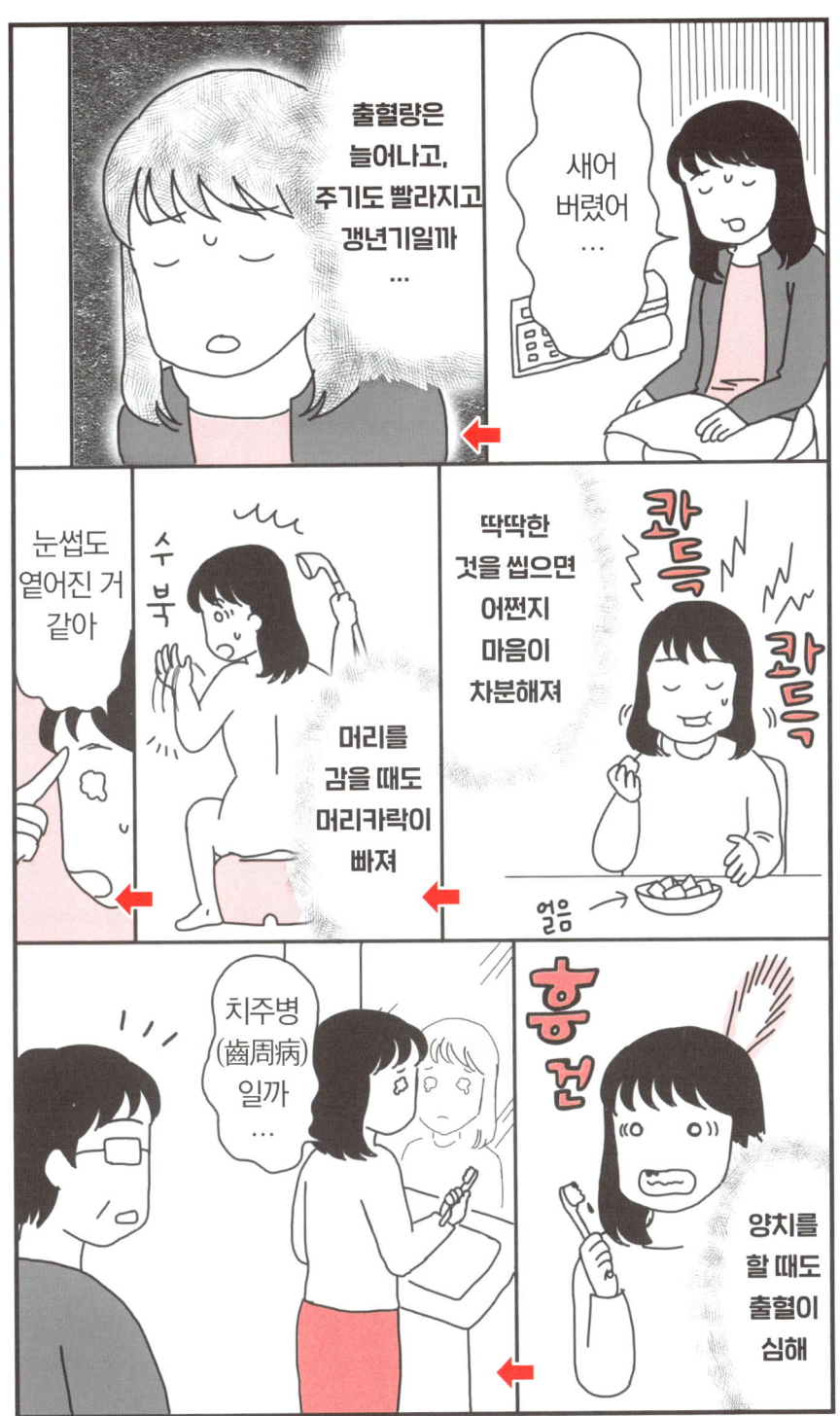

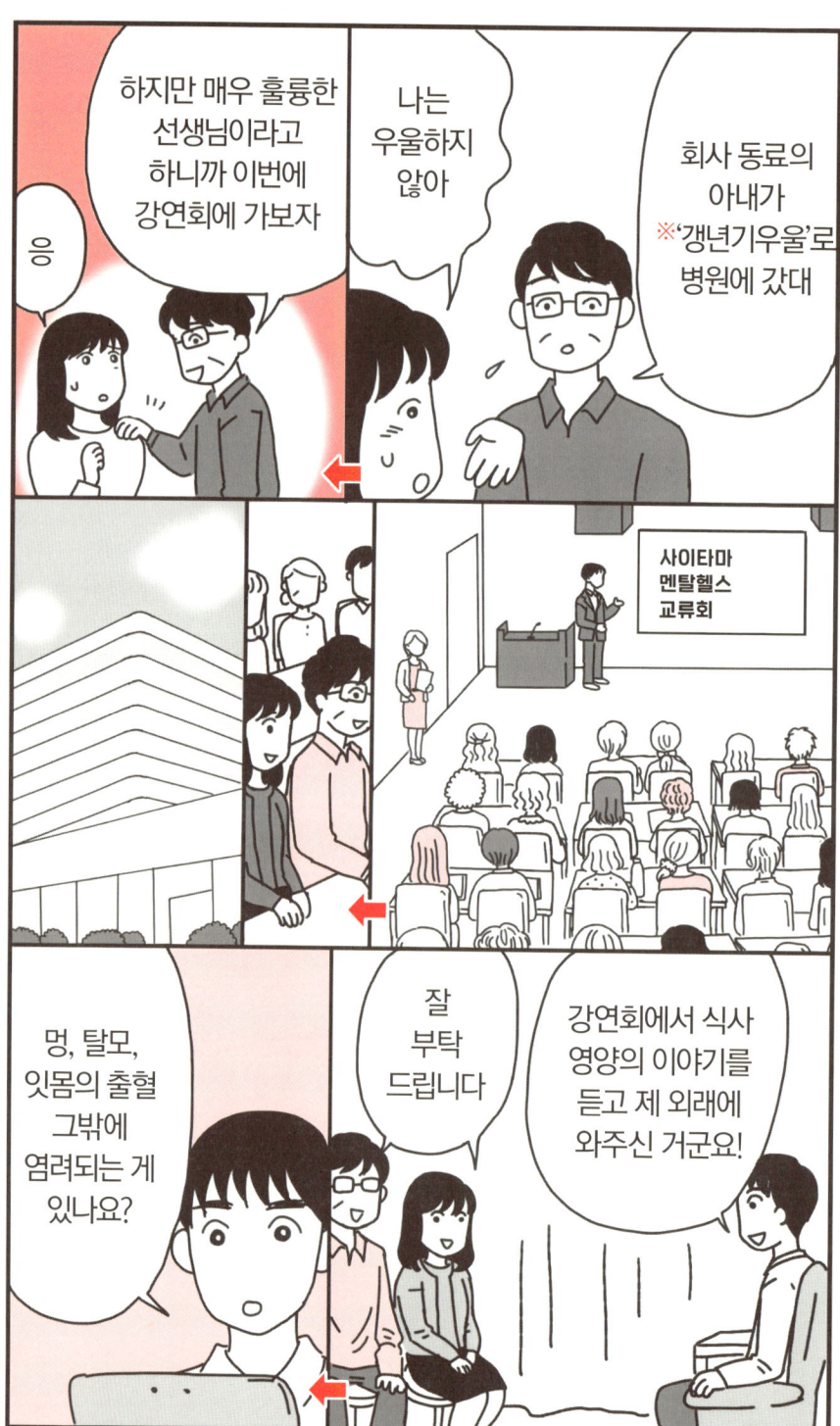

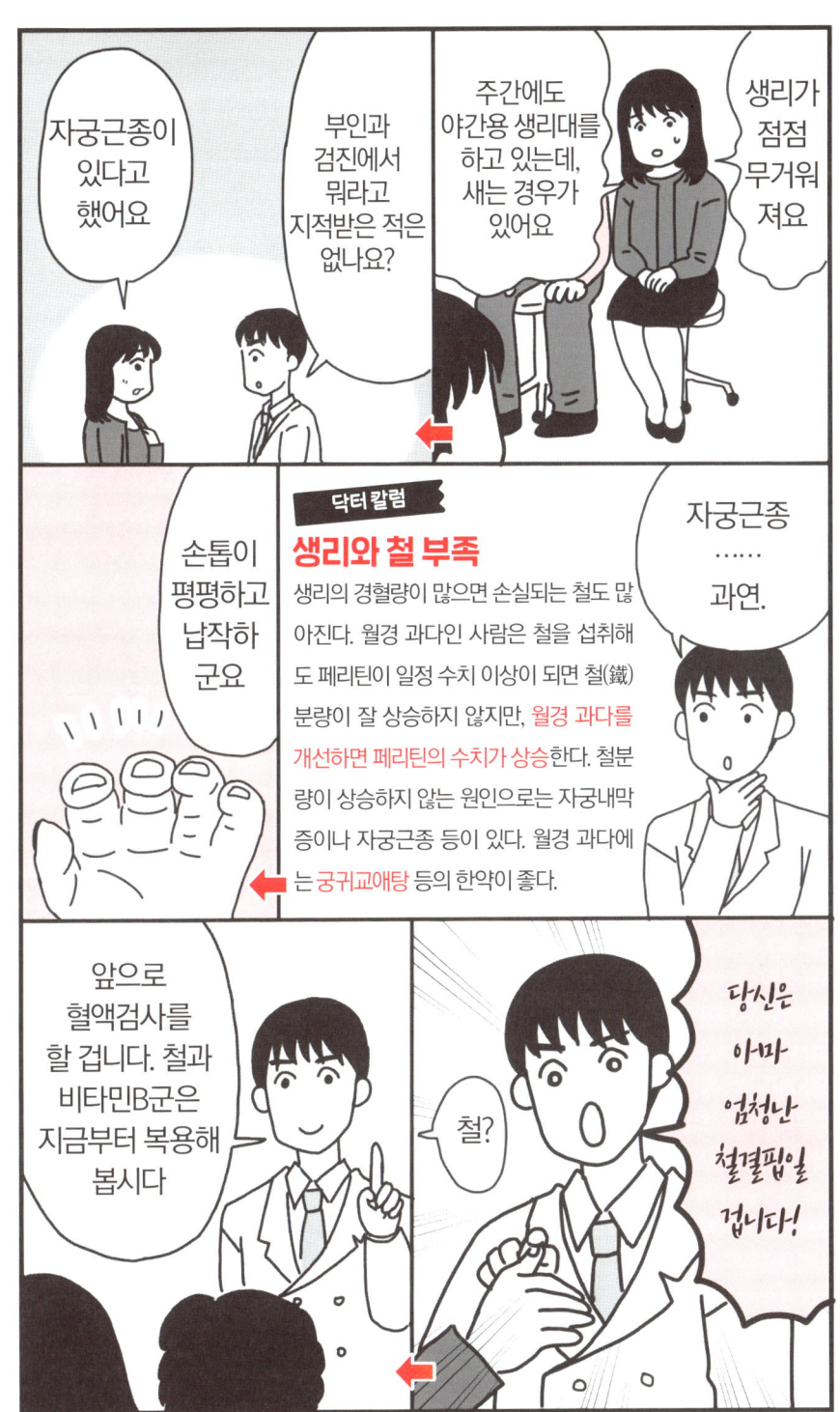

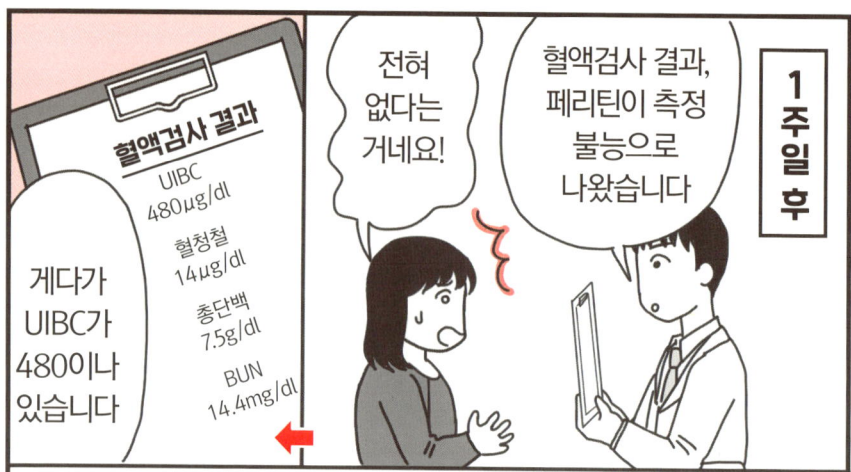
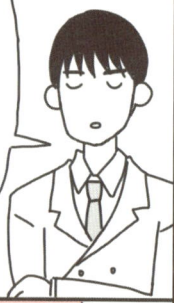

### UIBC와 혈청철(Fe)

UIBC는 혈액 속의 '철을 운반하지 않는 트럭'의 숫자이다. 철 부족 시에는 혈청철이 100μg/dl 미만이 되며, UIBC는 200μg/dl 부터 크게 상승한다. 염증이 있는 경우, 혈액 속에 철을 흘려보내지 않기 위해 혈청철도 UIBC도 낮아진다. 단백질 대사가 현저하게 좋지 않은 경우에도 UIBC는 낮아진다.

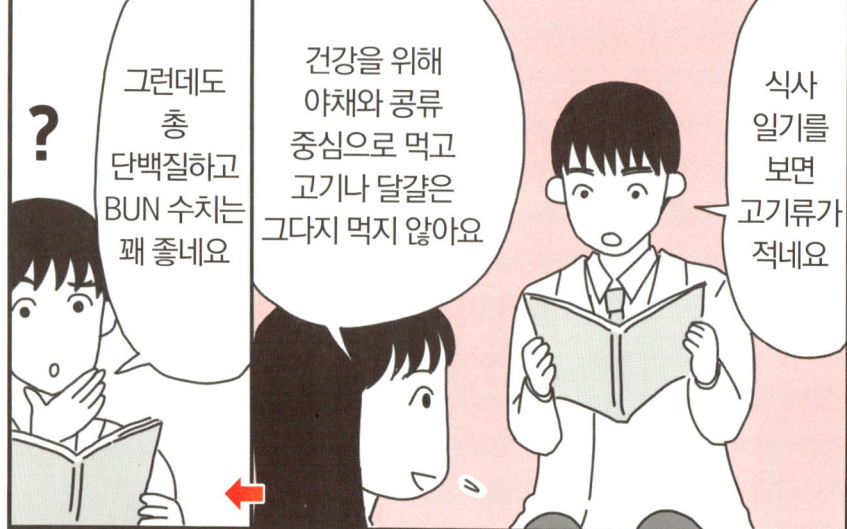

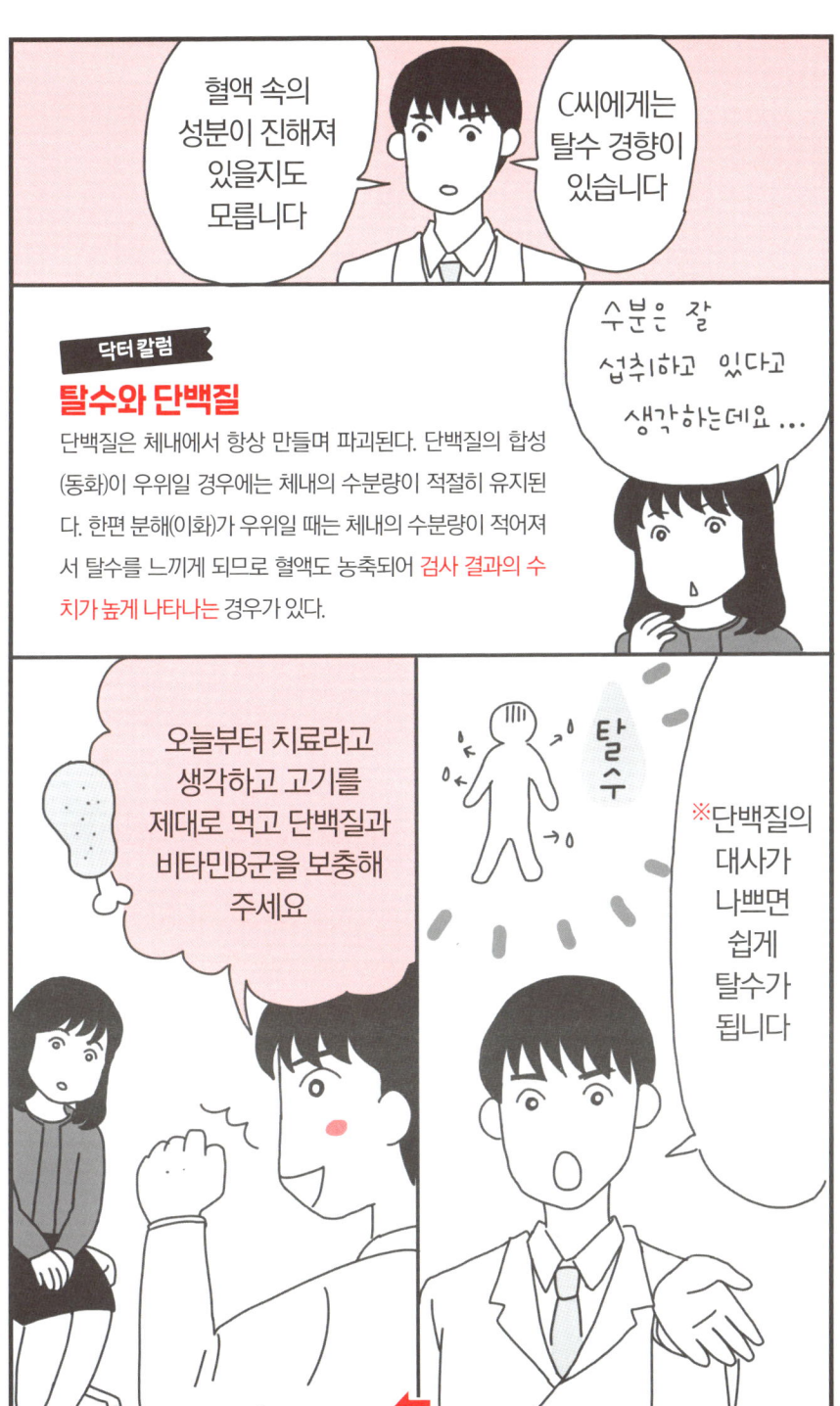

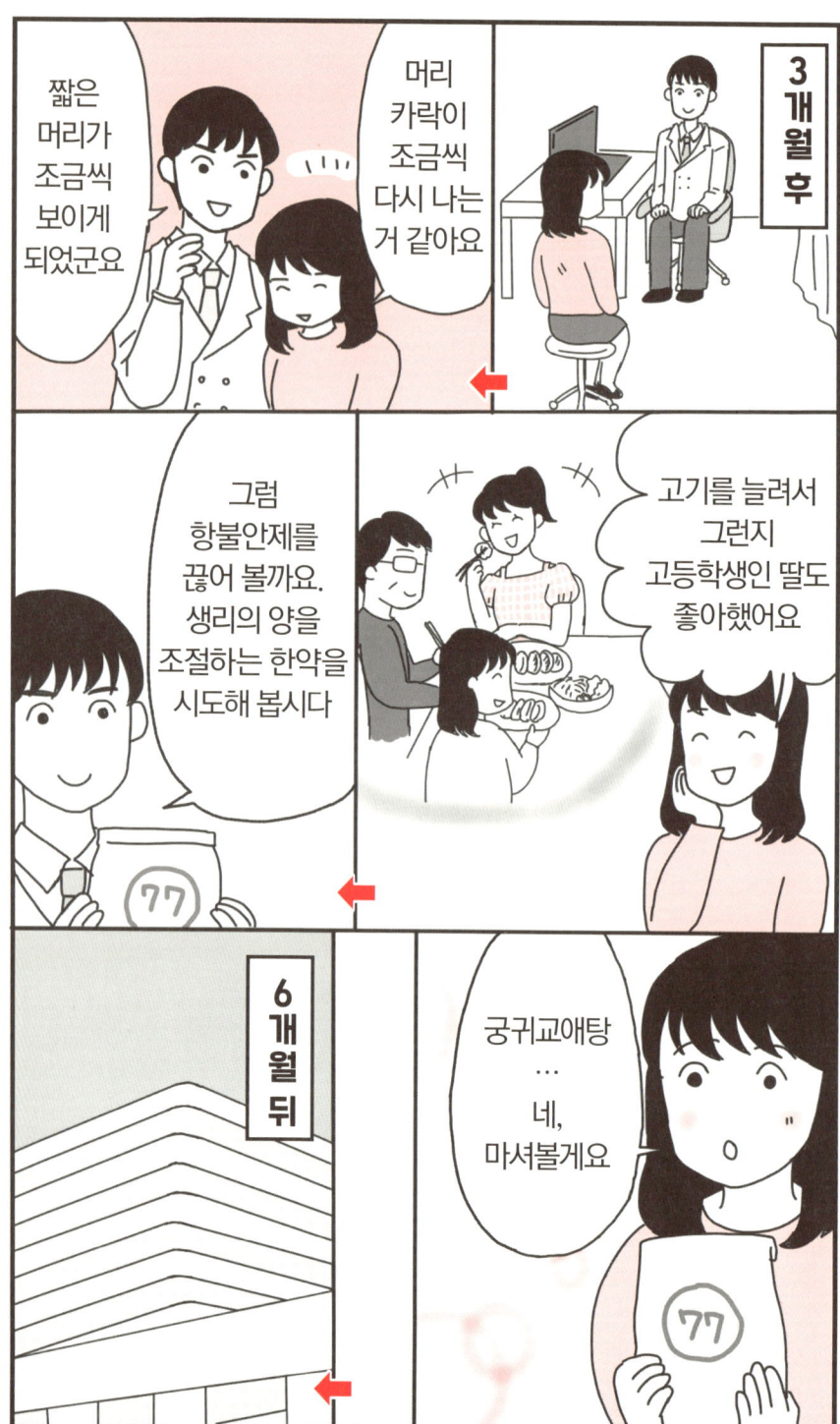

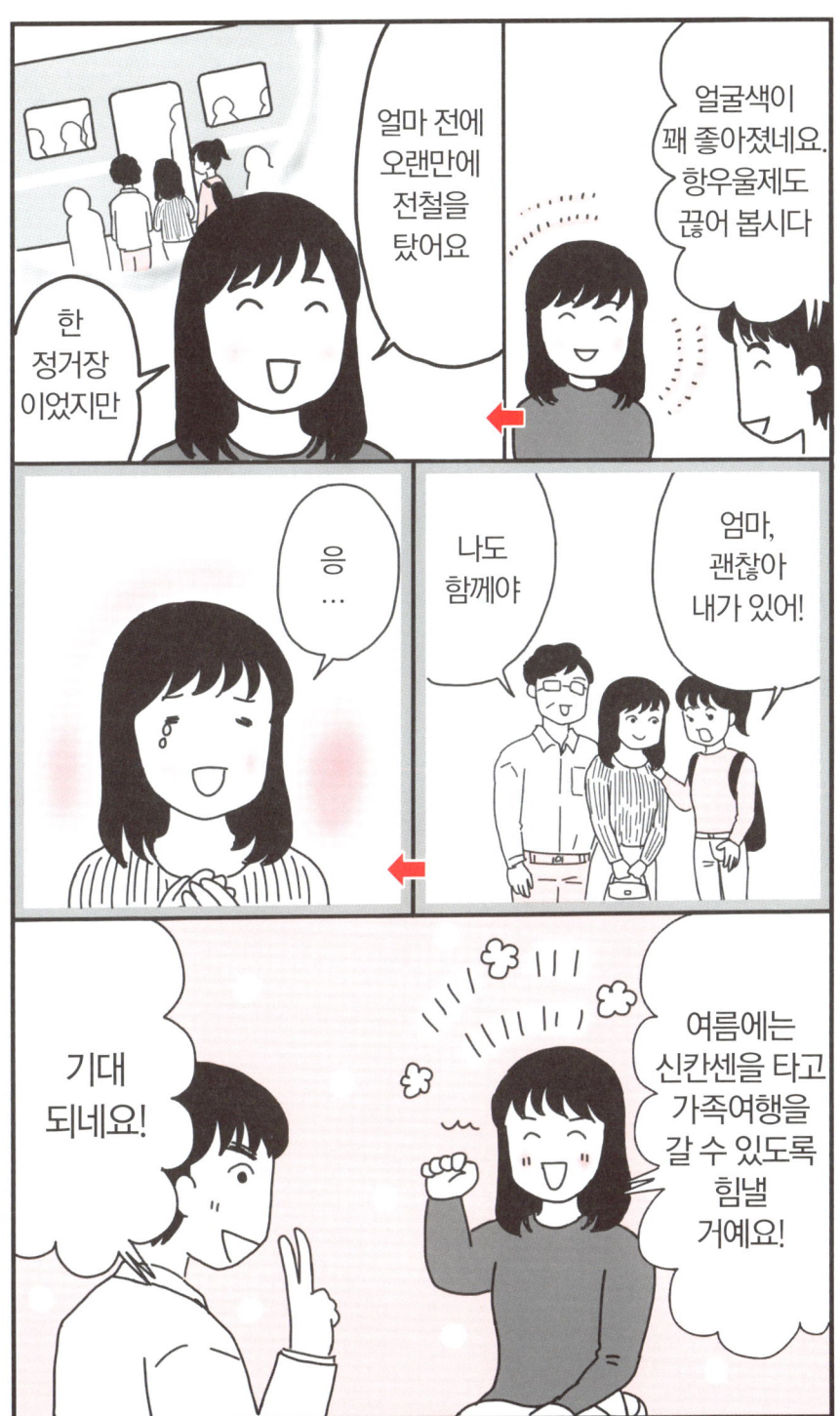

# 증례 4 환각 망상 상태인 D씨의 경우

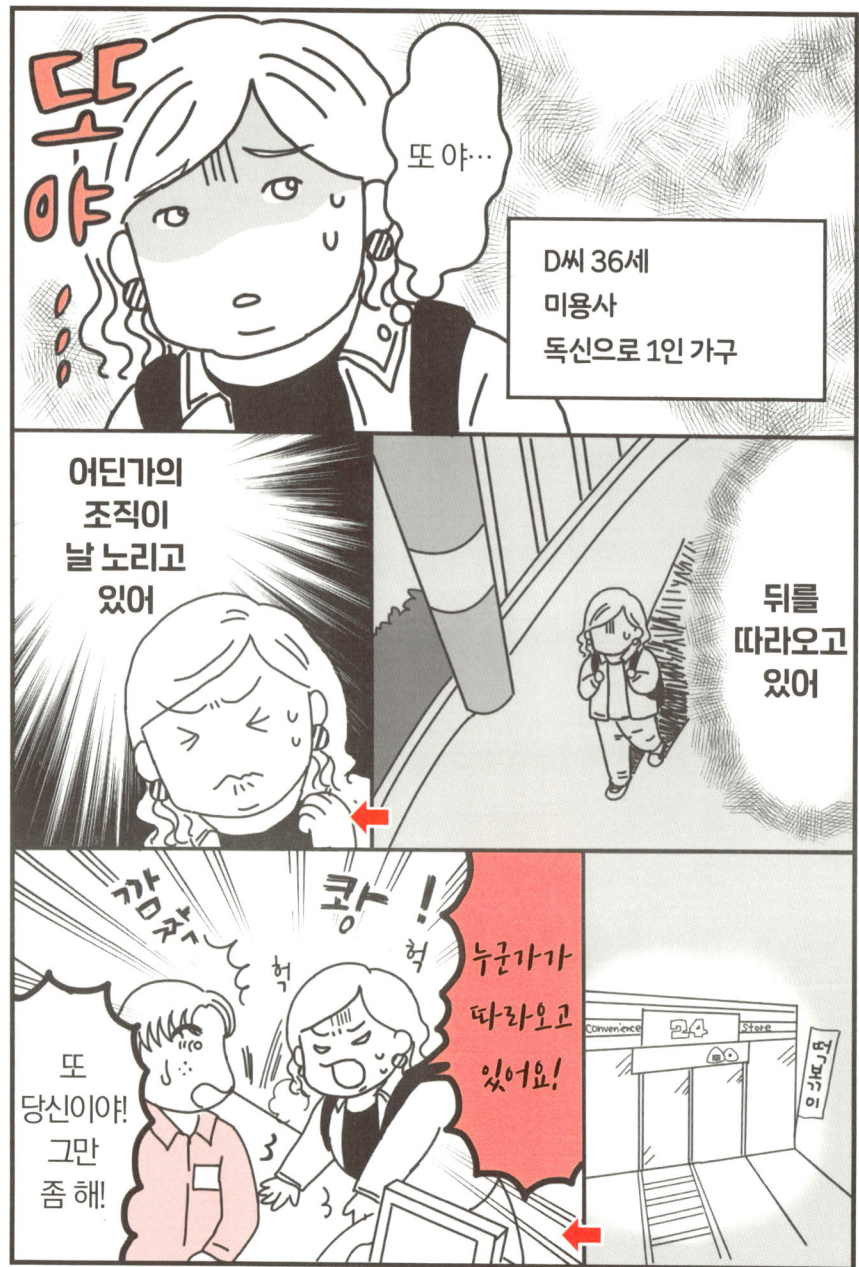

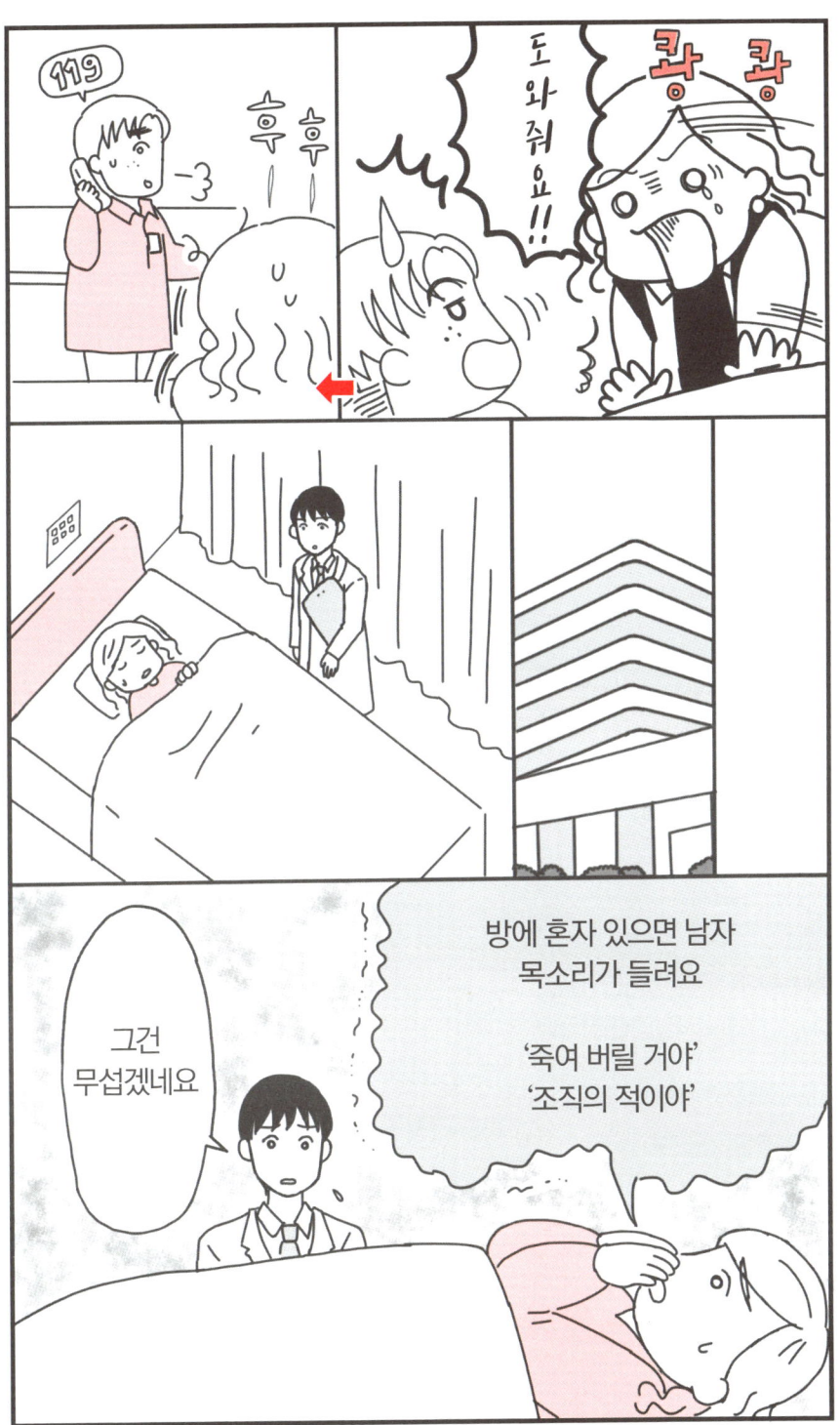

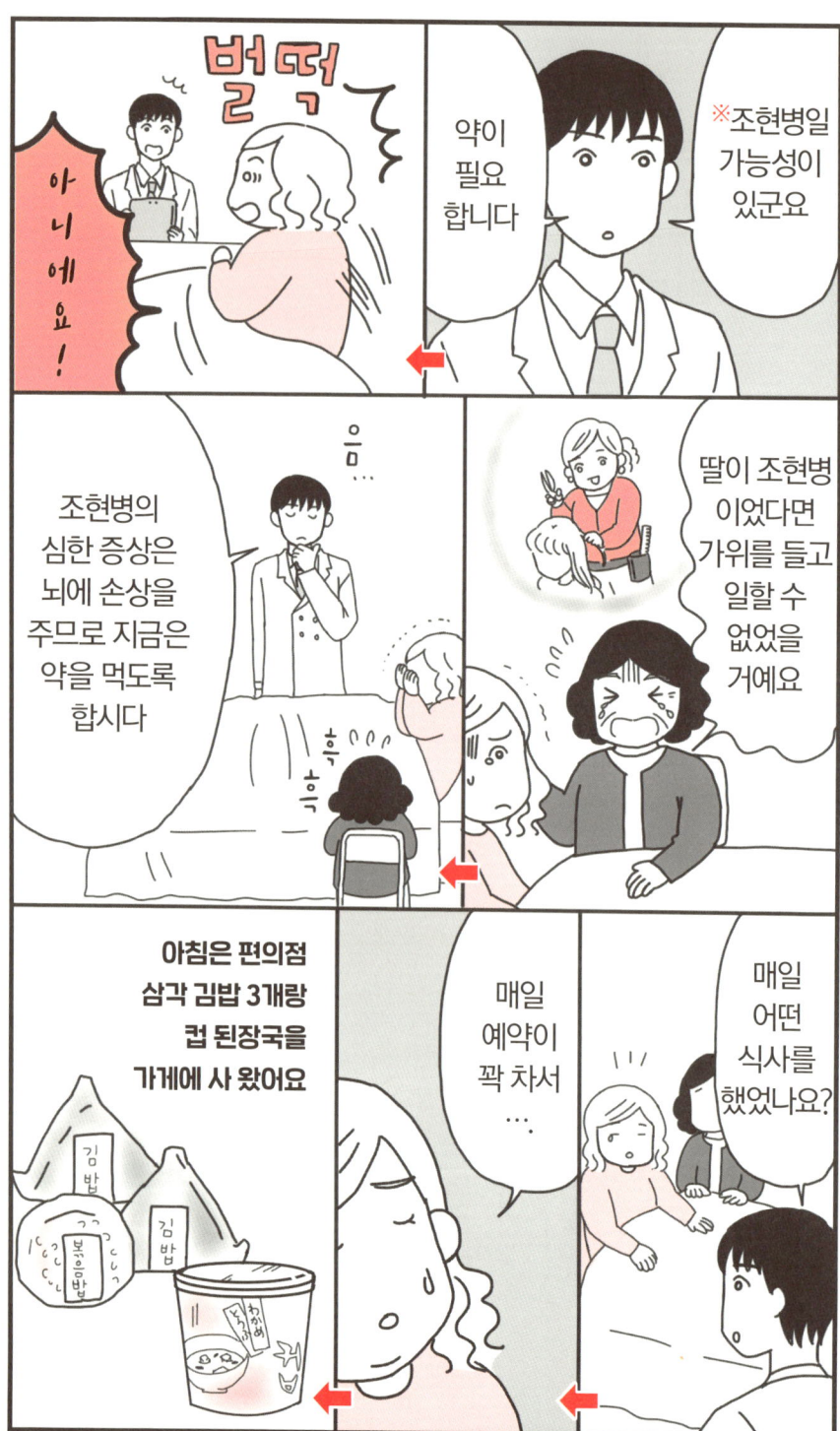

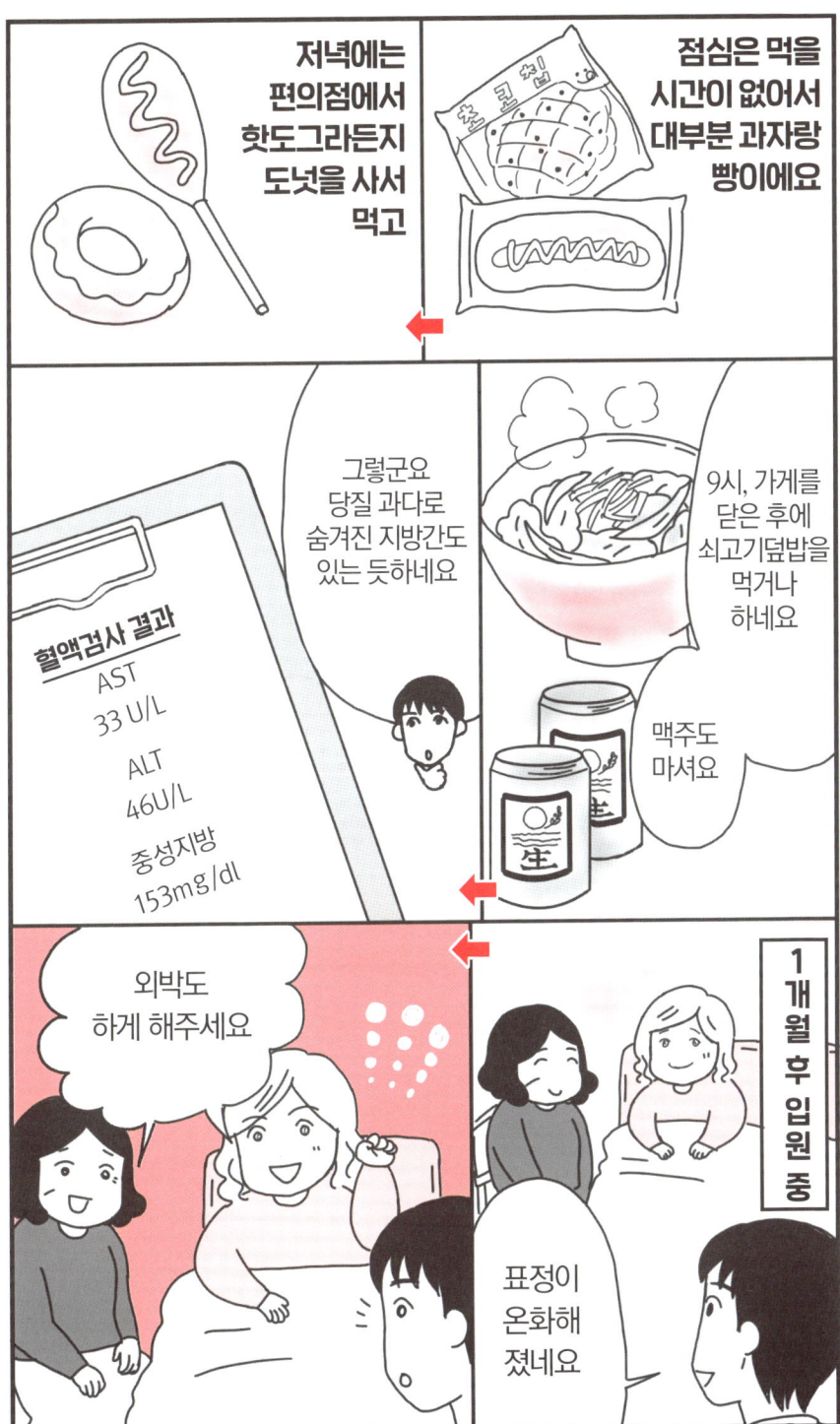

※ AST/ALT : 간 기능의 지표가 되는 AST와 ALT 참고기준치 내여도, 중성지방이 높은 AST<ALT일 경우, 숨겨진 지방간의 가능성이 있으며 미세한 염증의 원인이 된다.

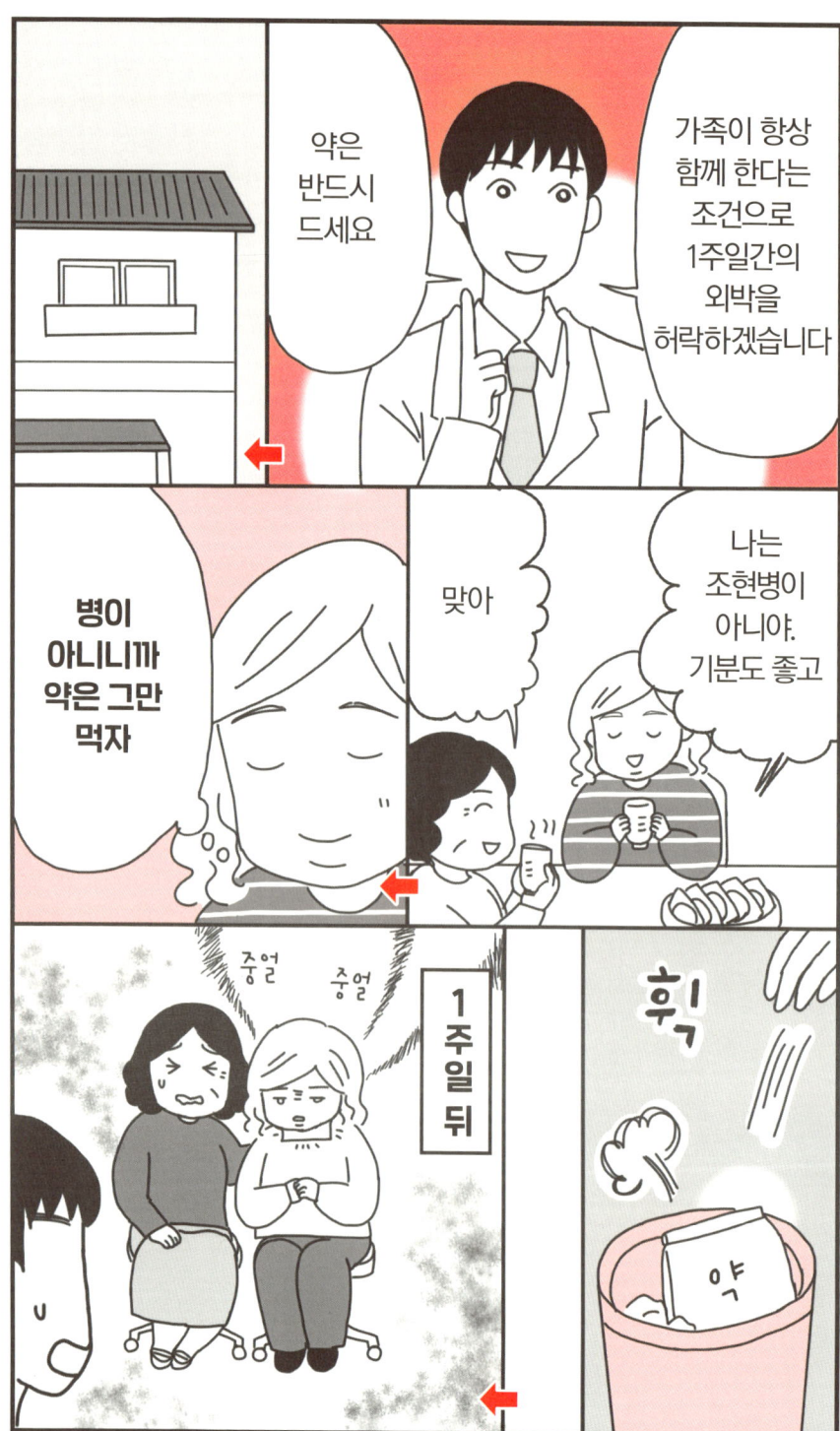

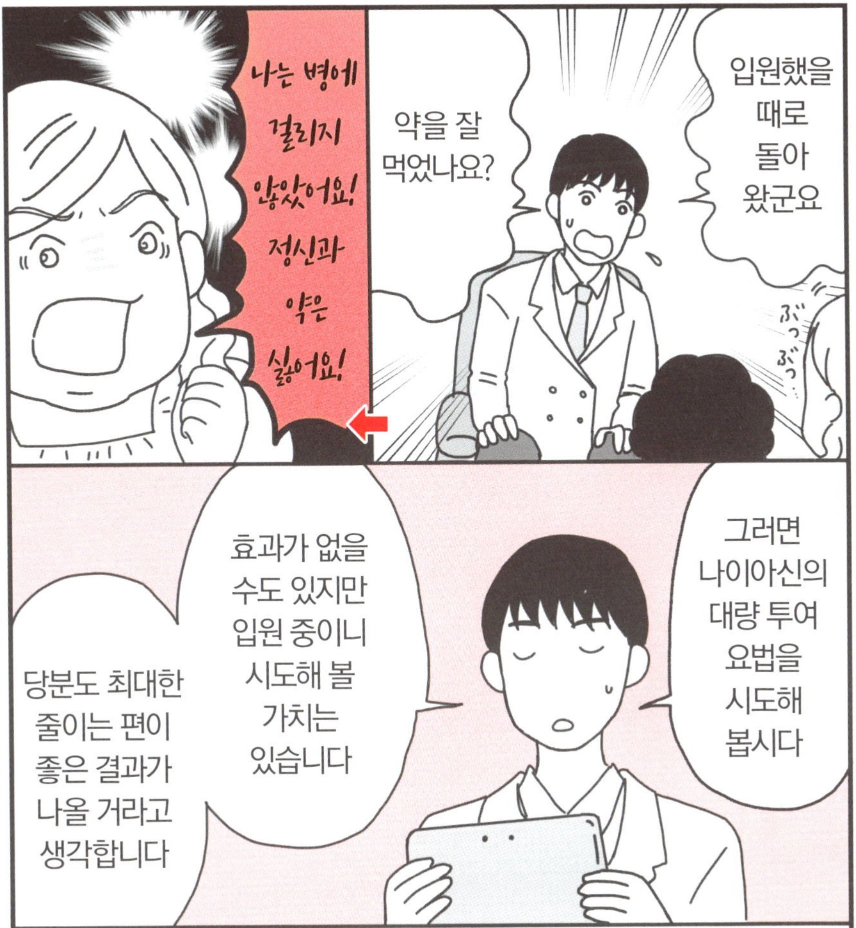

나는 병에 걸리지 않았어요! 정신과 약은 싫어요!

약을 잘 먹었나요?

입원했을 때로 돌아왔군요

효과가 없을 수도 있지만 입원 중이니 시도해 볼 가치는 있습니다

그러면 나이아신의 대량 투여 요법을 시도해 봅시다

당분도 최대한 줄이는 편이 좋은 결과가 나올 거라고 생각합니다

> 닥터 칼럼

## 나이아신요법

조현병의 의심(환각 망상 상태)이 있는 사람이나 조현병이 계속 재발하지 않는 사람을 중심으로 나이아신(비타민B₃)을 1~3g/일 사용했다. 나이아신은 혈관 확장 작용이 있으므로 급하게 대량 섭취하면 상반신이 달아오르거나 간지러워진다. 그러므로 **0.5g/일 이하부터 조금씩 늘린다.** 나이아신아미드가 부작용이 더 적다. 당질 제한도 함께 하는 편이 좋다. 환청이나 망상의 개선 이외에도 **총콜레스테롤의 저하나 HDL 콜레스테롤의 상승**을 기대할 수 있다.

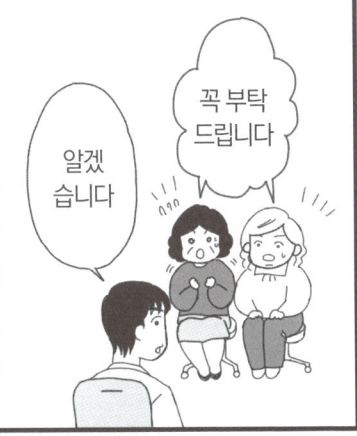

꼭 부탁 드립니다

알겠습니다

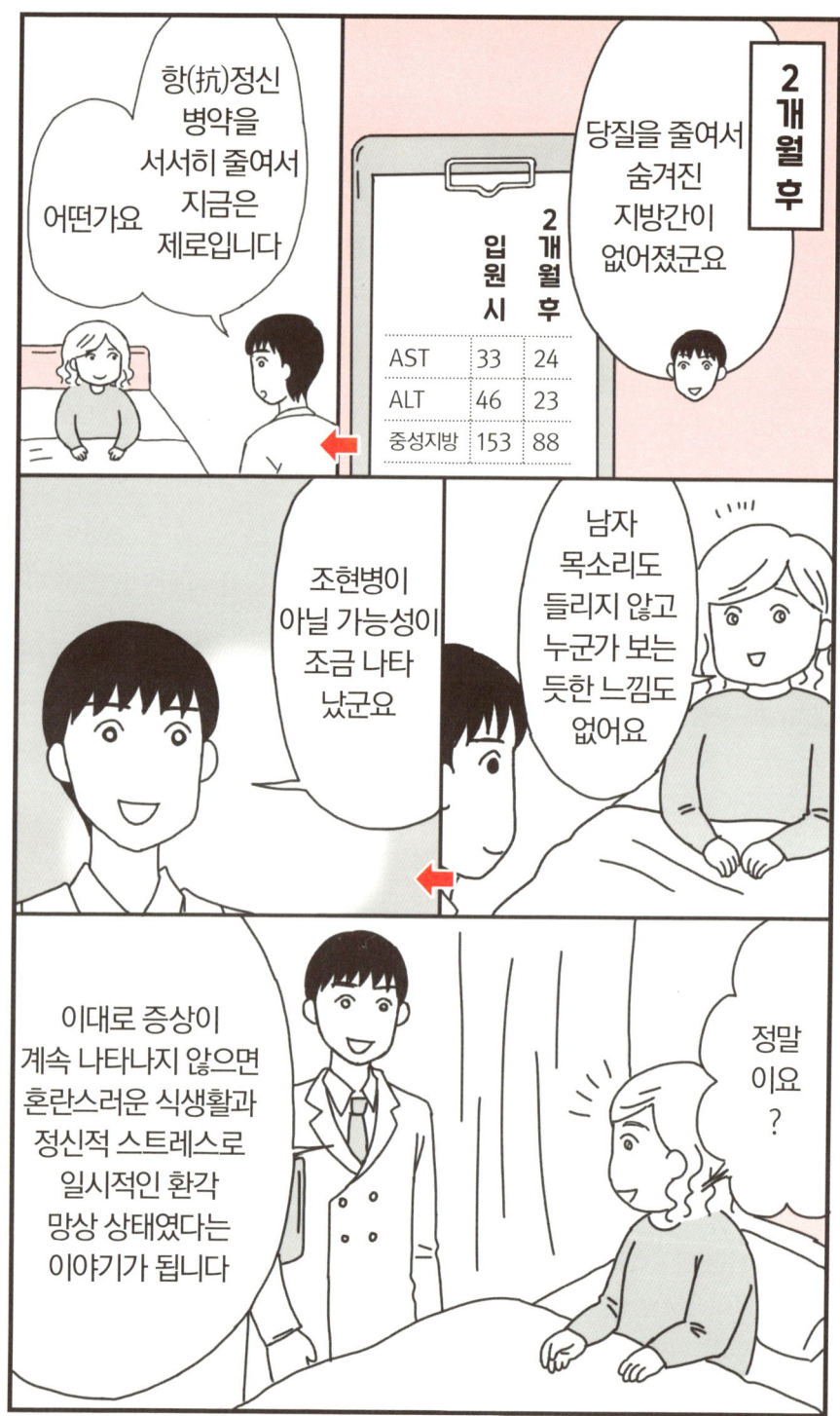

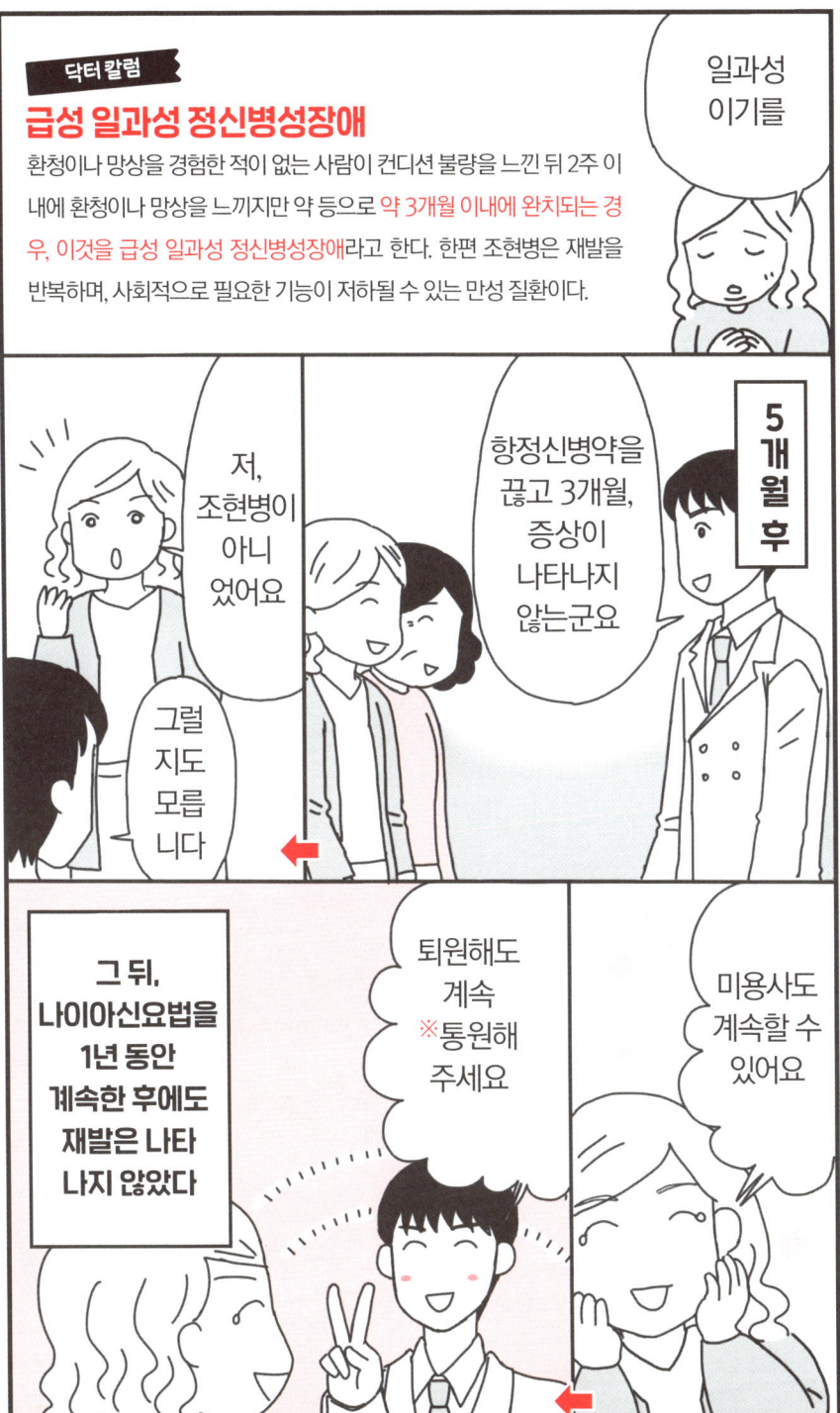

# 증례 5 어른의 ADHD 의심
## E씨의 경우

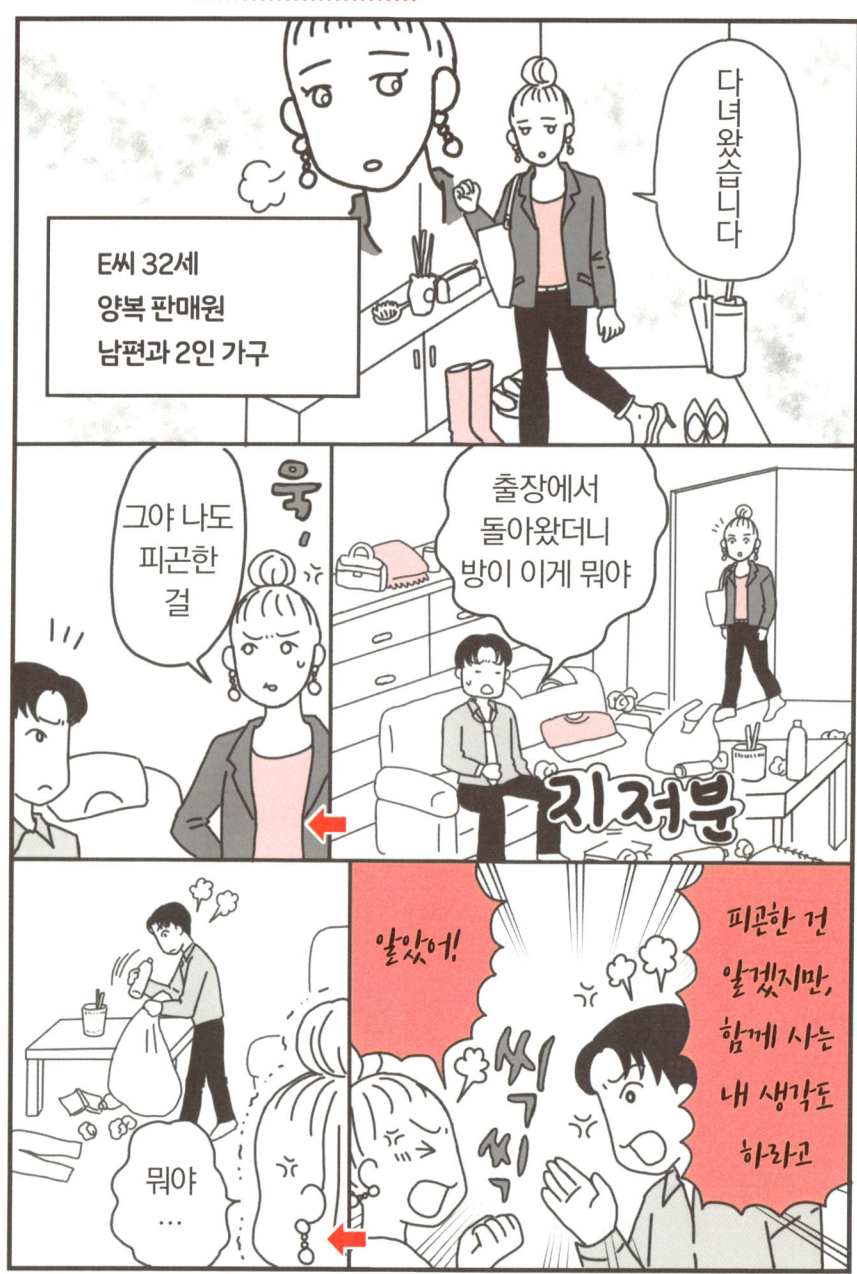

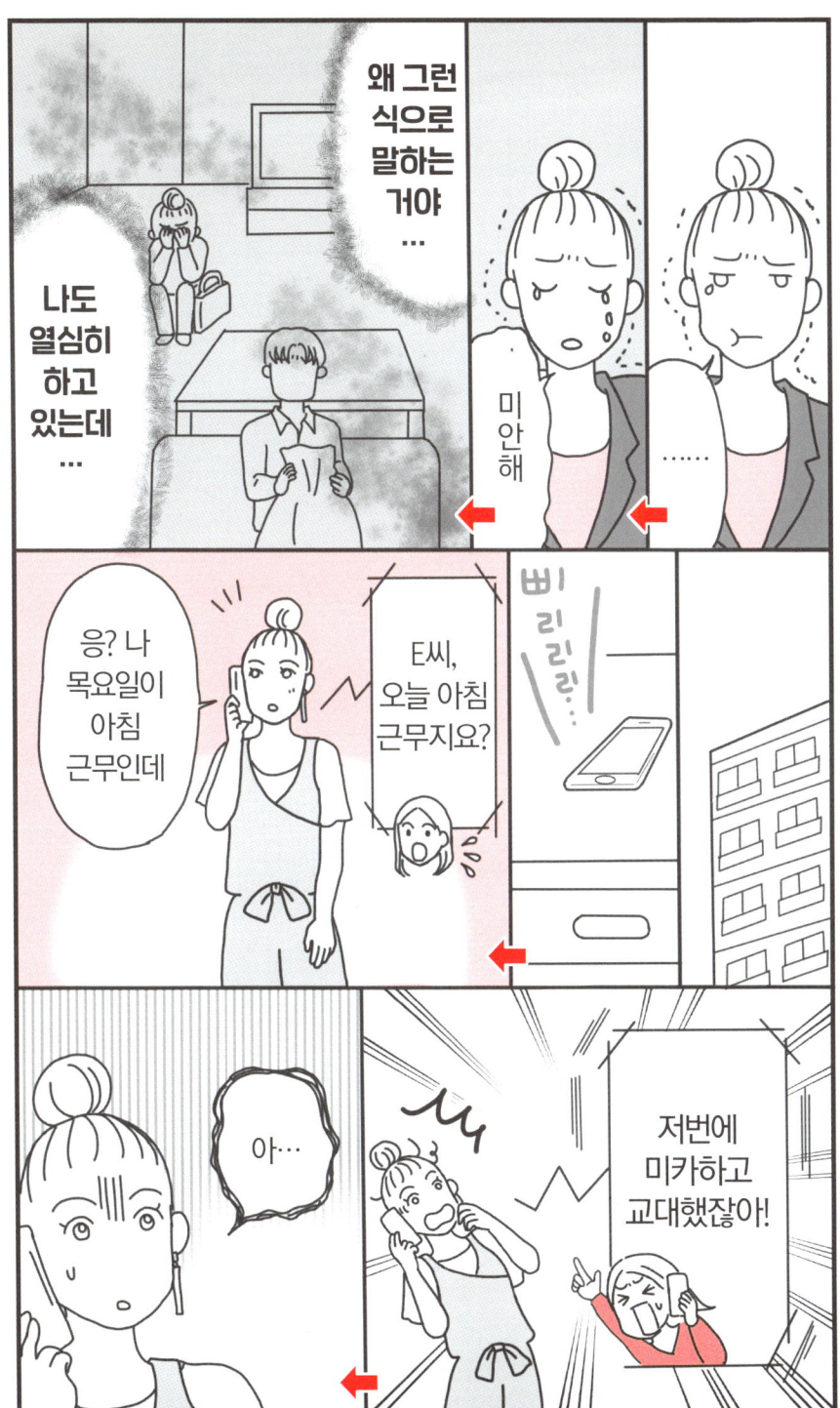

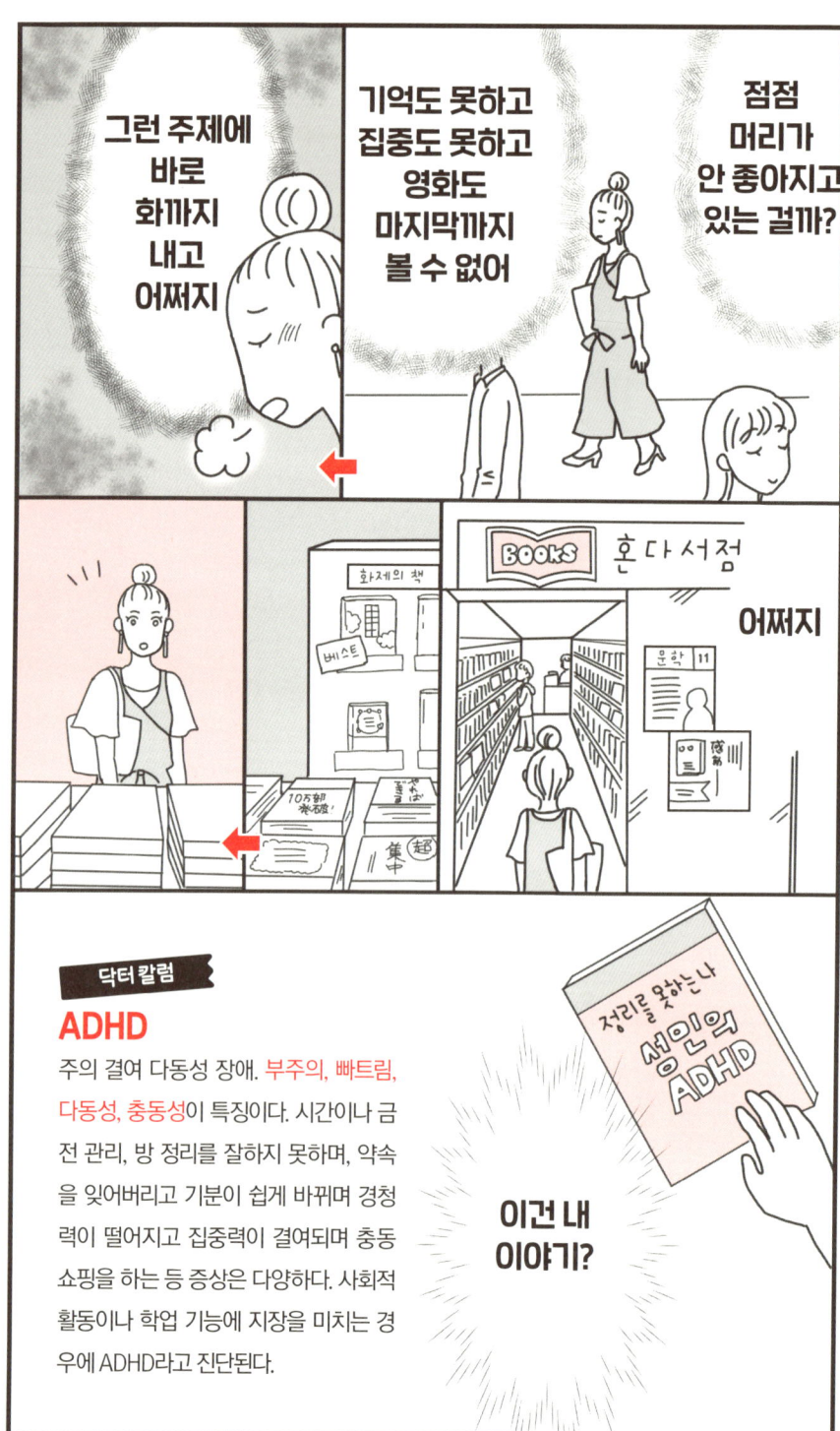

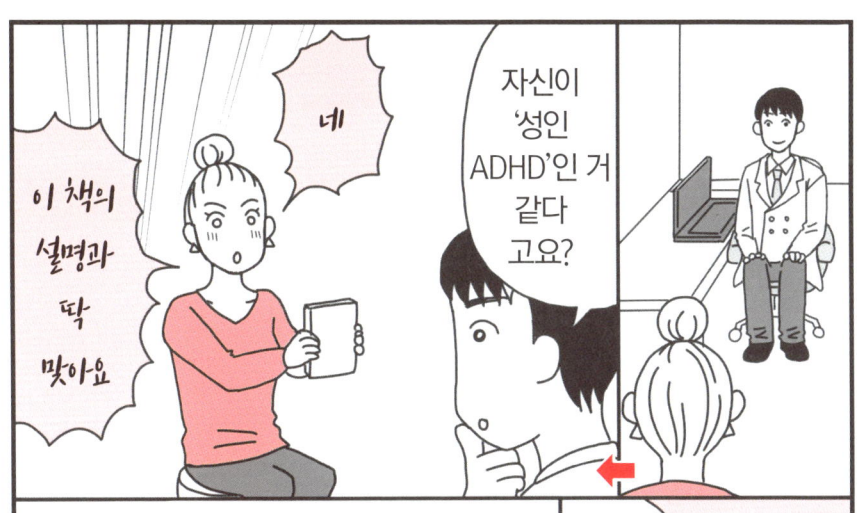

### 성인 ADHD의 체크리스트

- ☐ 방을 정리할 수 없다
- ☐ 부주의 하는 일이 많다
- ☐ 잊어버리거나 빼먹는 일이 많다
- ☐ 돈이나 시간의 관리를 잘못한다
- ☐ 집중력, 주의력이 지속되지 않는다
- ☐ 자기 평가가 낮다
- ☐ 사소한 일로 화내고 만다
- ☐ 잘 참지 못한다
- ☐ 인간관계의 구축, 지속이 어렵다
- ☐ 충동적인 쇼핑을 한다
- ☐ 기세 좋은 행동을 계속한다
- ☐ 다리 떨기 등 목적 없는 행동을 한다

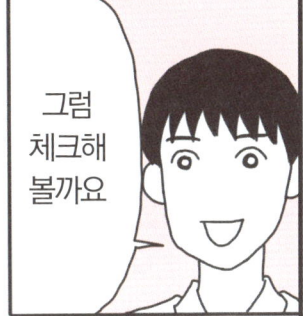

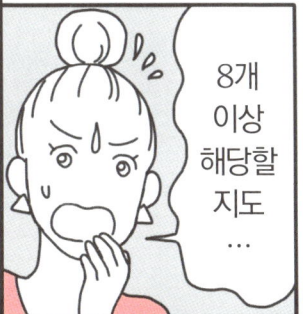

상기의 증상이 12세 이전부터 있었으며, '8개 이상'인 항목이 가정, 직장, 학교 등 여러 장소에서 만성적으로 나타날 때에는 **성인 ADHD**를 의심해보자.

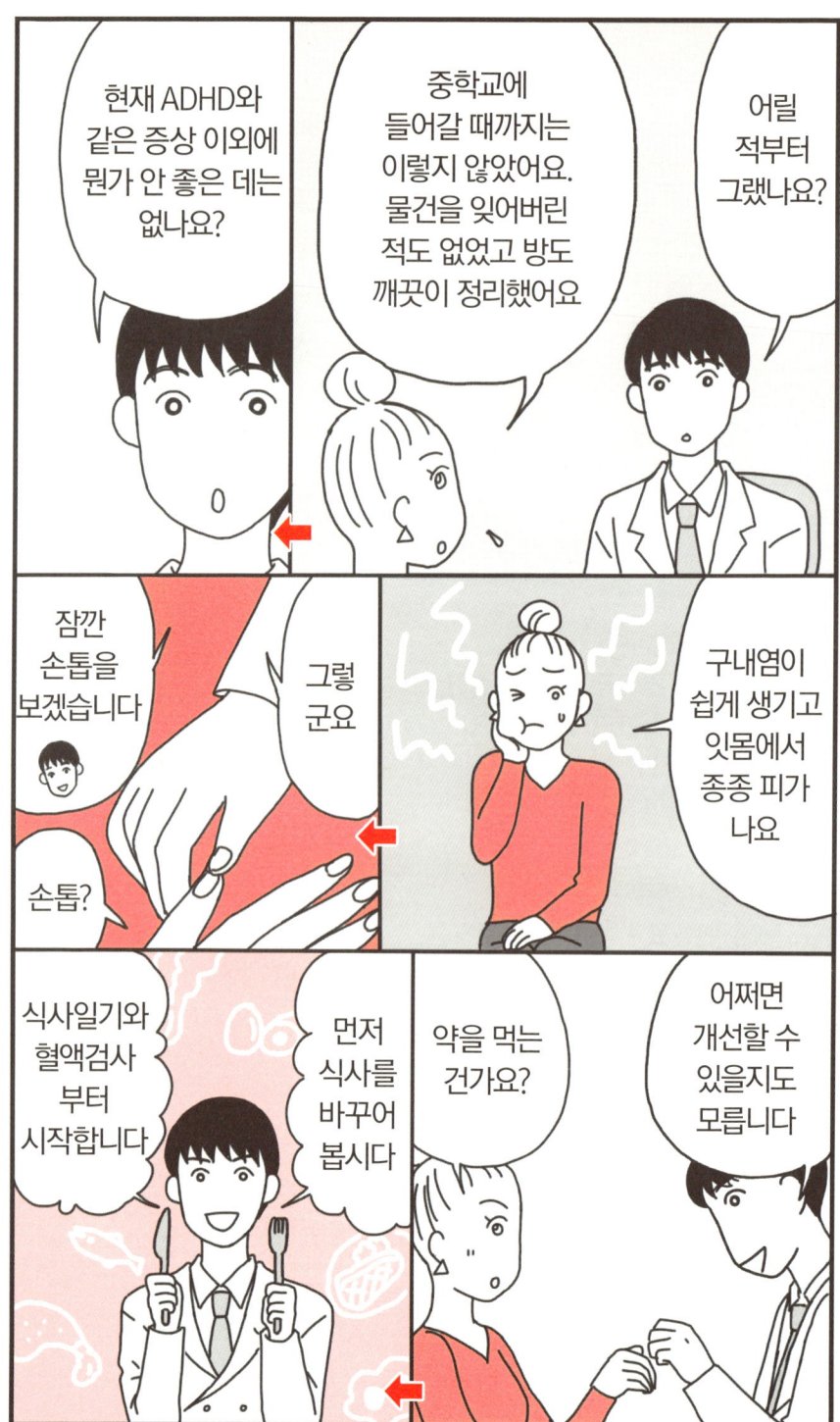

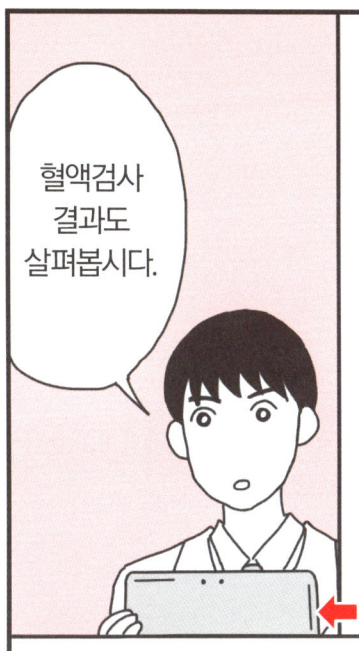

## E씨의 식사일기

아침: 낫또 토스트 1장
      샐러드 그레이프 후르츠 주스

점심: 인스턴트 라면
      과자 빵 1개

저녁: 레토르트 스튜 밥 샐러드

간식: 슈크림 두개
      커피 3잔

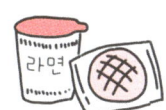
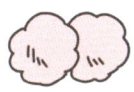

혈액검사 결과도 살펴봅시다.

### 혈액검사결과

| 항목 | 결과 | 지표 |
|---|---|---|
| 페리틴 | 1자릿수 | 철 |
| ALT(GPT) | 1자릿수 | 비타민B6 |
| BUN | 1자릿수 | 단백질+비타민B군 |
| 1.5AG | 1자릿수 | 식후 고혈당 |
| ALP | 150미만 | 아연, 마그네슘 |
| 아연 | 80미만 | 아연 |

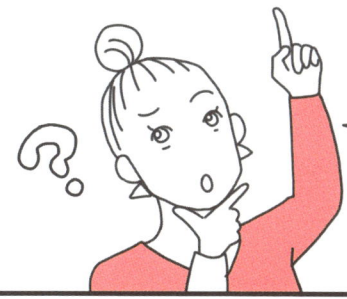

이 혈액검사의 숫자로 뭘 알 수 있을까?

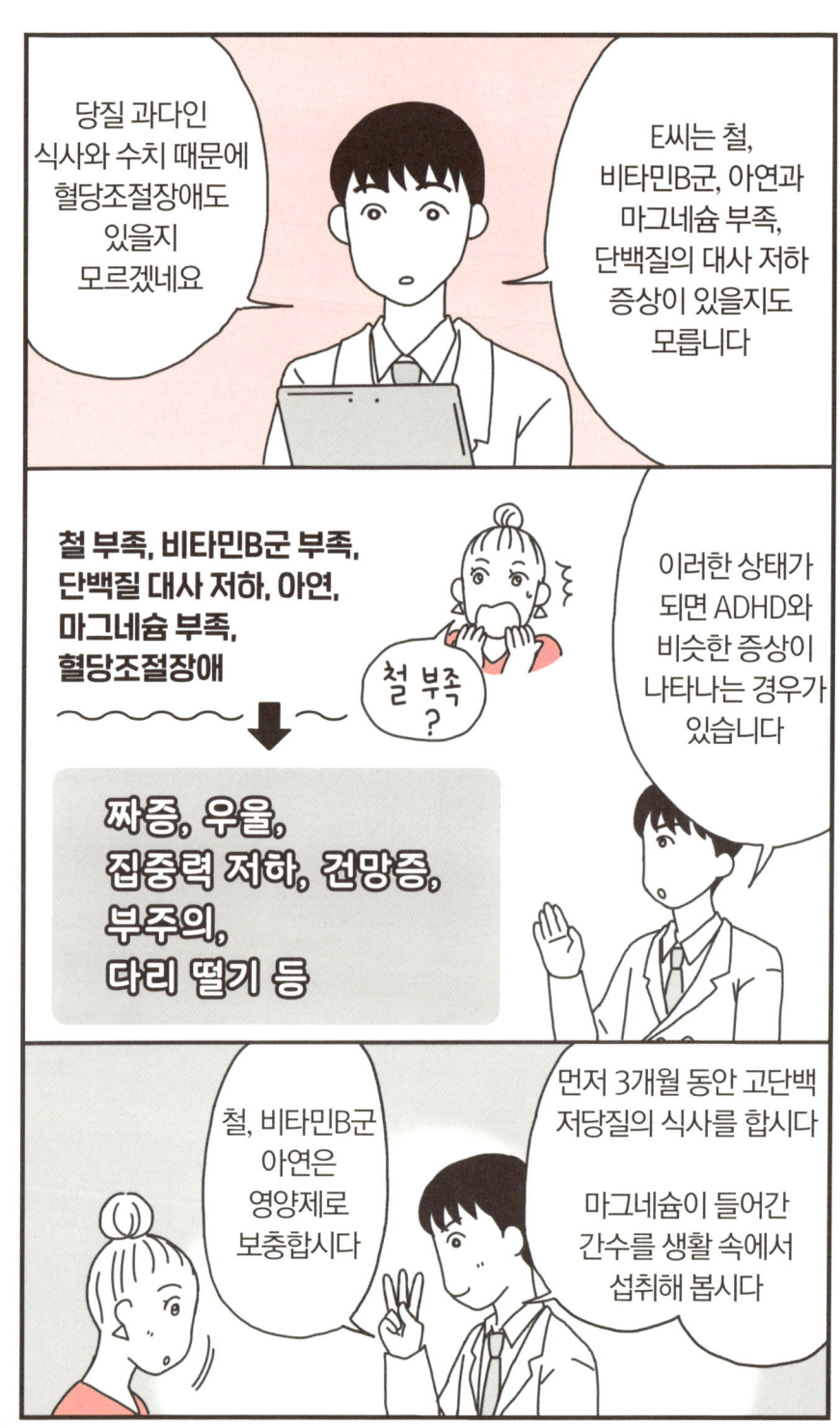

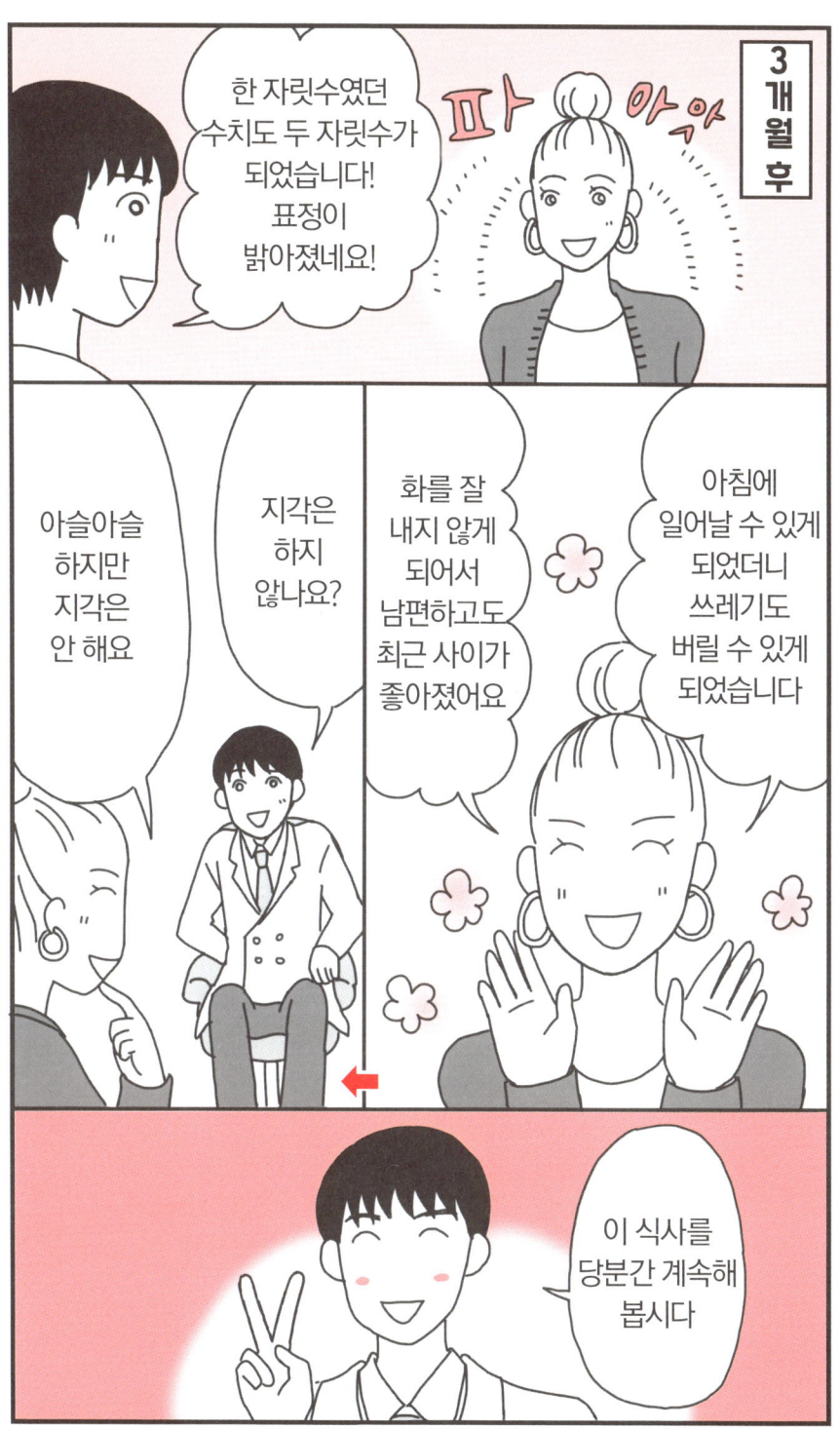

# 증례 6 산후 우울
## F씨의 경우

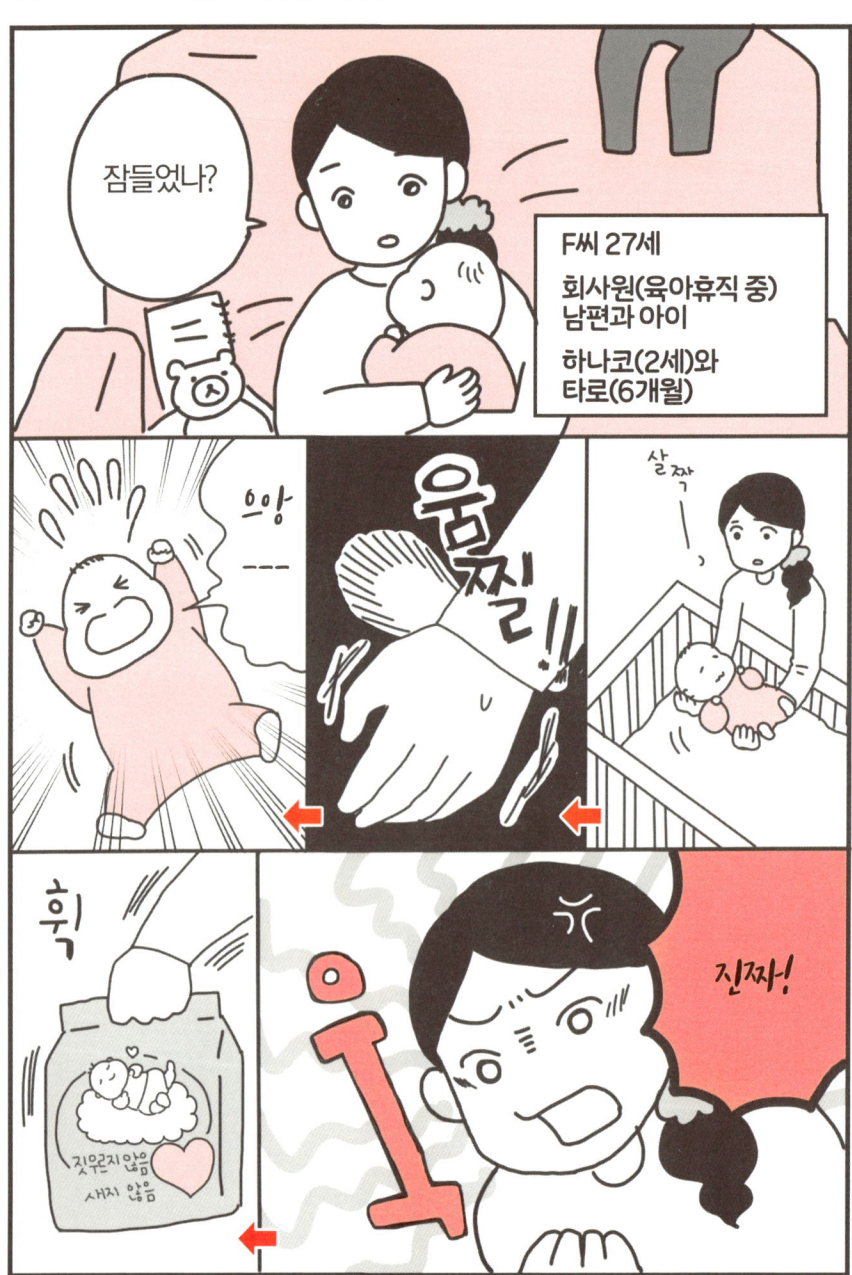

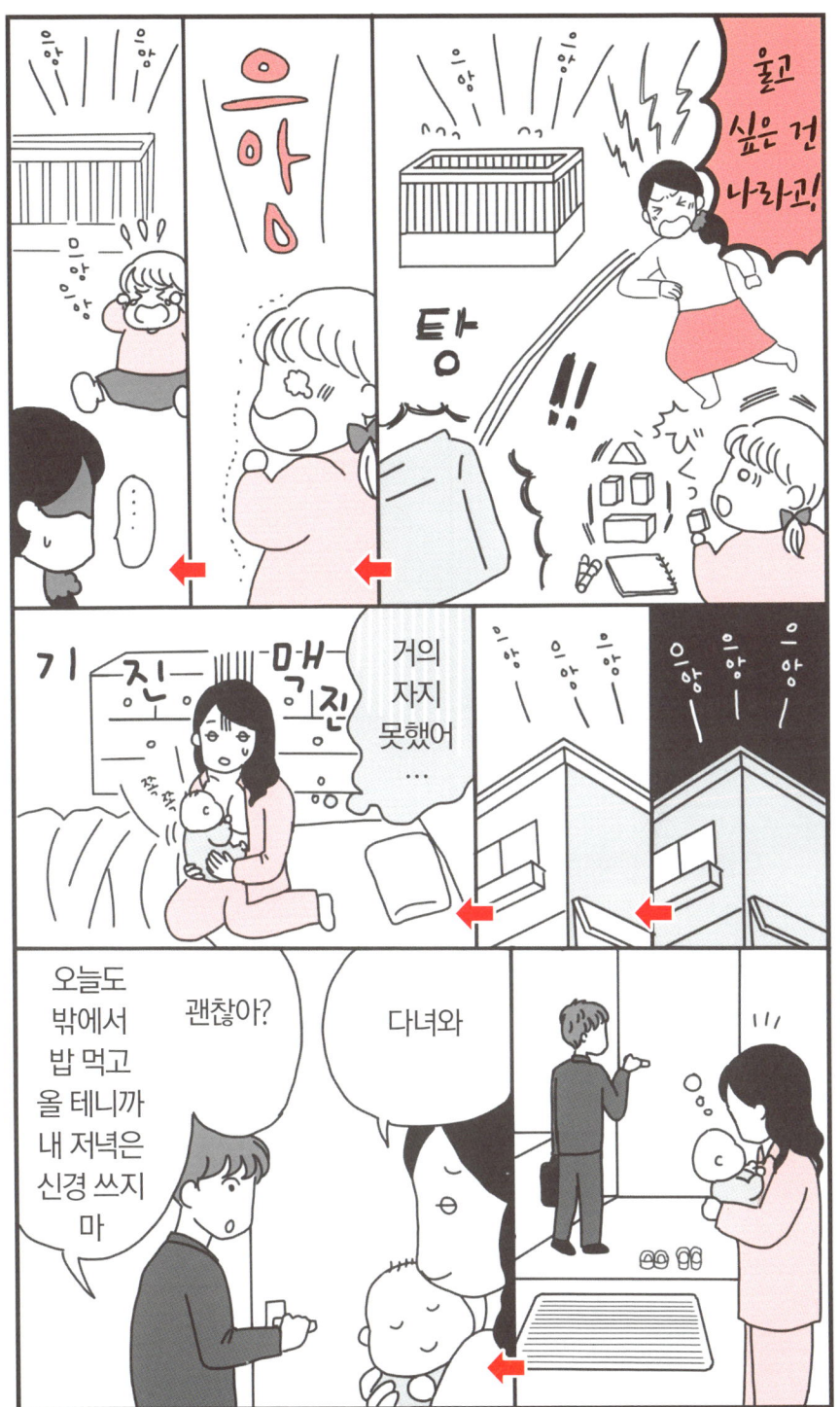

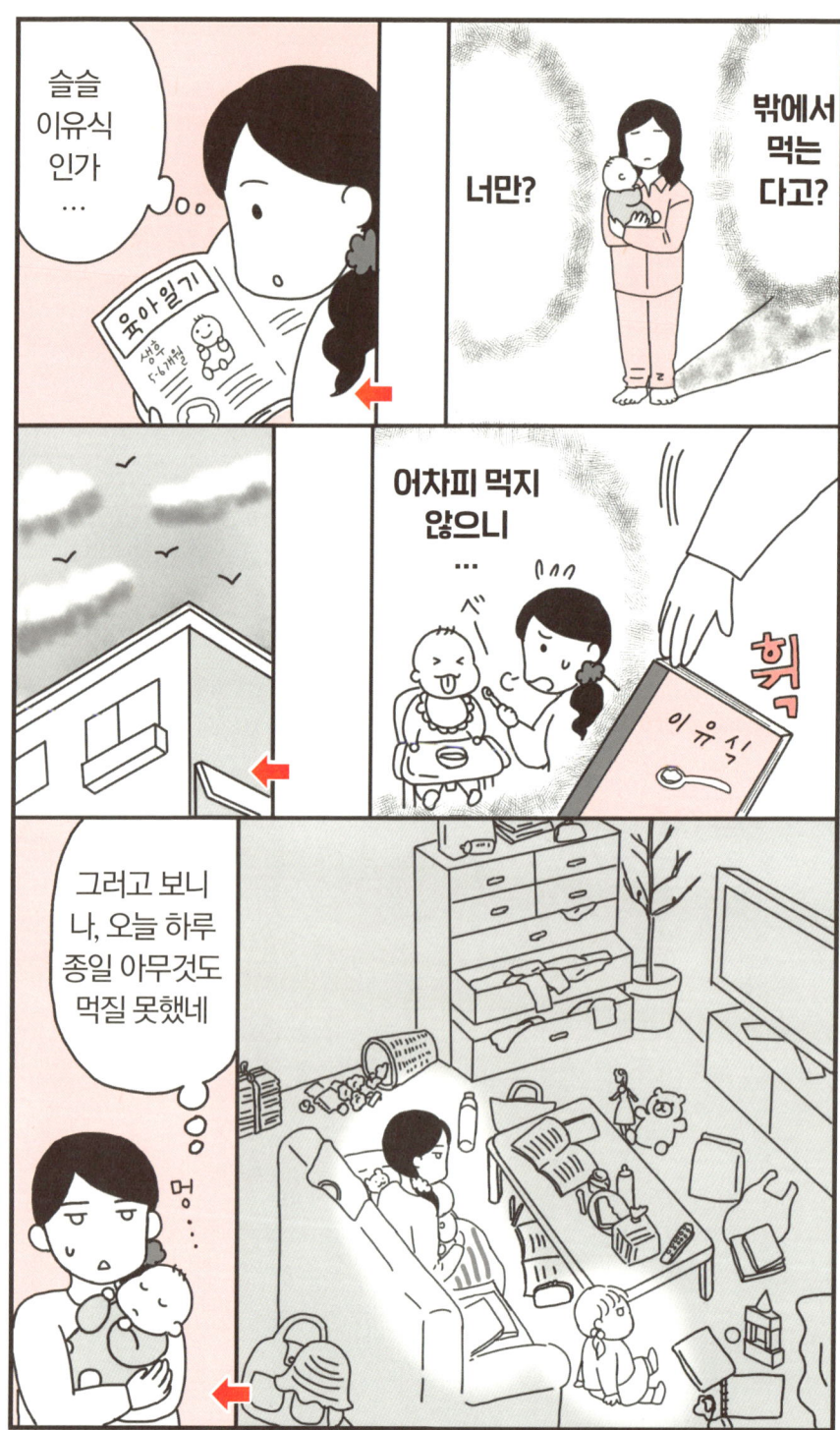

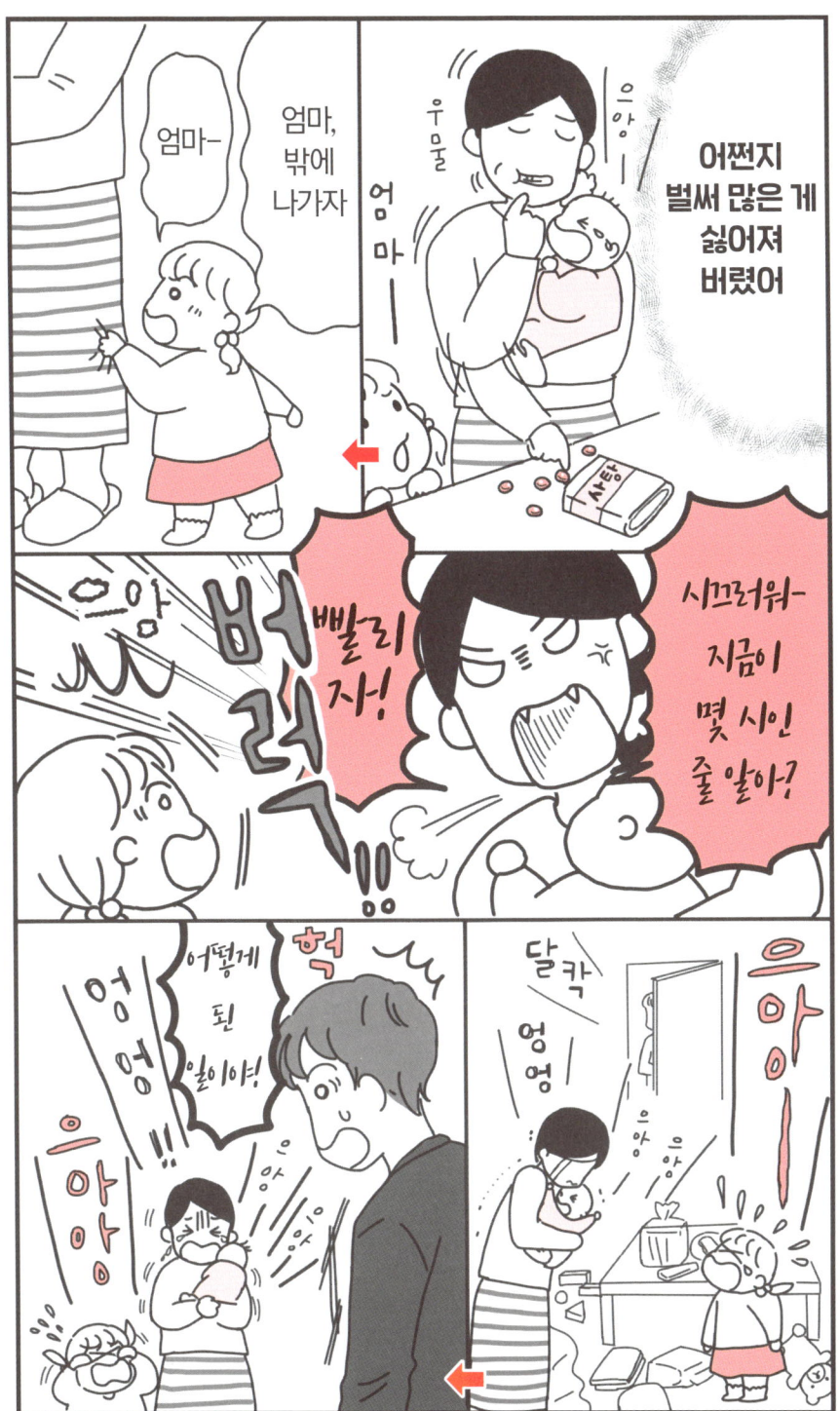

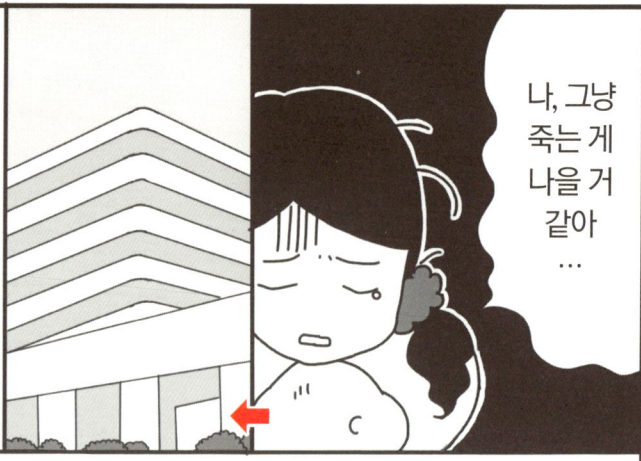

### 닥터 칼럼

## 산후 우울

철은 세로토닌이나 도파민 등의 뇌내 신경 전달 물질의 생성이나 전신의 세포에 있는 미토콘드리아로 에너지 생산에 빠질 수 없다. 출산하면 몸의 철이 급격히 줄어들기 때문에 우울 상태의 원인이 된다. 서양의 산부인과에서는 페리틴(저장철)40ng/ml 이상일 때의 출산을 권장하고 있다.

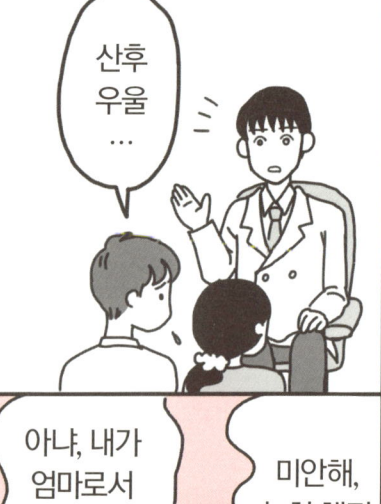

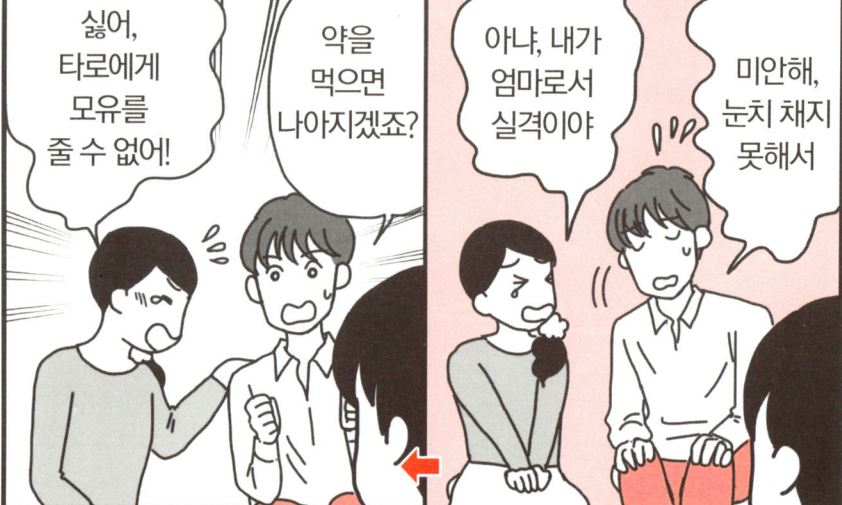

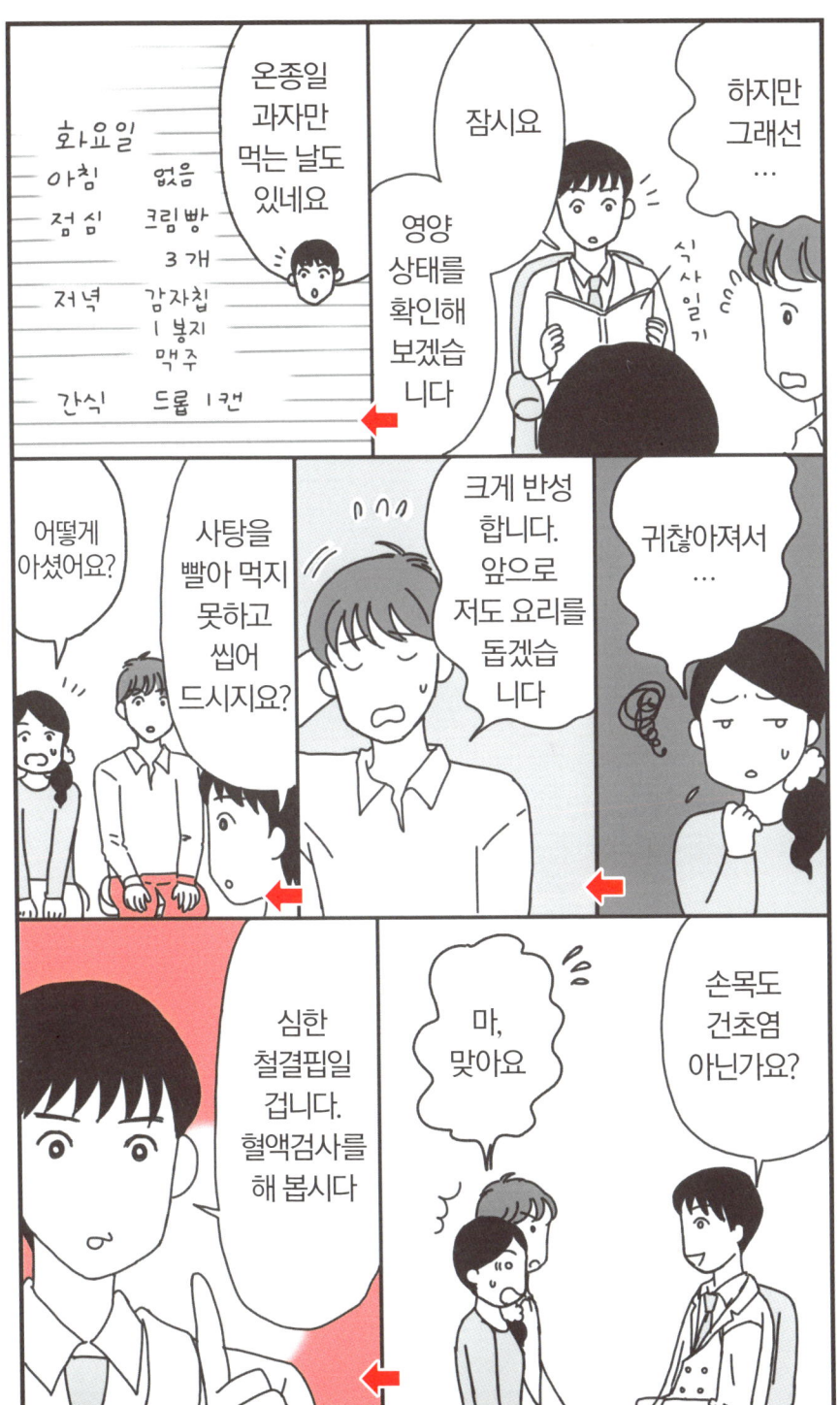

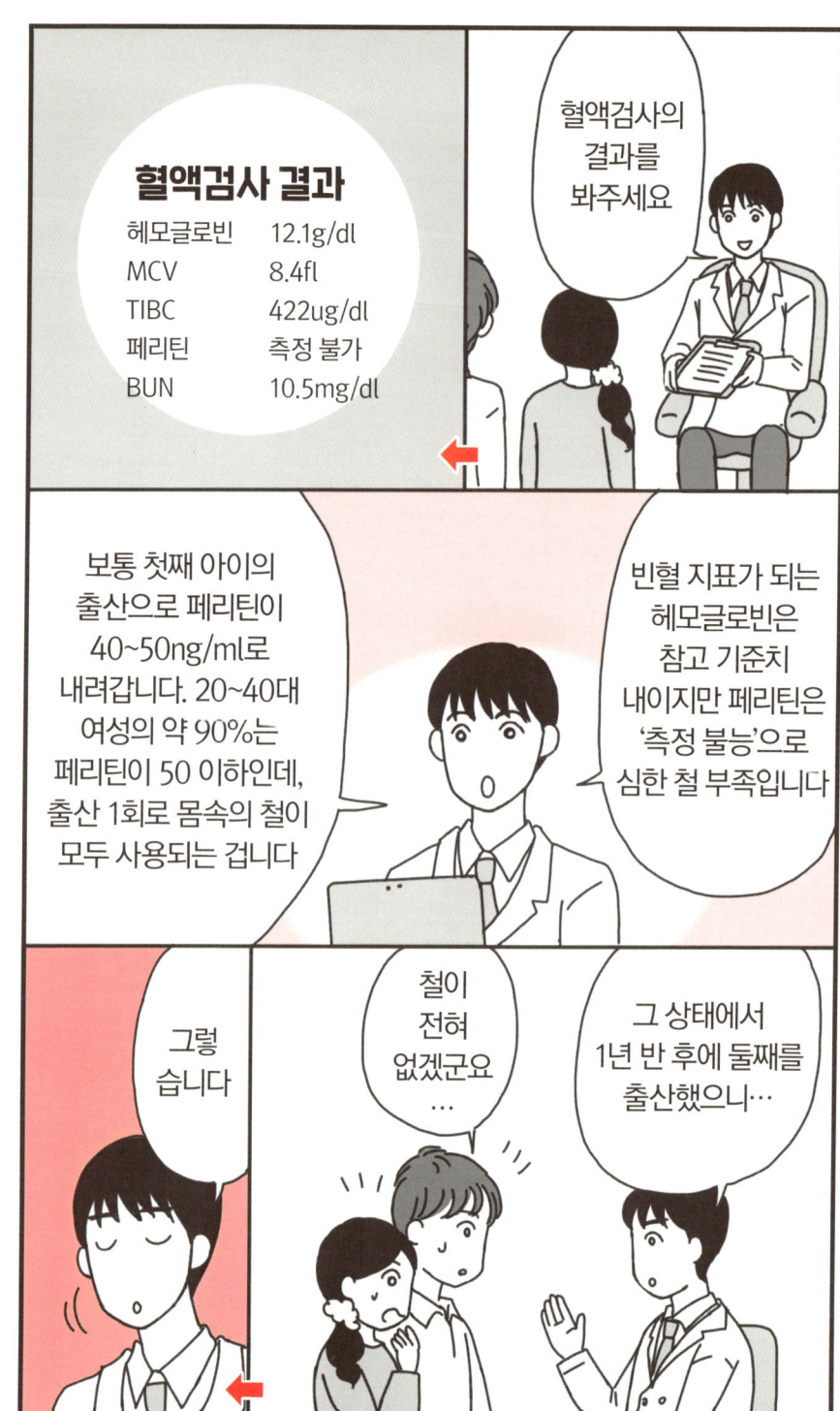

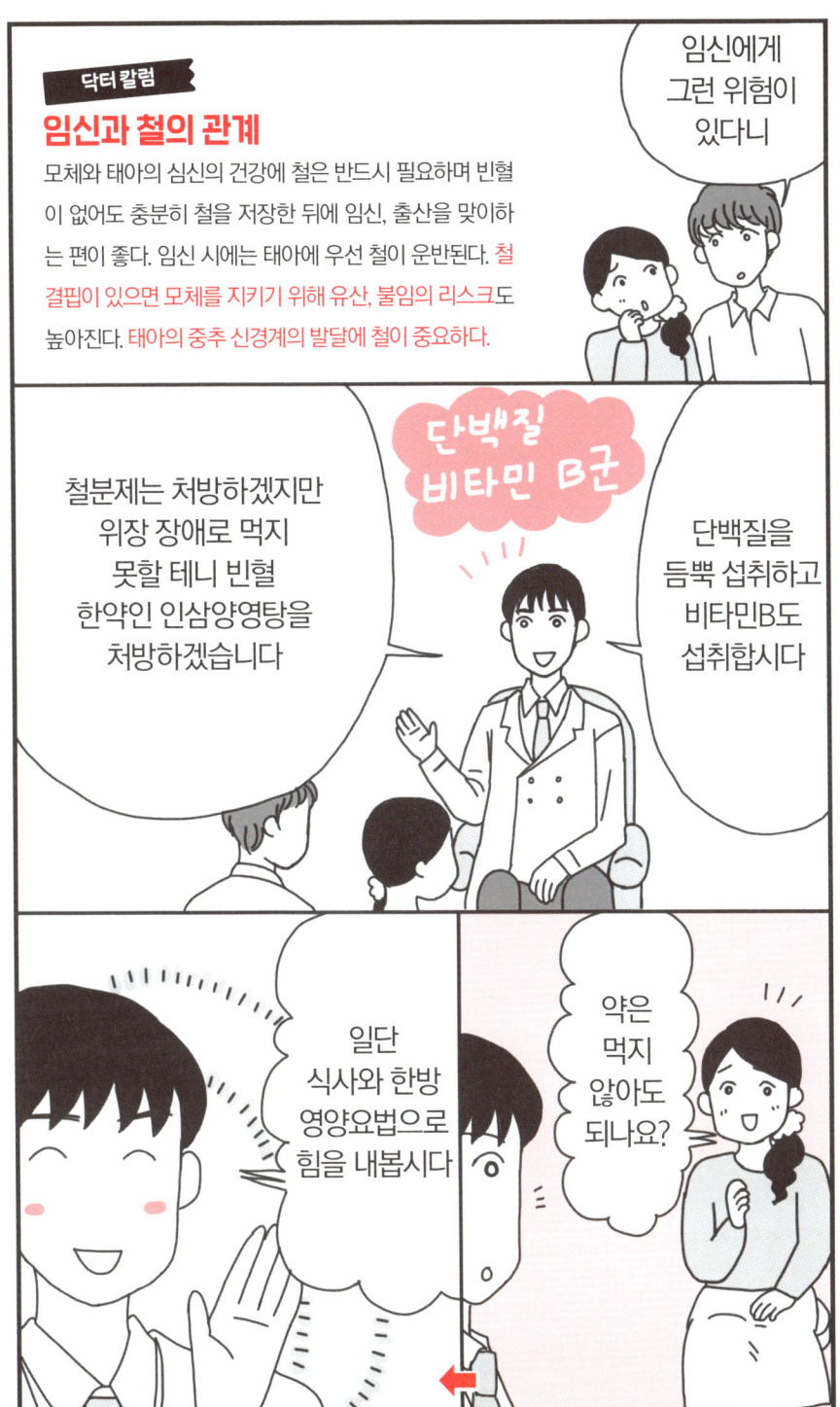

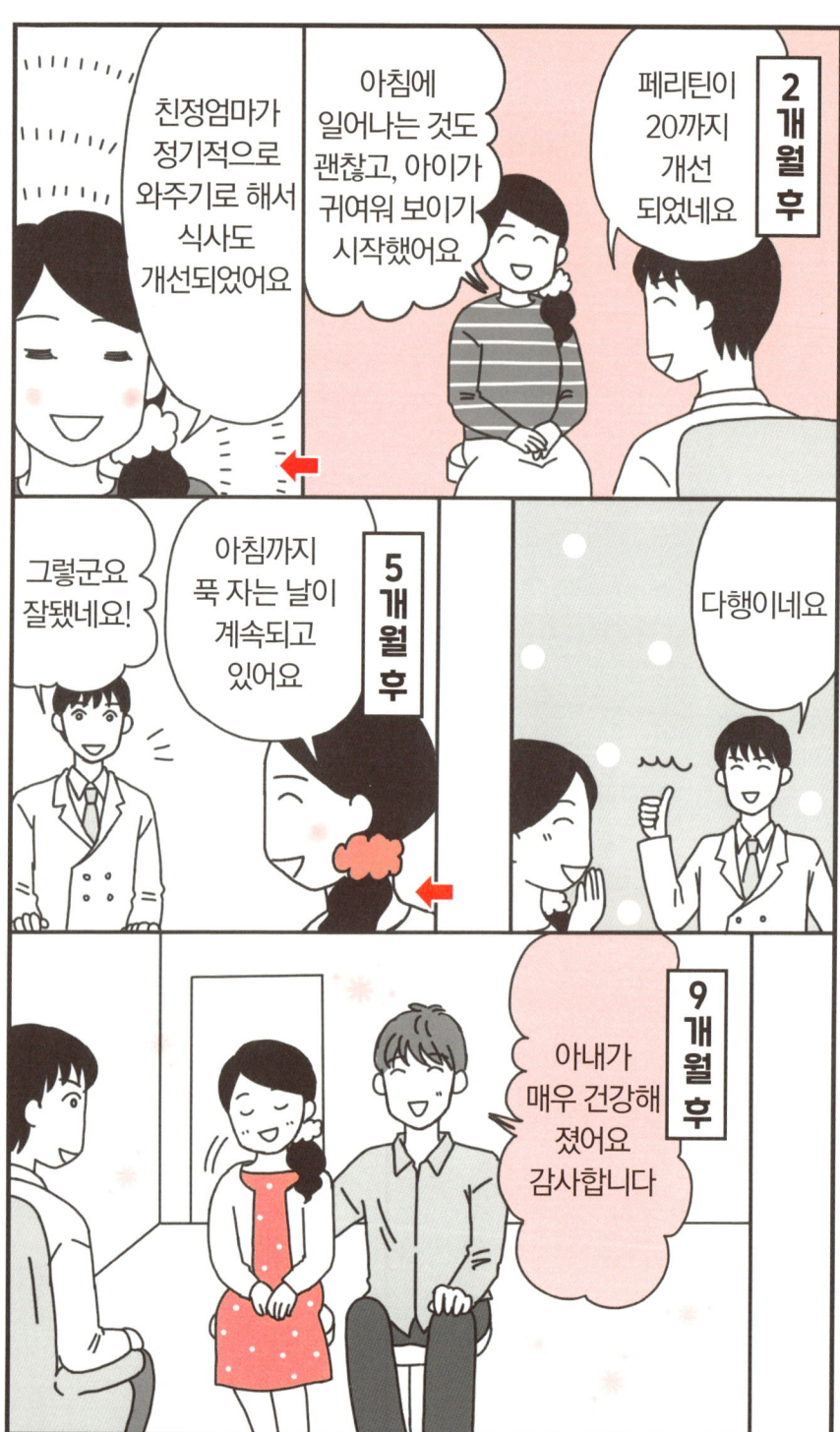

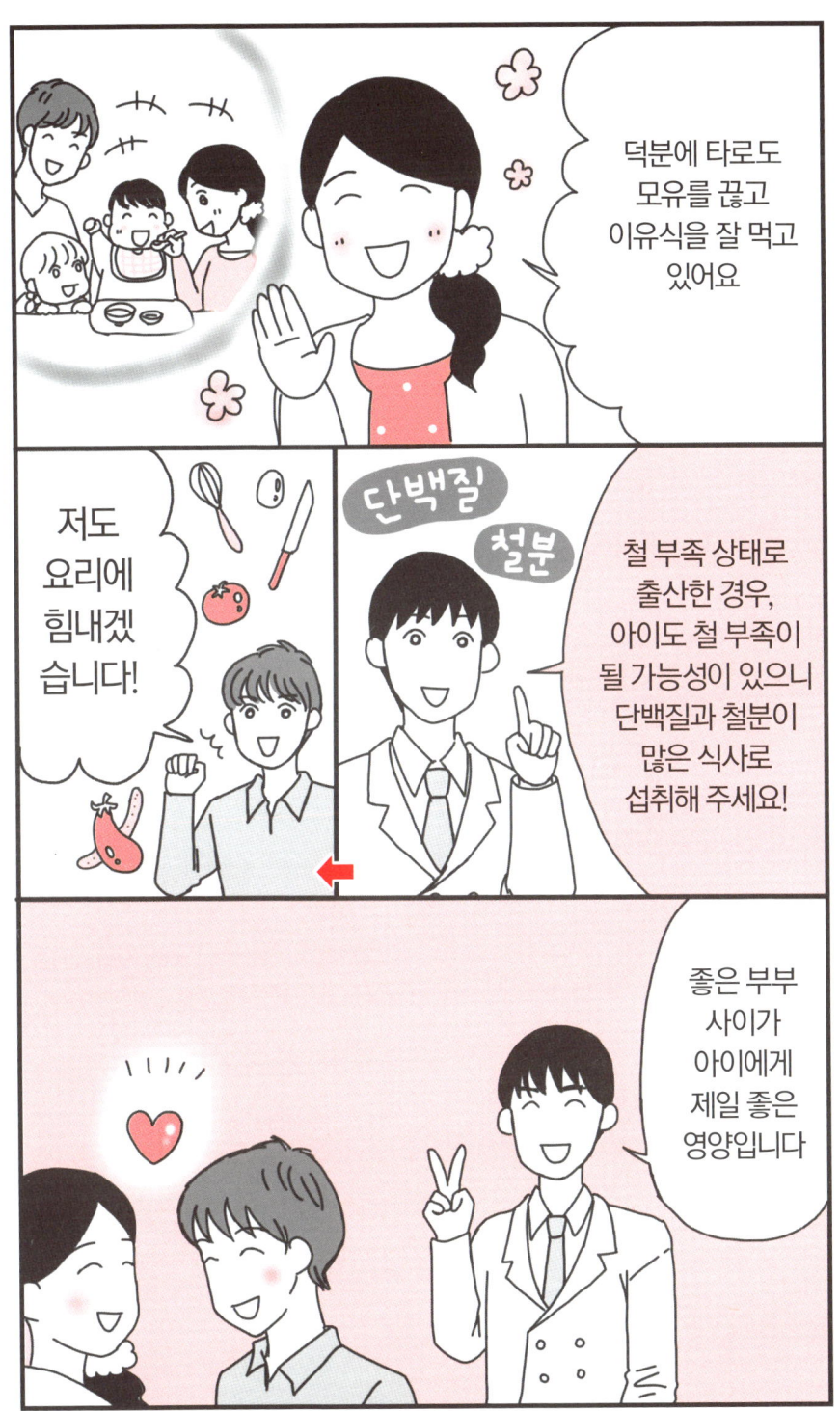

# 증례 7 아이의 발달 장애
## G군의 경우

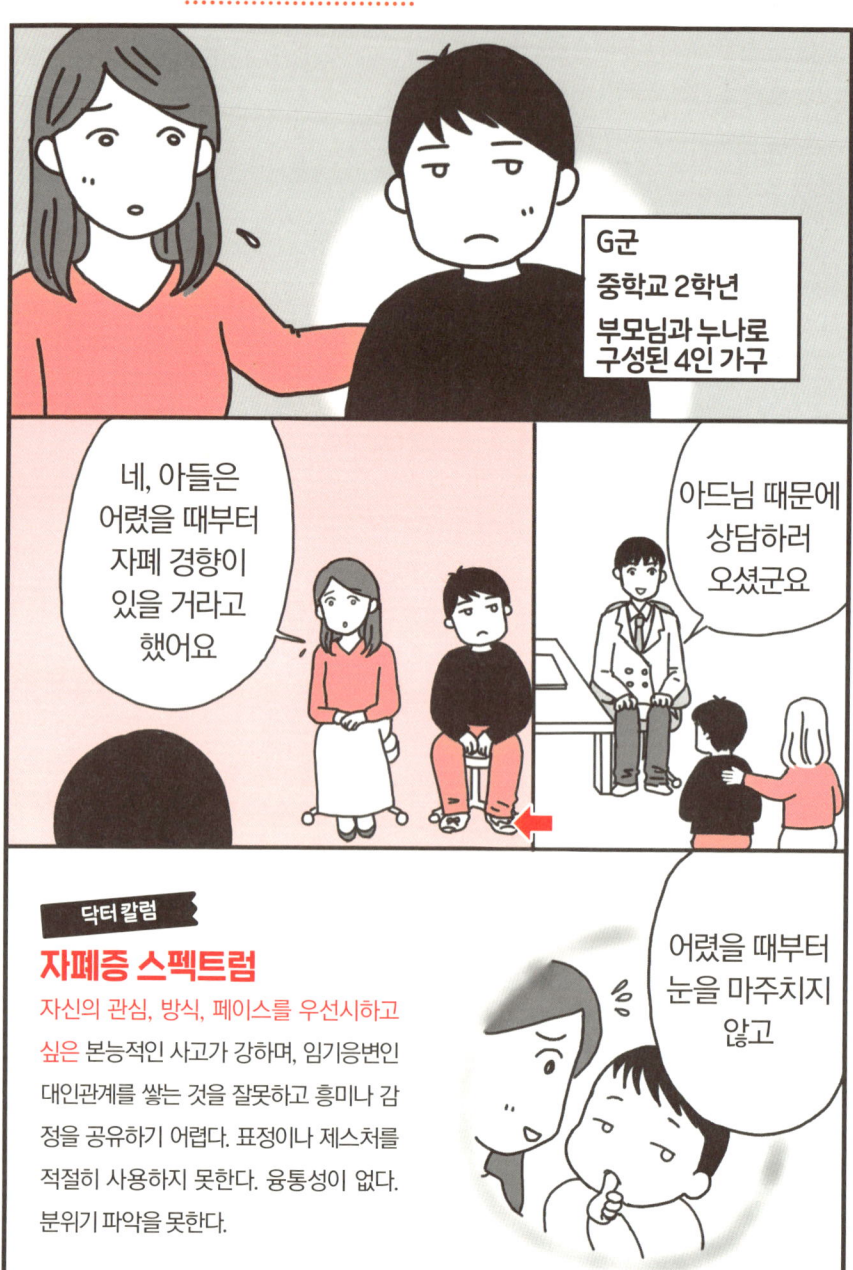

G군
중학교 2학년
부모님과 누나로 구성된 4인 가구

네, 아들은 어렸을 때부터 자폐 경향이 있을 거라고 했어요.

아드님 때문에 상담하러 오셨군요.

어렸을 때부터 눈을 마주치지 않고

**닥터 칼럼**

**자폐증 스펙트럼**

자신의 관심, 방식, 페이스를 우선시하고 싶은 본능적인 사고가 강하며, 임기응변인 대인관계를 쌓는 것을 잘못하고 흥미나 감정을 공유하기 어렵다. 표정이나 제스처를 적절히 사용하지 못한다. 융통성이 없다. 분위기 파악을 못한다.

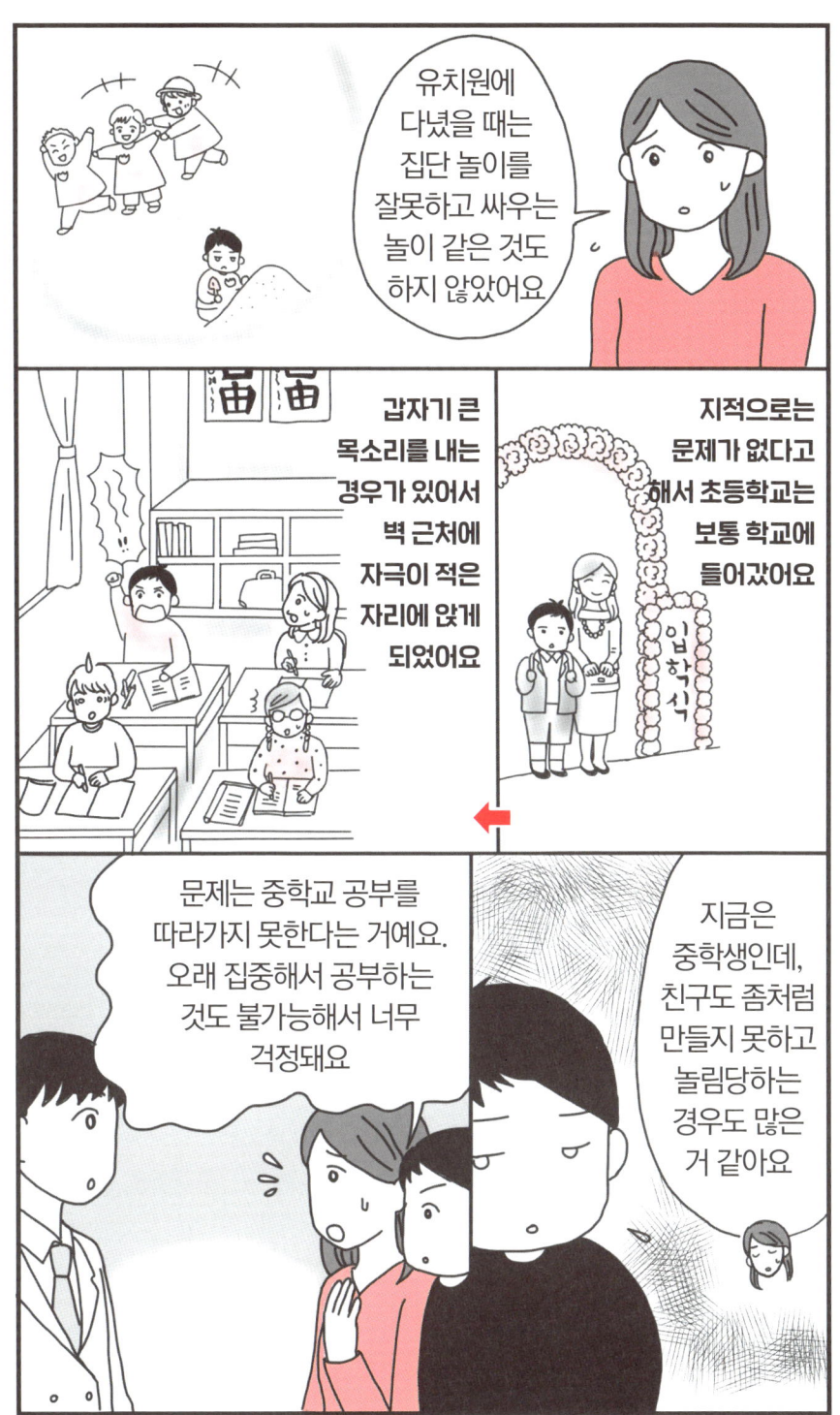

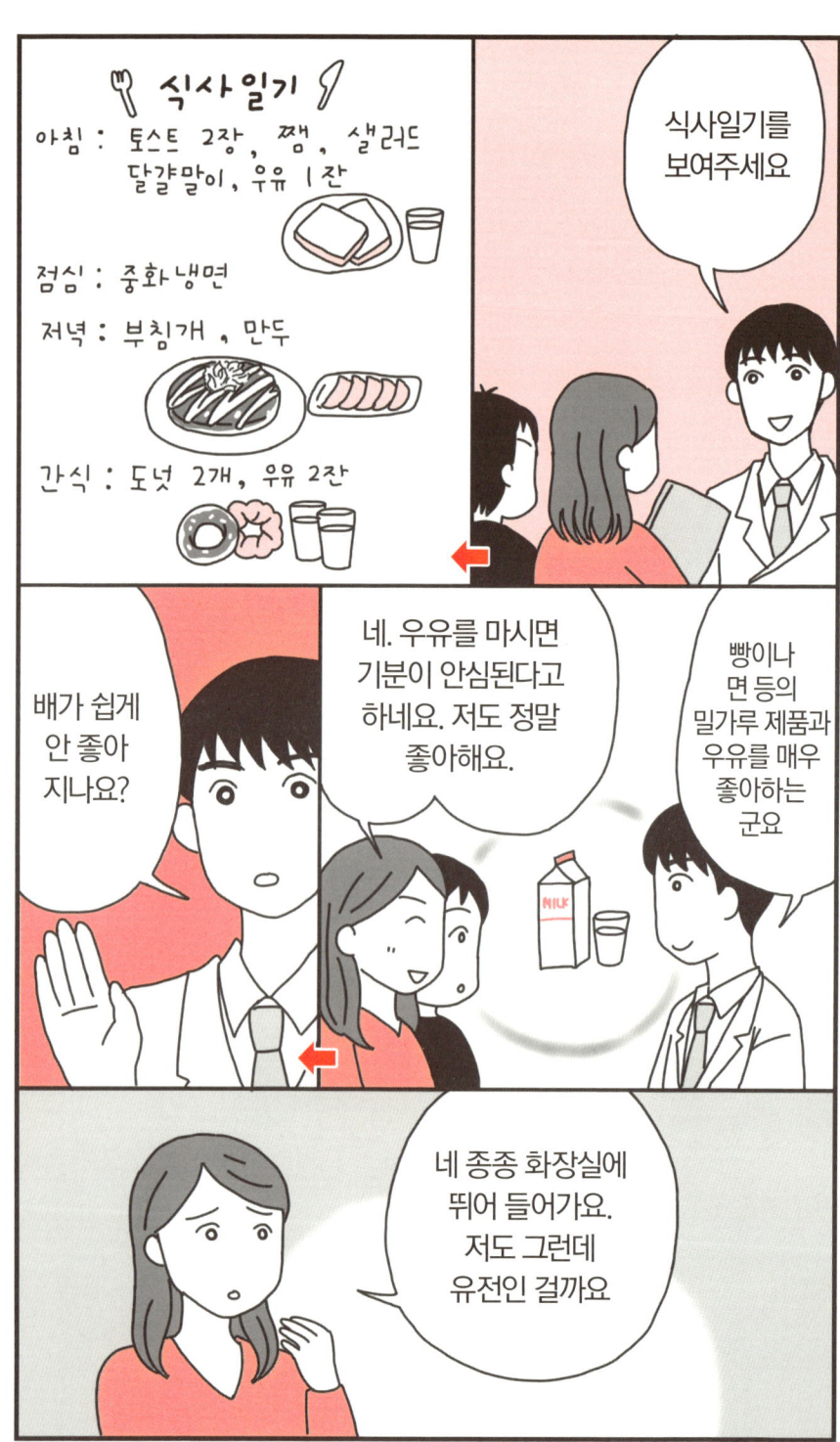

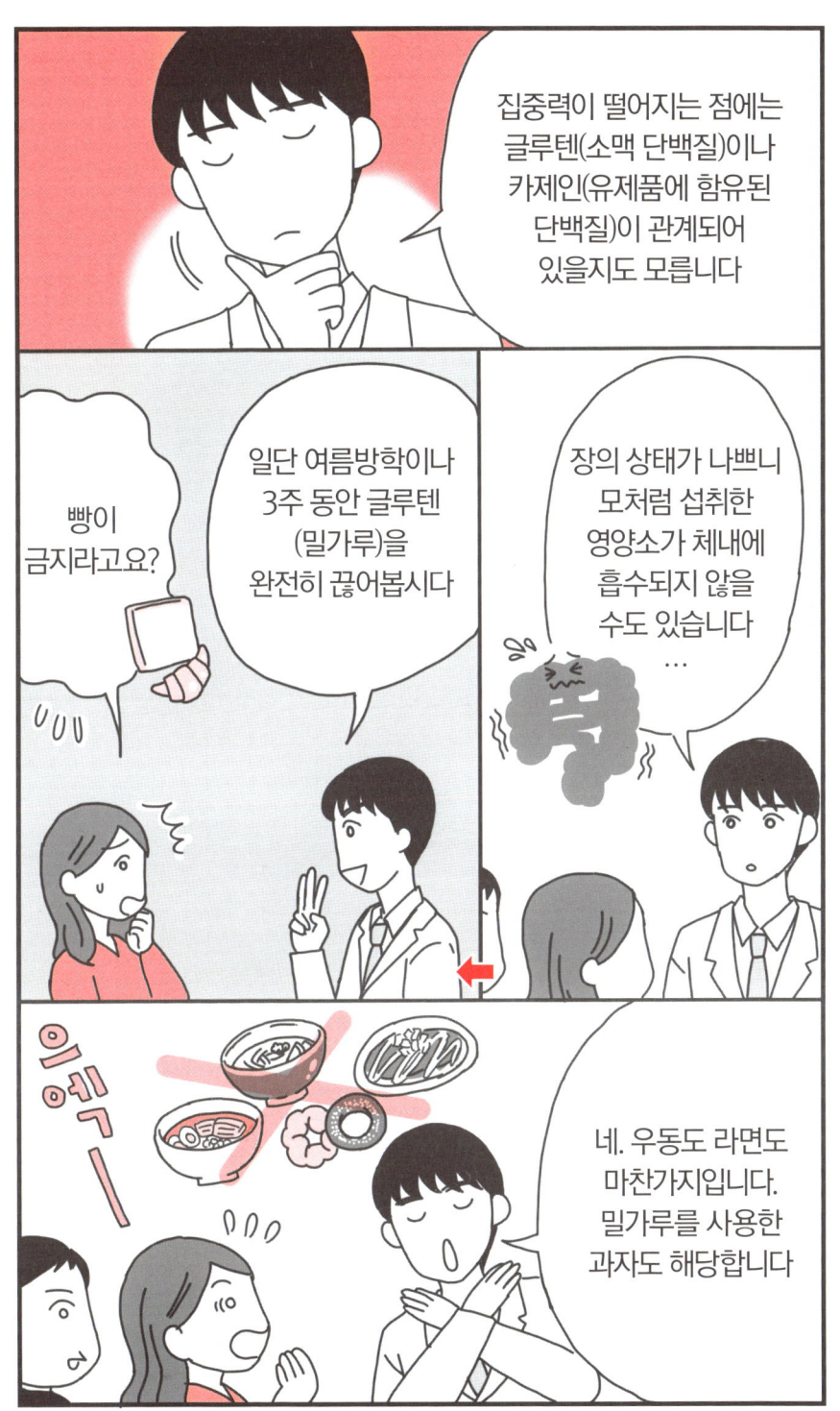

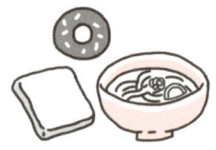

## 닥터 칼럼
### 글루텐 프리

글루텐이란 밀가루 등에 함유된 단백질로 장에서 분해되면 몰핀이라는 이상 펩티드가 된다. 이것이 장에서 소화되지 않고 피속에 들어가면 뇌까지 운반되어 정신 증상의 원인이 된다. 각종 검사가 있으나, 실제로 글루텐을 끊어야만 제일 정확한 알레르기 유무를 알 수 있다.

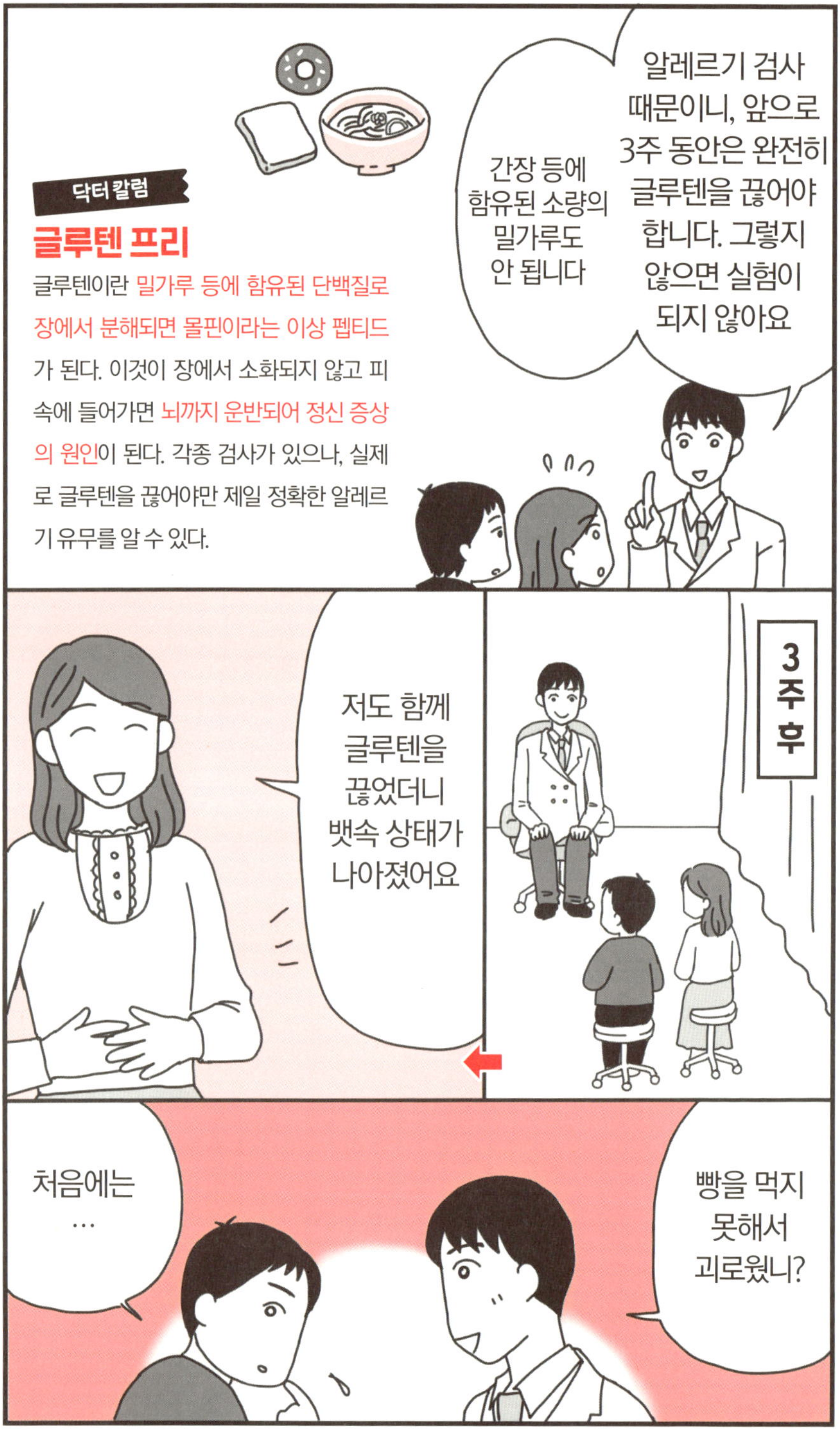

알레르기 검사 때문이니, 앞으로 3주 동안은 완전히 글루텐을 끊어야 합니다. 그렇지 않으면 실험이 되지 않아요

간장 등에 함유된 소량의 밀가루도 안 됩니다

3주 후

저도 함께 글루텐을 끊었더니 뱃속 상태가 나아졌어요

처음에는 ...

빵을 먹지 못해서 괴로웠니?

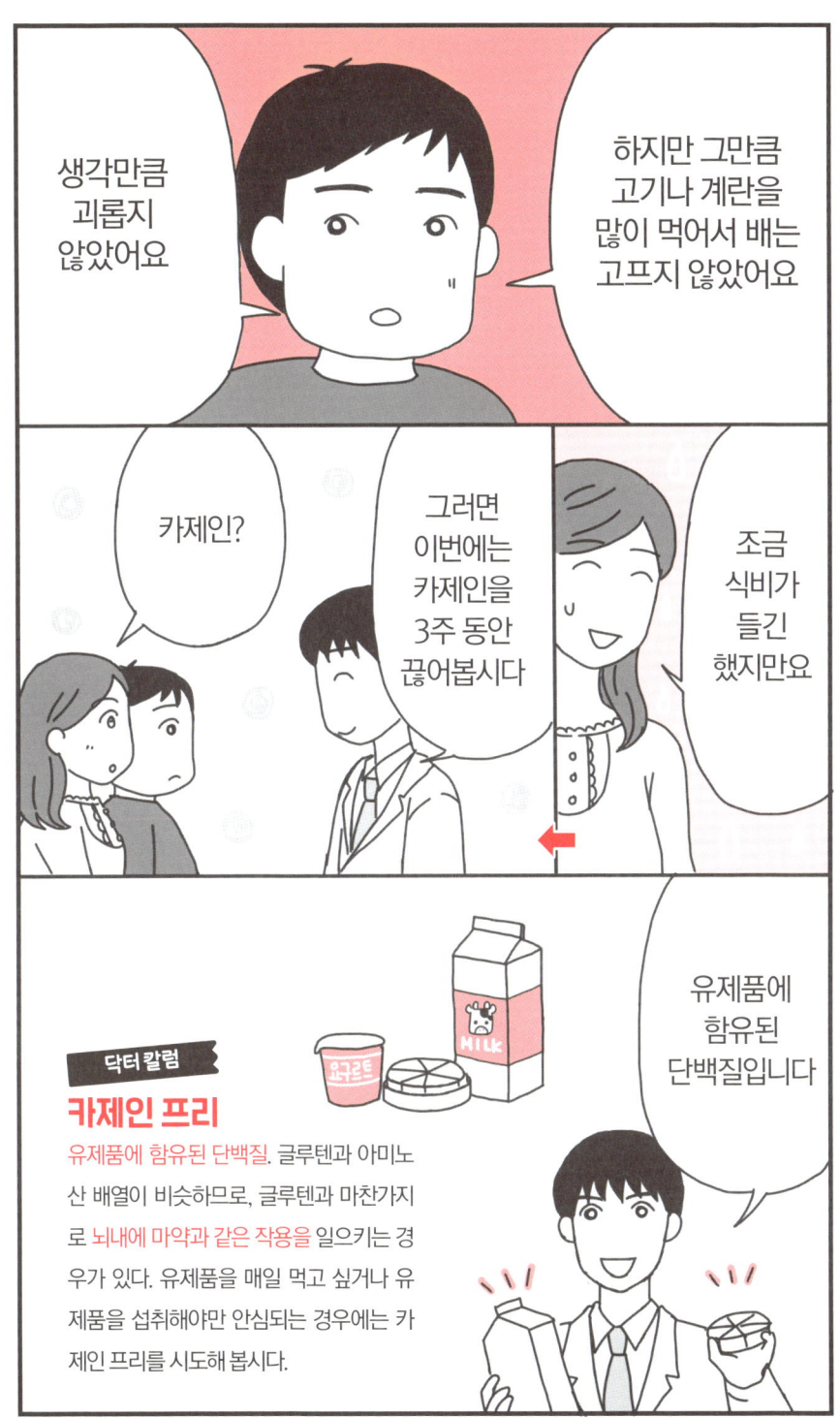

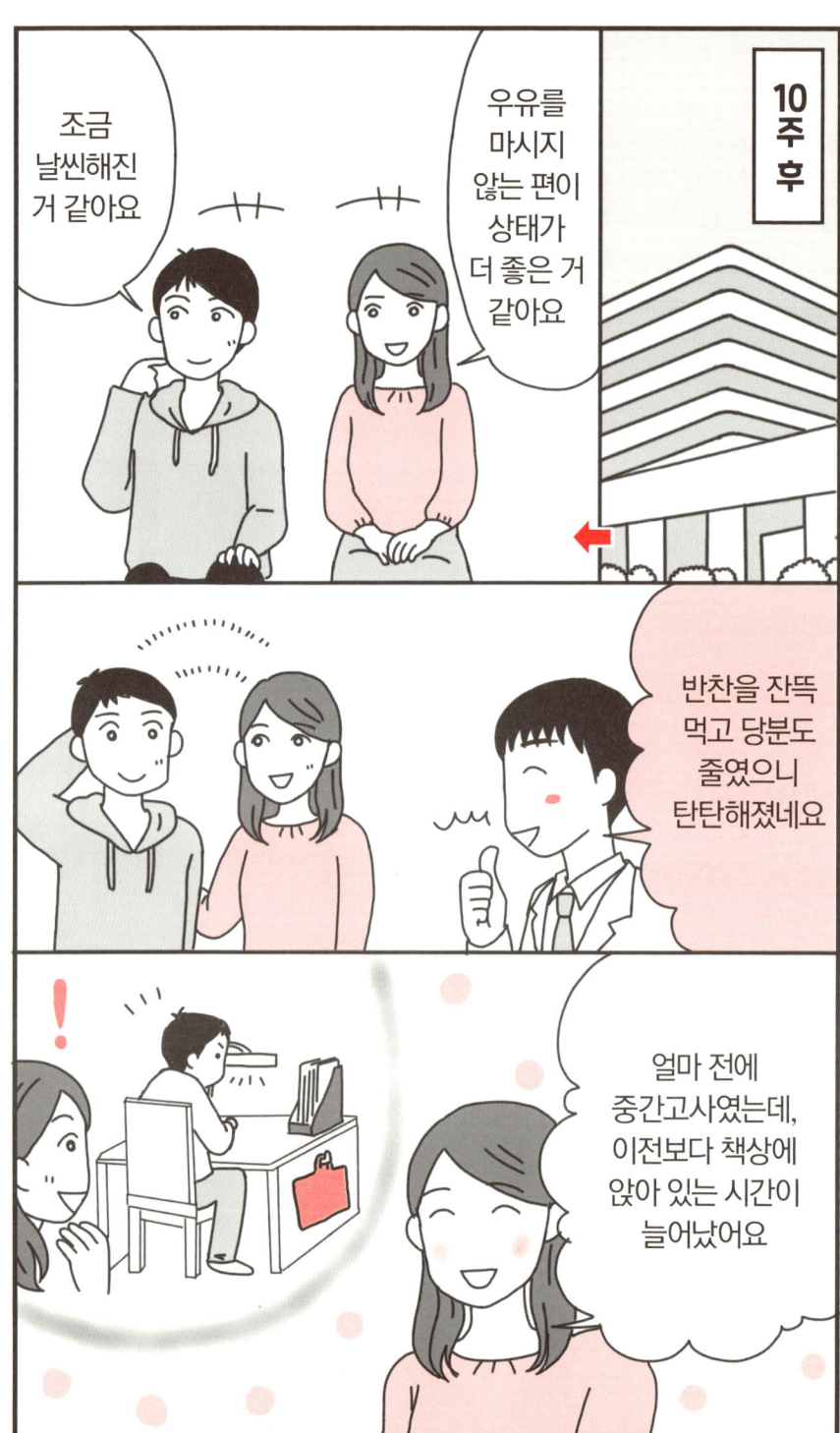

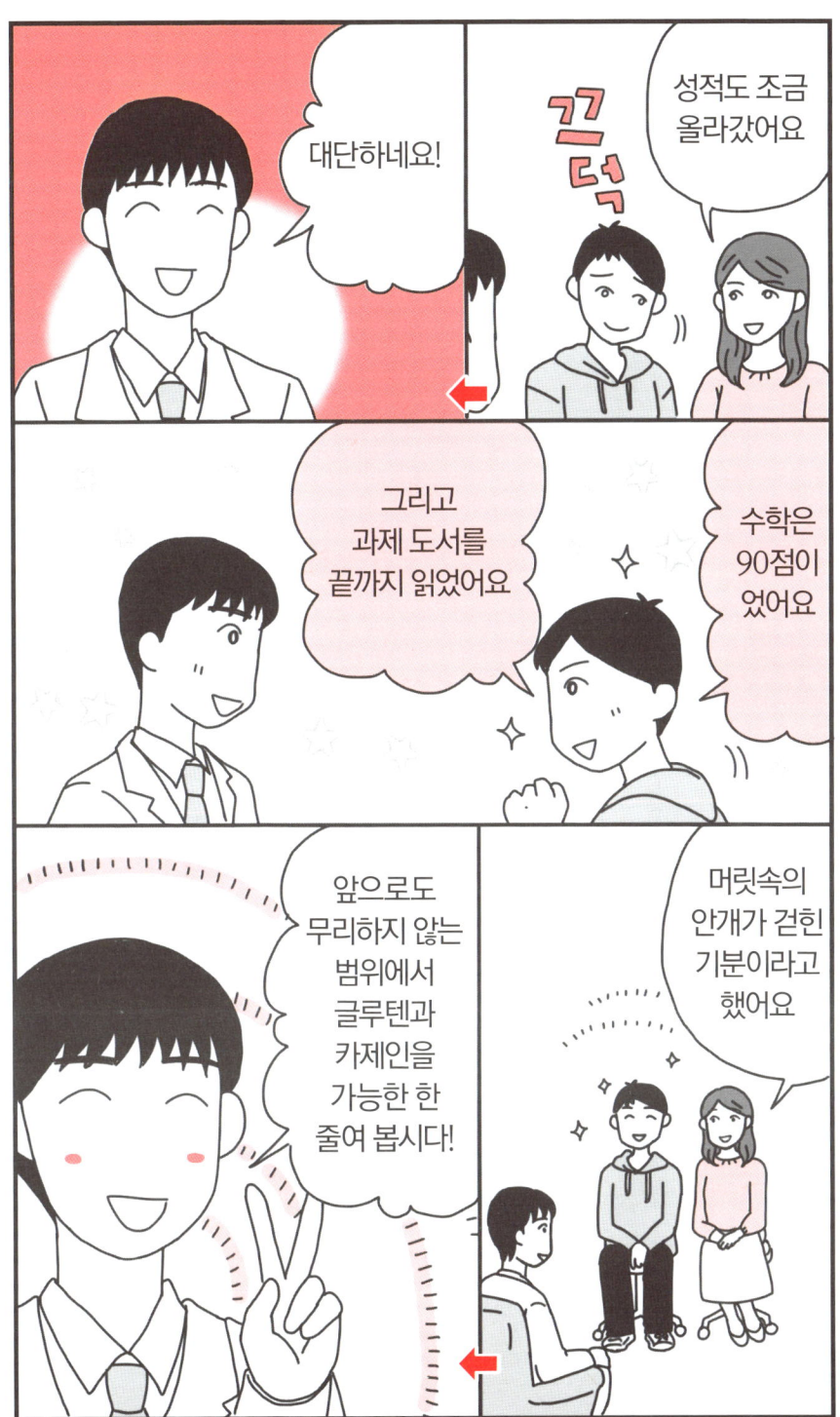

# 기분 변조증
## 증례 8 — H씨의 경우

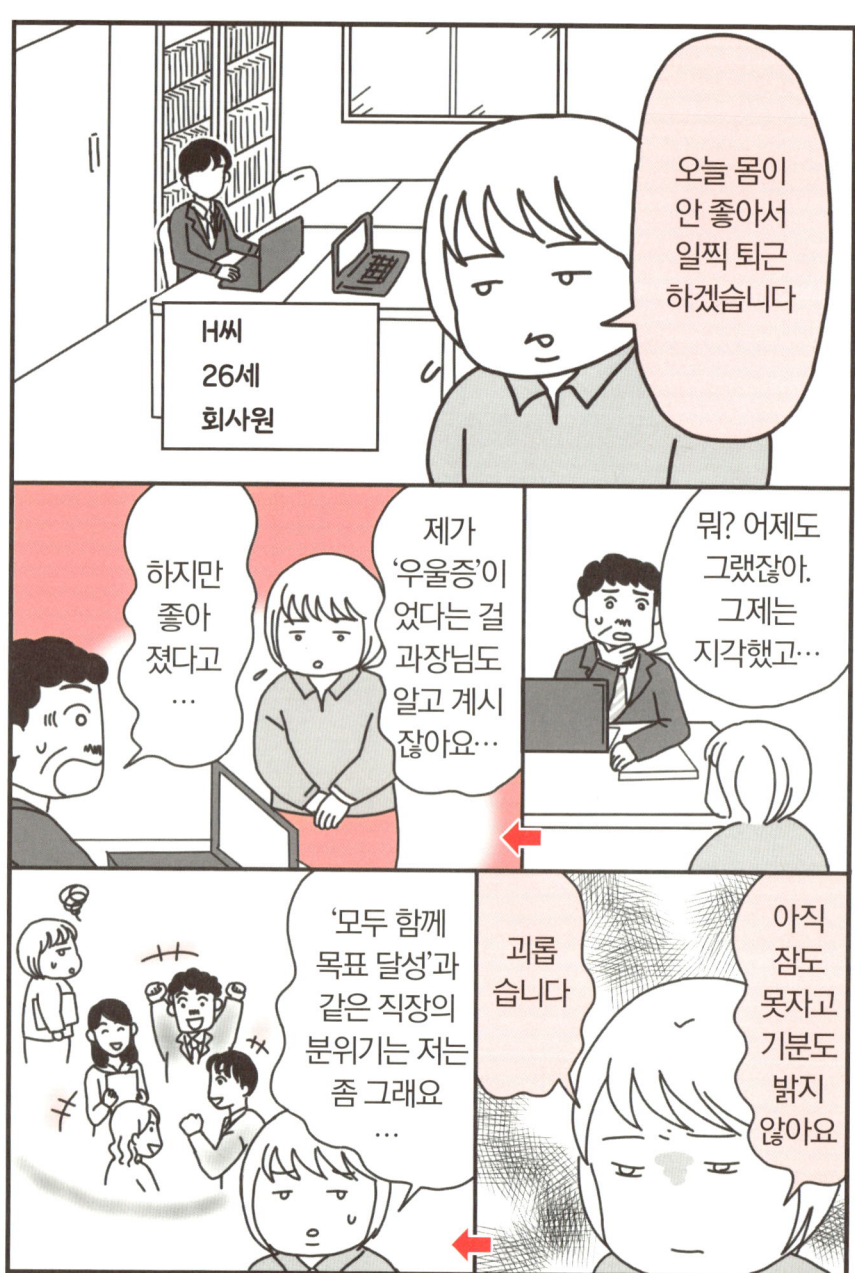

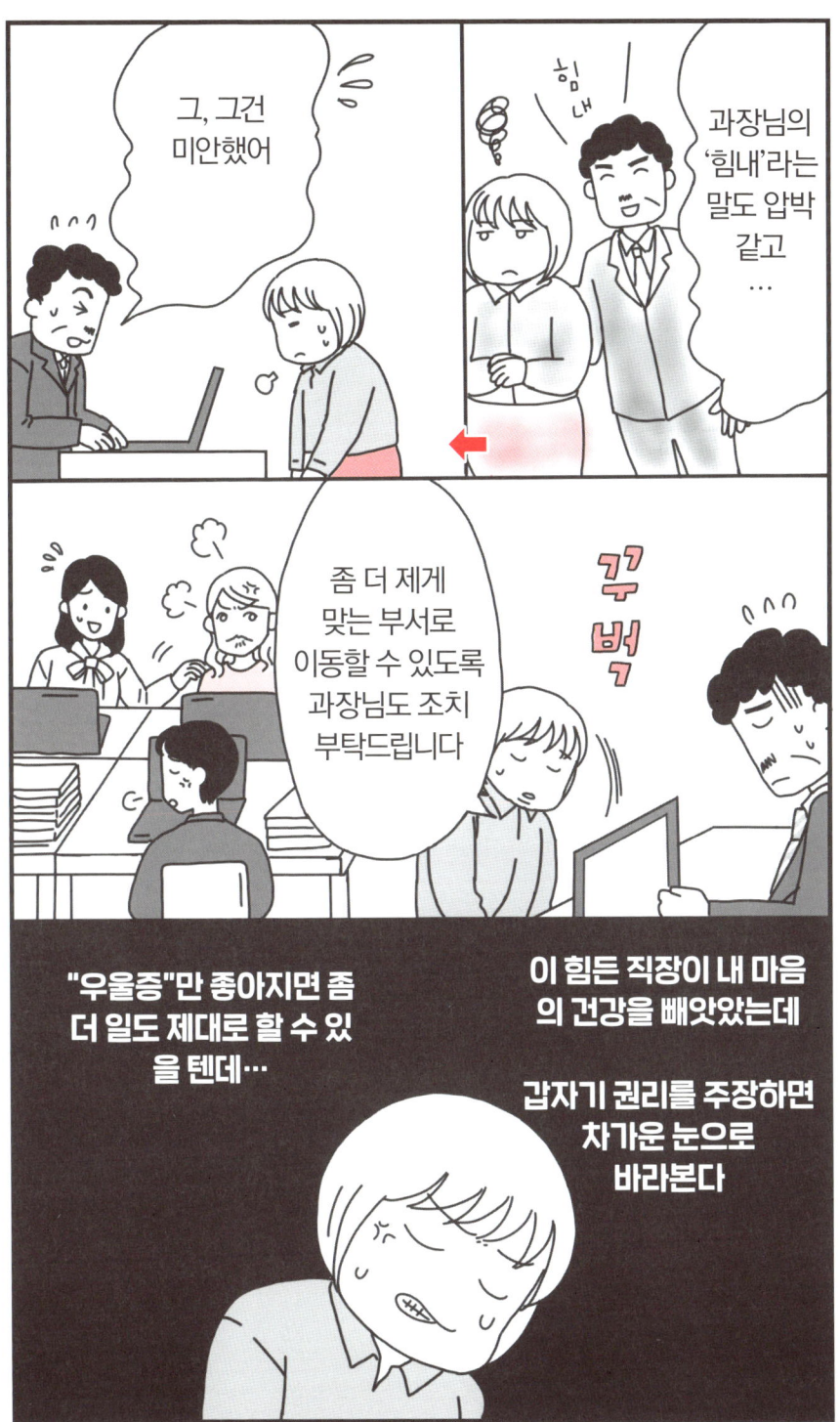

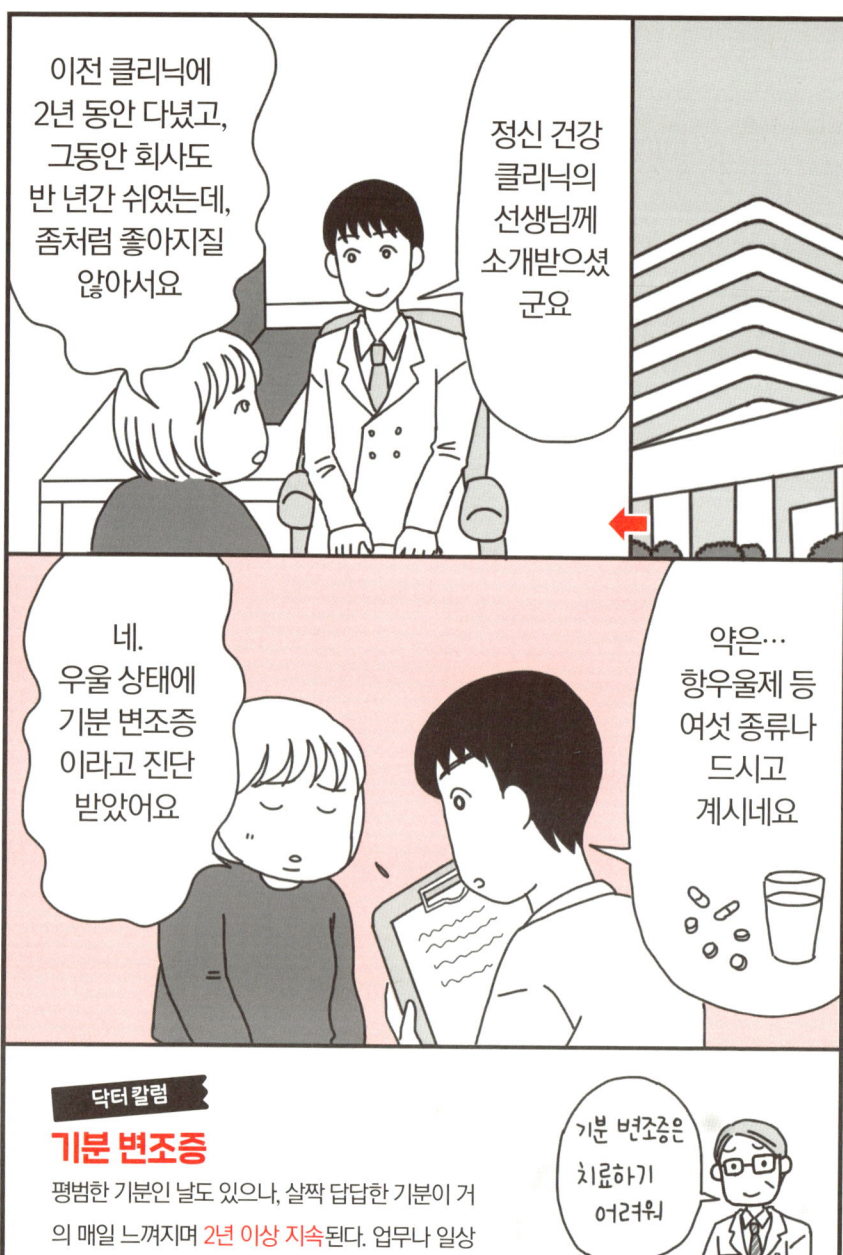

**닥터 칼럼**

### 기분 변조증

평범한 기분인 날도 있으나, 살짝 답답한 기분이 거의 매일 느껴지며 2년 이상 지속된다. 업무나 일상생활은 대체로 문제없이 할 수 있다. 여성이 많으며, 항우울제가 잘 듣지 않는다. 임상 경험상, '철 부족'이나 '염증이 동반된 철 이용 장애'와 같은 철결핍이 그 배경에 있는 환자가 많다.

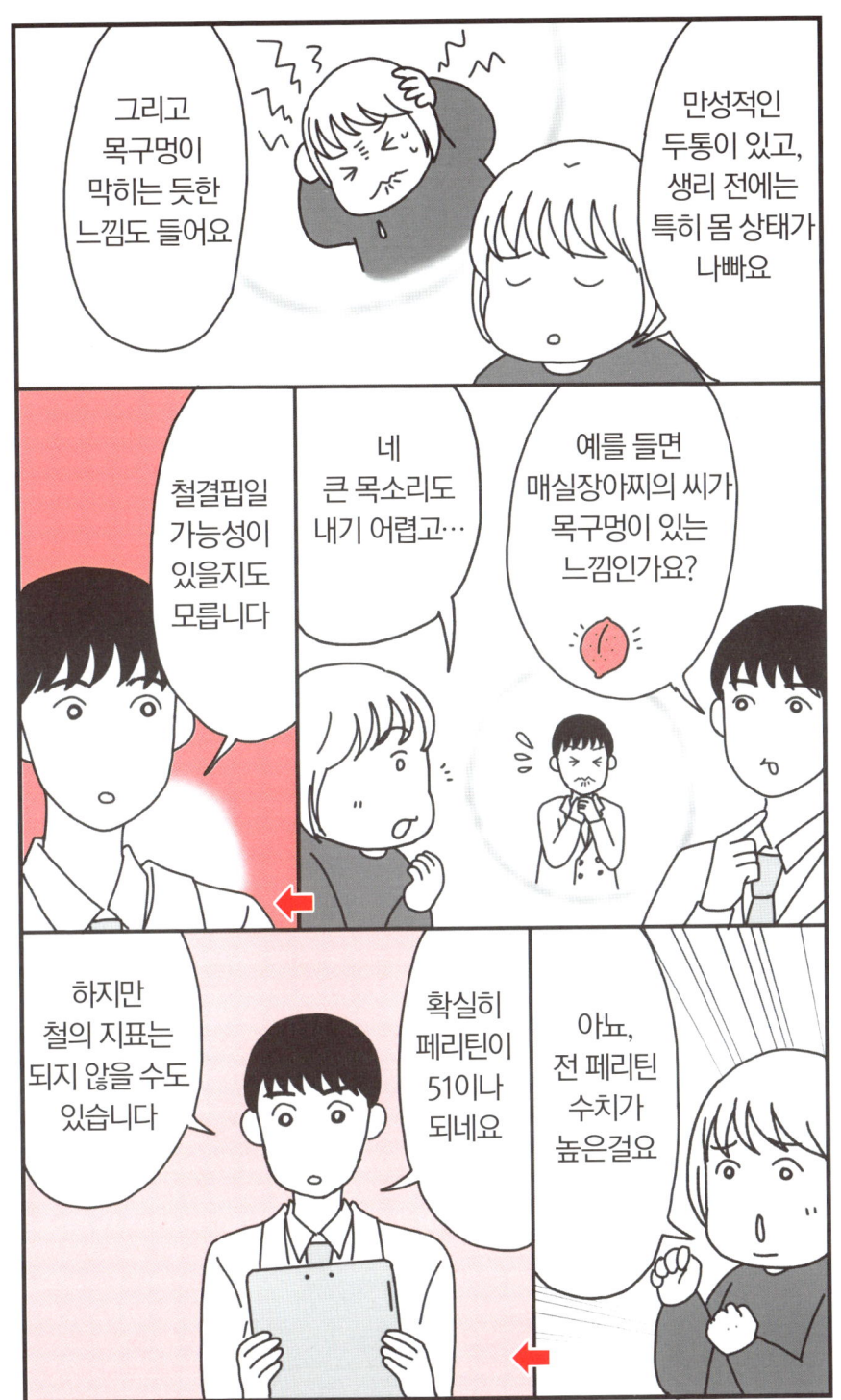

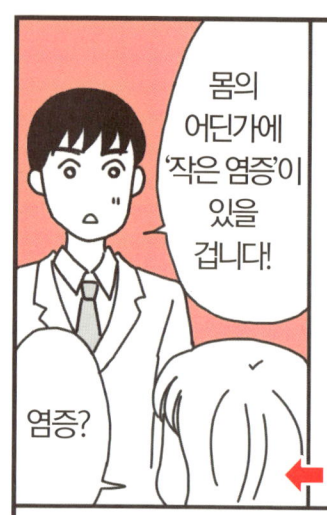

몸의 어딘가에 '작은 염증'이 있을 겁니다!

염증?

**식사 일기**

아침: 멜론빵, 단팥도넛, 요구르트, 카페오레

점심: 메밀국수 + 미니 튀김덮밥

간식: 치즈 케이크, 마델린

저녁: 돈가스정식, 생맥주, 아이스크림

---

**닥터 칼럼**

## 염증

염증이 발생했을 때는 페리틴이 높게 나오므로 철 부족의 지표가 되지 않는다. 염증의 지표 CRP가 정상이어도 혈청철, UIBC가 낮고 페리틴이 높으면 염증일 가능성이 있다. 예를 들면 AST보다 ALT가 높으며 중성지방이 많은 사람은 당질 과다 등으로 간에 지방이 쌓여 미세한 간 기능 장애(염증)를 겪을 가능성이 있다.

지방간이라고 들은 적이 있어요!

아참

장에도 염증이 있을지도 모릅니다. 염증이 있으면 페리틴이 높이 나오고, 철의 흡수율이 떨어집니다.

심한 변비로 배가 나오곤 해요

변비도 있지 않나요?

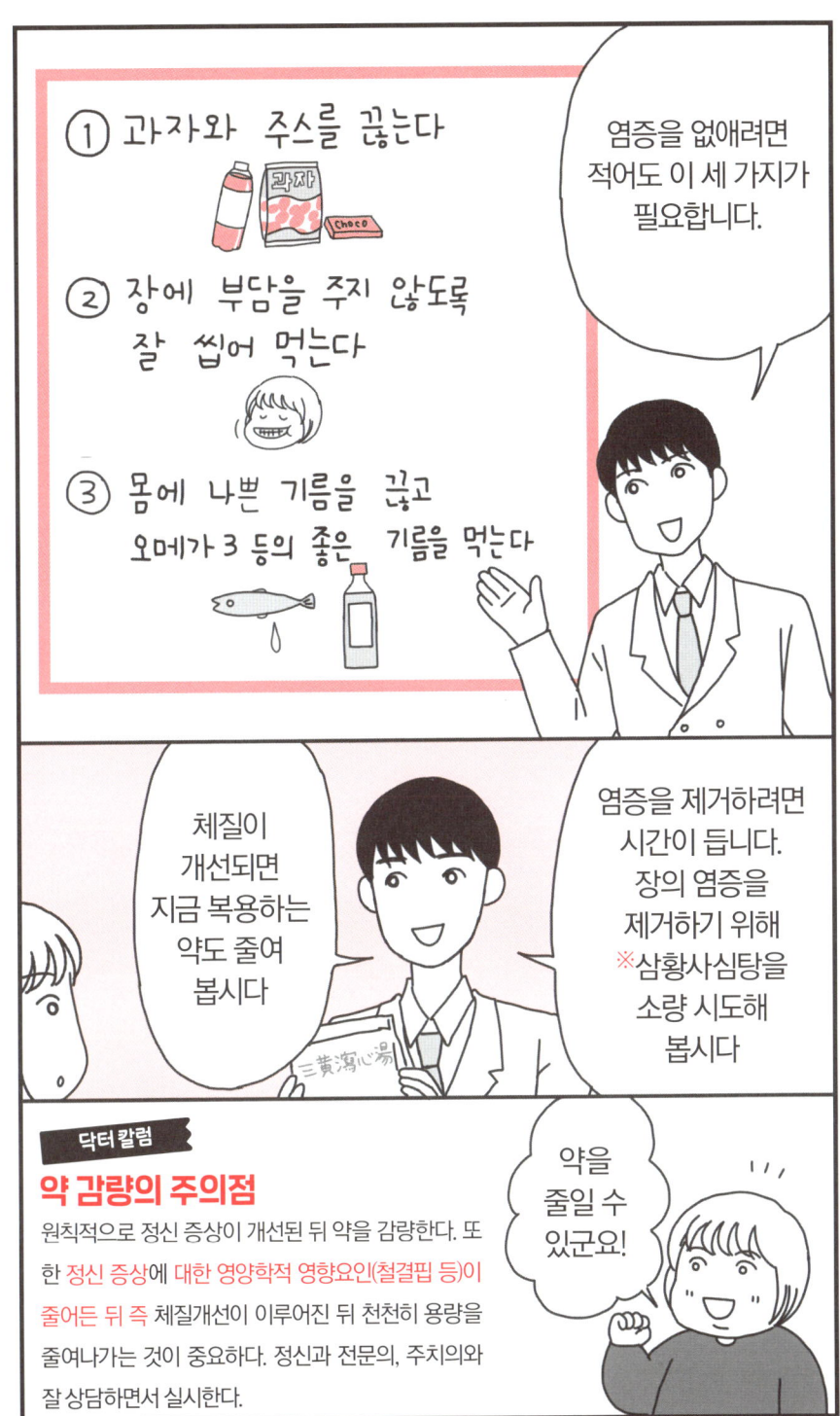

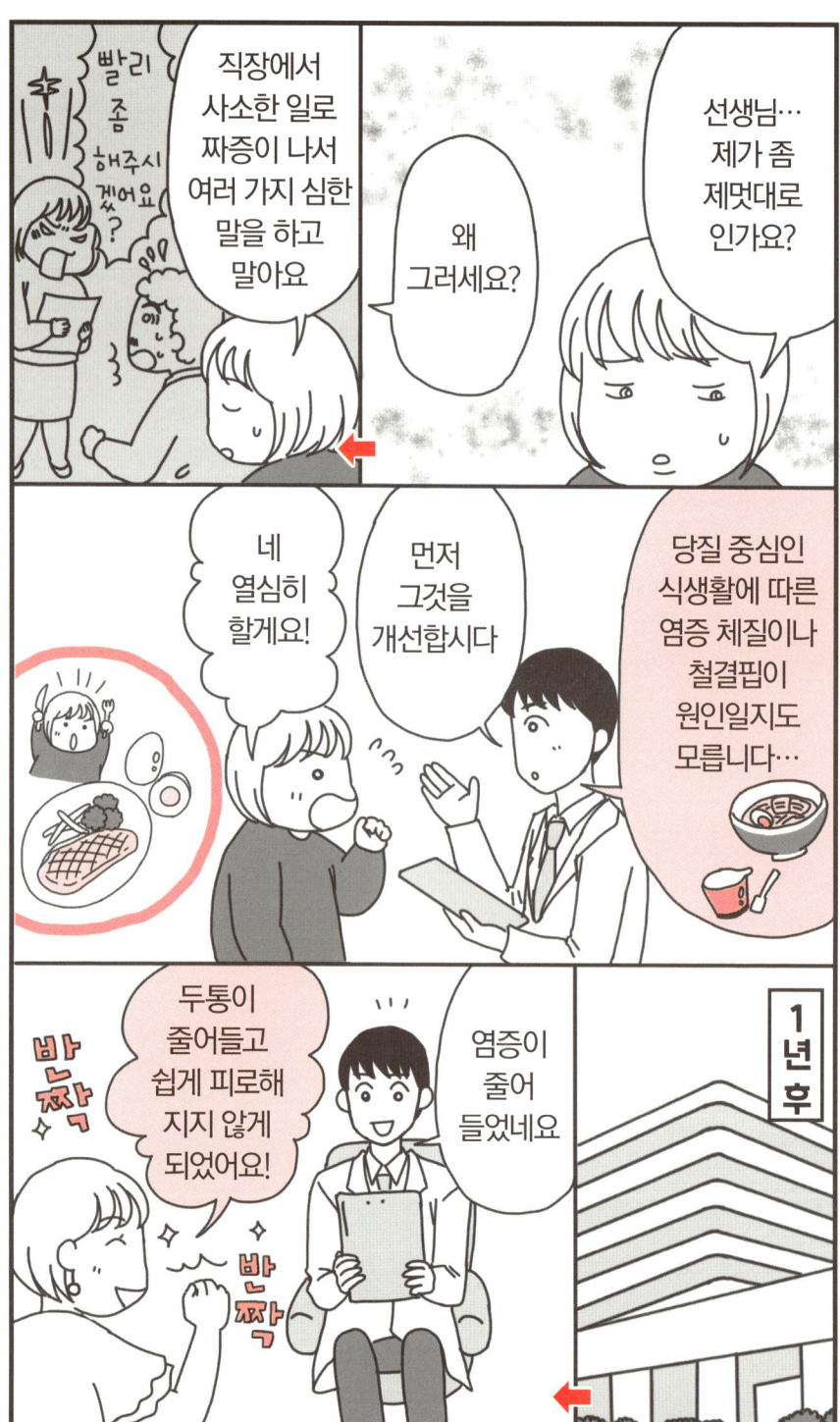

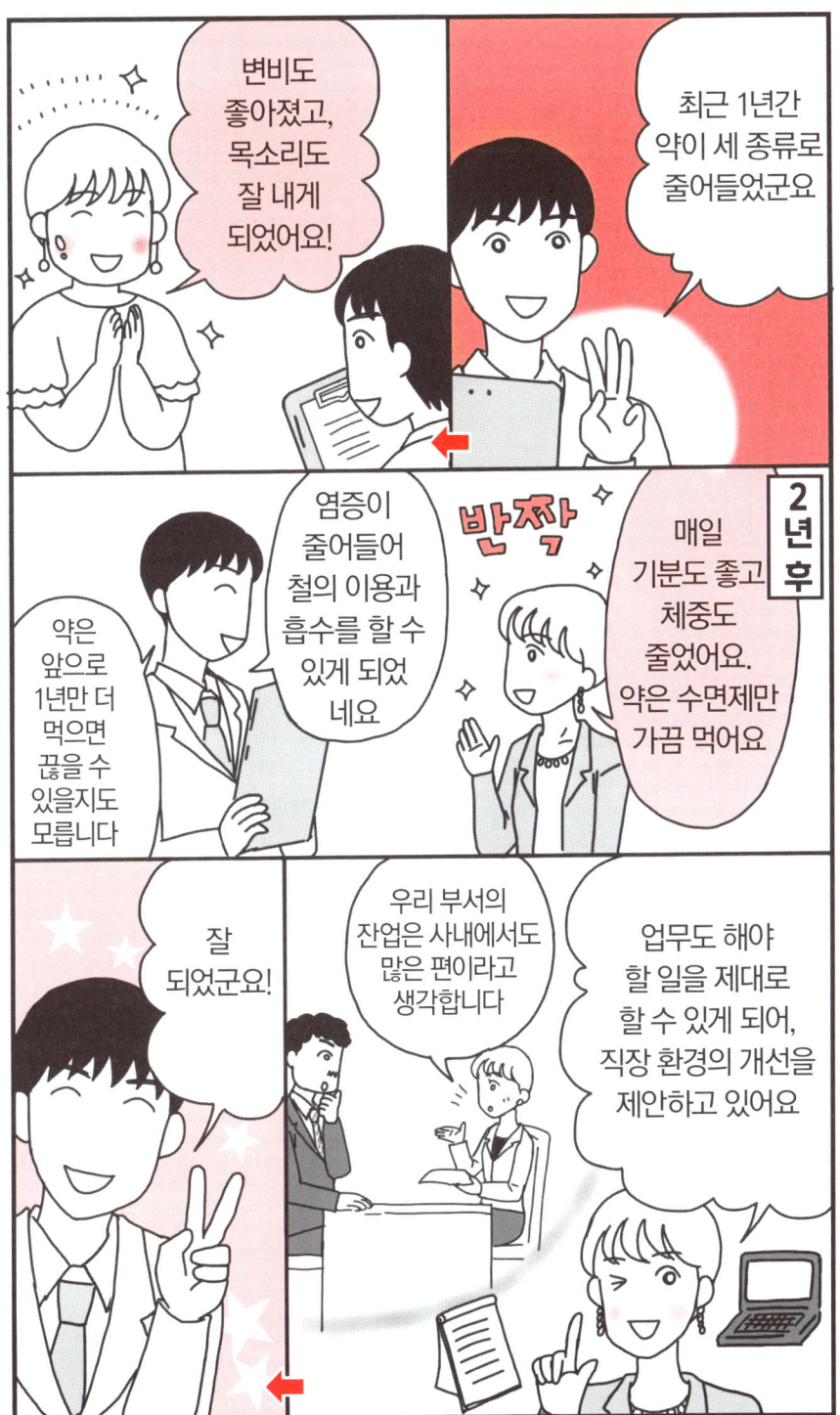

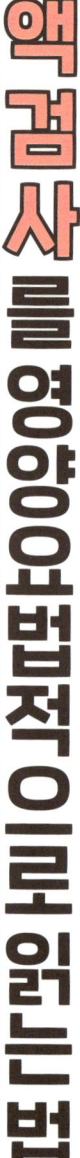

## 혈액 검사를 영양요법적으로 읽는 법 (Dr. 奧平式)

### step 1

**검사 회사의 참고기준치에 들어가 있는가?**

혈액검사의 결과를 보면, 항목별로 '참고기준치'가 쓰여 있다. 이 범위 안에 들어간다면 큰 병은 아니라고 할 수 있으므로 일단 안심해도 좋다. 하지만 8명의 체험에서도 알 수 있듯이, 기준치만으로는 알 수 없는 것도 있다.

> 검사 결과에 쓰여 있는 수치를 살펴보자

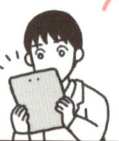

### step 2

**영양요법적인 이상 수치에 들어가 있는가?**

> P.195~197를 체크!

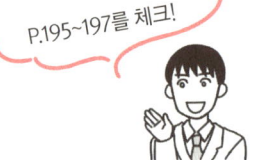

이 책에서는 단순히 '참고기준치' 범위에 해당하는가가 아닌, 혈액검사의 수치에 영양요법적인 정보를 더해 'Dr. 奧平式 이상 수치'를 설정하여 이에 해당하는지를 살펴보고 있다. 이 기준을 충족하지 않으면 대책이 필요하다고 생각한다.

### Step 3

**수치를 가리고 있는 것은 없는가?**

'Dr. 奧平式 이상 수치'의 범위 내에 들어가지 않아도, 측정된 수치 그 자체에 어떠한 상승 인자나 저하 인자가 작용하는 경우도 있다. 그러한 인자 때문에 실제보다 높은(낮은) 수치가 나온 건 아닌지 생각해보자.

> P.198~199에서 자세히 설명하고 있다!

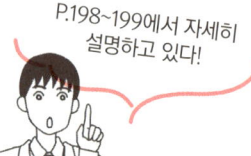

### 자신의 혈액검사 결과를 영양요법적으로 확인!

8명의 체험담, 어떠셨나? 당신의 고민도, 영양학적인 문제와 연관이 있을지도 모른다. 당신의 혈액검사의 결과를 검토해 본다.

혈액검사 보고서에는 항목별로 측정치(당신의 검사 결과)와 참고기준치가 나열되어 있다. 기준치 이내라면, '아 다행이다'로 끝……이 아니다. 오쿠다이라식으로 읽는 법을 다음 페이지에서 표로 소개할 테니, 하나하나 비교해 보며 검토해 본다.

# 영양요법적으로 수치를 살펴보자

## 철(鐵) 은 여기를 보자!

| | Dr.奧平式 이상적인 수치 | 설명 |
|---|---|---|
| 페리틴 | 생리를 하는 여성 50ng/ml 이상<br>적:25미만 황:50미만<br>남성, 폐경 후의 여성<br>100~150ng/ml<br>적:50미만 황:80미만 | 저장된 철(예:통장의 돈)의 지표<br>**상승인자** 염증, 막장애(膜障碍)<br>※철 부족의 기준과 동시에 염증의 기준이기도 하다 |
| MCV | 93~99fl<br>적:90미만<br>황:93미만 | 적혈구의 크기<br>**상승인자** 비타민B12 부족(저위산, 제산제, 필로리균, 완전채식, 메트포민), 엽산 부족(알코올, 임신 및 수유기, 발프로산)<br>**저하인자** 철 부족, 지중해빈혈 |
| TIBC | 300μg/dl<br>적:350이상<br>황:320이상 | TIBC(철을 운반하는 트럭의 총수)<br>=혈청철(철을 운반하는 트럭의 수)+<br>UIBC(철을 운반하지 않는 트럭의 수)<br>**상승인자** 철 부족 **저하인자** 염증, 막장애, 간장애, 신장애 |
| 혈청철 | 100μg/dl<br>적:60미만<br>황:80미만 | 혈액 속에 흐르는 철<br>**상승인자** 막장애, 간장애(肝障碍)<br>**저하인자** 철 부족, 염증, 저녁 채혈 |
| MCHC | 32~33%<br>적:31미만<br>황:32미만 | 적혈구 속의 헤모글로빈 농도, 철 부족에 꽤 특이적<br>MCV가 낮으므로 MCGHC도 저하<br>**상승인자** 탈수, 다혈증 **저하인자**: 철 부족 |
| 헤모글로빈 | 13.5~15대g/dl<br>적:12.0미만<br>황:13.5미만 | 적혈구의 철(예시:지갑의 돈)의 지표<br>철 부족일 경우, 적혈구의 철은 마지막까지 보호되기 때문에 철 부족임에도 헤모글로빈은 기준치 내인 경우가 많다. 즉 페리틴(저장철=통장의 돈)일 때는 그다지 수치가 낮아지지 않는다. **상승인자** 탈수 |

## 혈당조절장애 는 여기를 보자!

| | Dr.奧平式 이상적인 수치 | 설명 |
|---|---|---|
| 1.5AG | 15μg/ml 이상<br>적:1자릿수<br>황:15미만 | 과거 며칠간의 혈당 콘트롤의 지표가 된다. 한 자릿수일 경우에는 식후 고혈당이 200mg/dl 이상일 가능성이 있다. 즉, 혈당이 급격히 올라가 있을 가능성이 높으므로 혈당조절장애의 지표가 된다. 엄격하게 당질 제한을 한 경우에도 한 자릿수가 된다.<br>**상승인자** 인삼양영탕, 가미귀비탕에 함유된 원지(遠志)<br>**저하인자** 엄격한 당질 제한, SGLT2 저해약 |
| 글리코<br>알부민<br>(GA) | 14.5%<br>적:13미만, 16이상<br>황:14미만, 15이상 | 과거 2주 정도의 혈당치의 평균치. 혈당곡선 그래프에서 고혈당 면적의 총계와 저혈당 면적의 총계가 비슷해지면 14.5%가 된다. 낮은 경우에는 저혈당인 시간이 길 가능성이 있으므로 당질이 아닌 음식을 간식으로 먹는 게 좋다.<br>**상승인자** 고혈당 **저하인자** 저혈당, 저단백질 |

※ 당뇨병 진단 항목인 HbA1c는 과거 1~3개월의 혈당치의 평균치이므로 글리코알부민과 마찬가지로 혈당치의 난고하의 지표가 되지 않는다.
※ 1.5AG는 식후에 혈당이 급상승하는가를 판단할 때 좋은 지표가 된다. 글리코 알부민의 값과 함께 생각해보면 다섯 시간 동안의 당 부하검사의 혈당곡선 이미지 그림을 그릴 수 있다. (포도당을 먹은 뒤의 혈당치, 인슐린, 체온, 증상의 추이를 다섯 시간 동안 살펴보는 검사. 혈당치의 난고하 등의 변동 패턴을 알 수 있다.)

## 단백질 은 여기를 보자!

| 항목 | Dr.奧平式 이상적인 수치 | 설명 |
|---|---|---|
| 요소질소<br>(BUN) | 15~20mg/dl<br>적:1자릿수<br>황:15미만 | 단백질의 대사를 나타내는 항목<br>단백질과 비타민B군이 필요<br>**상승인자** 저칼로리, 탈수, 상부 소화관 출혈, 격심한 운동<br>**저하인자** 단백질이나 비타민B군 부족 |
| γ-GTP | 15~25U/L<br>적:1자릿수<br>황:15미만 | 단백질 섭취량의 지표<br>**상승인자** 알코올, 약, 글루타치온(약이나 이물질의 해독)의 수요 항진,<br>지방간, 담석<br>**저하인자** 단백질의 섭취 부족 |
| 총콜레스<br>테롤<br>(Tcho) | 180~280mg/dl<br>적:150미만<br>황:180미만<br>※300이상인 사람도 주의 | 간장에서의 리포단백합성능을 반영<br>리포단백=단백질+지질<br>**상승인자** 갑상샘 기능 저하, 전날의 음주, 폐경 후<br>**저하인자** 단백질 부족, 지방질 부족, 간장애<br>※콜레스테롤이 낮은 수치이면 충동성이나 자살 사고나 자살 기도가<br>늘어날 가능성이 있음<br>※스트레스와 싸우는 호르몬(코르티솔), 여성 호르몬, 남성 호르몬, 비<br>타민 D, 담즙산, 세포막 등의 재료 |
| 총단백<br>(TP) | 7.0~8.0g/dl<br>적:6.5미만<br>황:7.0미만 | 혈액 속의 단백질, 단백질의 합성량이나 섭취량을 반영<br>**상승인자** 탈수, 막장애, 염증이나 감염 시의 γ-글로블린 상승<br>**저하인자** 단백질 부족, 간장애, 신장애(腎障碍) |
| 알부민<br>(Alb) | 4.3g/dl이상<br>적:4.0미만<br>황:4.3미만 | 간장에서 합성하는 단백질. 영양소나 약을 체내에 운반하는 역할을<br>한다. 간장의 단백질 합성 능력을 반영.<br>알부민이 낮은 수치일 경우, 약의 부작용이 쉽게 나타나거나 부종의<br>원인이 되기도 한다.<br>**상승인자** 탈수<br>**저하인자** 단백질 부족, 간장애, 신장애, 만성 감염증, 교원병 |

## 아연, 마그네슘 은 여기를 보자!

| 항목 | Dr.奧平式 이상적인 수치 | 설명 |
|---|---|---|
| 알칼리<br>포스타제<br>(ALP) | 170~270U/L<br>적:150미만<br>황:170미만 | ALP의 활성중심은 아연으로, 마그네슘으로 활성화<br>**상승인자** 간질환, 뼈질환, 성장기, 지방 식후, 알코올, B형, O형, 임신 후기<br>**저하인자** 아연이나 마그네슘의 부족, 갑상샘 기능 저하, 유전 |
| 혈청아연<br>(Zn) | 90~110μg/dl<br>적:80미만<br>황:90미만 | 혈액 속의 아연<br>**상승인자** 갑상샘 기능 항진, 막장애, 공복<br>**저하인자** 식후, 저녁 채혈, 당뇨병 |
| 혈청아연/<br>혈청동<br>(Zn/Cu) | 0.9~1.1<br>적:0.8미만<br>황:0.9미만 | 아연과 동, 모두 100μg/dl 정도가 이상<br>동이 높은 경우에는 염증을 시사 |
| 혈청<br>마그네슘<br>(Mg) | 2~3mg/dl<br>※부족은 지표가 되지 않음 | 마그네슘이 과도한 경우에만 참고가 되지 않는다.<br>신장 기능 장애 및 마그네슘의 과잉 투여로 고 마그네슘 혈증이 된다.<br>**상승인자** 갑상샘 기능 저하, 막장애<br>**저하인자** 만성 설사, 설사약 남용, 수유, 알코올 |

※ 혈액검사에서는 세포 내의 아연 및 마그네슘의 결핍이 반드시 반영되지 않기 때문에 모발 검사나 올리고스캔(손바닥에 센서를 대보는 측정) 등도 참고로 한다.

## 비타민B6 은 여기를 보자!

| | Dr.奧平式 이상적인 수치 | 설명 |
|---|---|---|
| AST (GOT) | 17~25U/L<br>적:15미만<br>황:17미만 | 비타민B6 결핍의 지표<br>상승인자 간기능장애(지방간, 약 등), 막장애<br>저하인자 비타민B6 부족, 단백질 부족 |
| ALT (GPT) | 15~25U/L<br>적:1자릿수<br>황:15미만 | 비타민B6 결핍의 지표<br>상승인자 간기능장애(지방간, 약 등)<br>저하인자 비타민B6 부족, 단백질 부족, 알코올 |

※AST-ALT의 수치가 클수록 비타민B6 부족일 가능성이 있음 ※차이는 2미만이 이상적 ※AST>ALT:비타민B6 과부족의 참고가 된다. ※AST<ALT:간기능장애(미세한 것도 포함)가 있으면 비타민B6 부족의 참고가 되지 않는다. (알코올성 간장애일 경우, AST>ALT가 된다.) 예를 들면 당질 과다나 칼로리 과다로 간에 지방이 쌓이는 경도의 지방간(숨겨진 지방간)이나 약에 따른 간기능 저하. 간기능장애가 있으면 비타민B6 부족이 마스크 될 가능성도 생각해 볼 수 있다. ※마스크가 씌워져 있지 않을 경우(상승 인자도 저하 인자의 영향도 적은 경우)에는 BUN, γ-GTP, ALT가 같은 정도의 수치로 되어있는 경우가 많다.

## 나이아신(B3) 은 여기를 보자!

| | Dr.奧平式 이상적인 수치 | 설명 |
|---|---|---|
| 유산탈수소효소 (LDH) | 170~240U/L<br>적:150미만<br>황:170미만 | 나이아신(비타민B3) 결핍의 지표(개인차 큼)<br>낮은 수치는 당신생이 작용하지 않으며, 유산을 에너지로 바꿀 수 없다<br>상승인자 막장애, 알레르기, 간장애, 급성 심근경색, 소아<br>저하인자 나이아신 부족 |

## 비타민D 은 여기를 보자!

| | Dr.奧平式 이상적인 수치 | 설명 |
|---|---|---|
| 25(OH) 비타민D | 40~80ng/ml<br>적:30미만<br>황:40미만 | '25 하이드록시 비타민' 이라고 읽는다.<br>혈청 칼슘치가 높아지면<br>비타민D3의 복용량을 줄인다 |

## 자율신경(스트레스) 은 여기를 보자!

| | Dr.奧平式 이상적인 수치 | 설명 |
|---|---|---|
| 호중구 (Neut) | 50~55% | 교감신경이 긴장하면 (스트레스가 늘어나면),<br>호중구의 비율이 높아진다<br>호중구는 아드레날린 수용체(교감신경)를 갖고 있기 때문이다 |
| 림프구 (Lym) | 40~45% | 부교감신경이 우위가 되면, 림프구의 수치가 높아진다<br>림프구는 아세틸콜린 수용체(부교감신경)를 갖고 있기 때문이다 |
| 호중구: 림프구 | 5 : 4 | 비율에 따라 일상적으로 어느 정도의 스트레스에<br>노출되어있는지의 참고가 된다. |

※이상의 수치는 Dr.奧平式의 매일의 정신과 임상을 통한 경험적인 기준에 지나지 않는다. 다른 검사 수치나 증상, 소견도 함께 해석하는 것이 중요하다. 그 사람에 따른 이상적인 수치는 질환이나 병태, 개인차, 검사회사, 검사방법에 따라 달라질 수 있다. 주치의 선생의 지시에 따르도록 하자.

# 수치를 "마스크"하는 3대 요인

어떠한 요인으로 수치가 올바르지 않을지도?! 탐정처럼 추리해 봅시다.

## 이 수치는 '올바른가?'라고 의심하자

자신의 수치와 영양학적인 이상 수치를 대조해보고 확인해보면 더욱 의심이 깊어질 거라고 생각한다. '이 수치는 정말 올바른가?'라는 의심 말이다.

검사 결과의 수치 그 자체가 '상승 인자' 및 '하강 인자' 때문에 변화하여 본래의 부족이나 과잉을 나타내지 못하는 경우가 있다.

이것을 '마스크 요인'이라고 한다.

만약 당신이 체크테스트에서 철결핍이었으나, 페리틴은 100이나 있었다'라는 경우에는, 명백하게 무언가가 철 부족을 마스크하고 있는 것이다. 이것을 밝혀내면 진정한 문제를 알 수 있게 된다.

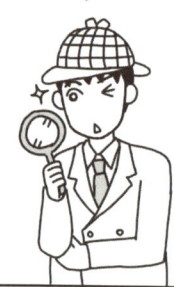

### 마스크 요인 1
### 혈액 속의 수분이 줄어들며 성분이 짙어진다

탈수란, 혈액 속의 수분이 적어진 상태이다. 그러므로 혈액 속의 성분의 농도가 진해져, 수치가 높게 나오는 경우가 있다. 단백질의 대사가 나빠지면 탈수가 되기 쉬우므로 단백질과 비타민B군을 섭취하여 개선시키자.

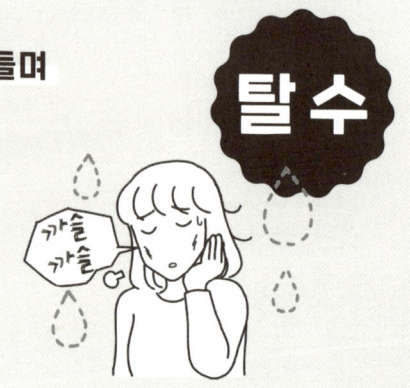

탈수

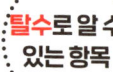

탈수로 알 수 있는 항목

- 총단백(TP)
- 알부민(AlB)
- 헤모글로빈(Hb)
- 헤마토크리트(Ht)
- 적혈구수(RBC)
- 요소질소(BUN)

## 마스크 요인 2
### 체내에 염증이 있으면 철이 공급되지 않게 된다

염증이란 세균감염이나 상처 등을 치료하기 위해 열을 발생하거나 빨개지는 생체 반응을 말한다. 철은 세균의 먹이가 되므로 체내의 어딘가에 염증이 있으면 혈액 속에 철이 흐르지 않게 된다. 남은 철은 페리틴으로 축적되므로 수치는 올라가지만, 필요한 곳에 철이 도달하지 않는다.

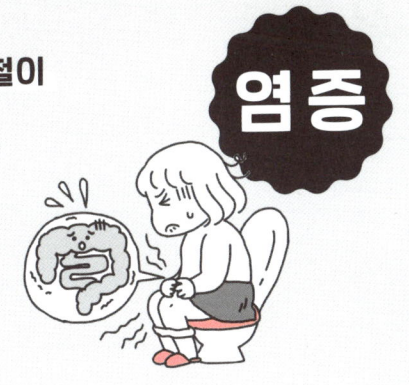

**염증으로 알 수 있는 항목**
- 페리틴
- γ-글로블린
- 동(Cu)
- CRP

※ 미세한 염증으로는 CRP는 올라가지 않는다
※ 혈청철(Fe), TIBC, UIBC는 저하

## 마스크 요인 3
### 적혈구의 막이 약해서 내용물이 흘러나오고 있다

막(膜)장애란, 혈액 속의 적혈구의 막이 약해진 상태이다. 예를 들면, 적혈구 내의 철이 흘러나오므로 혈액 속의 철(혈청철)의 수치가 높게 나타난다. TIBC가 높은데 혈청철의 수치가 높은 곳은 주의가 필요하다. 단백질이나 지방질, 비타민C, E를 잘 섭취해서 개선하자.

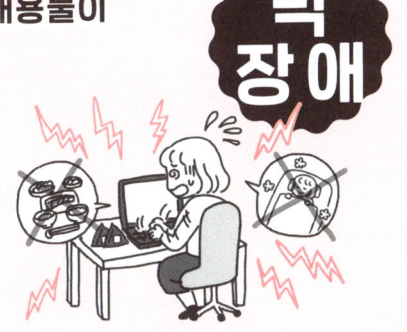

**막장애로 알 수 있는 항목**
- 간접 빌리루빈(I-Bil)
- 칼륨(K)
- 유산탈수소효소(LDH)
- AST(GOT)
- 총단백(TP)
- 철(Fe)
- 아연(Zn)
- 페리틴

## 각 증례에 대한 Dr. 오쿠히라식의 해설

> P.123 우울 경향의 A씨

### 철 부족과 혈당조절장애

당질 중심의 식생활은 혈당치의 난고하(혈당조절장애)로 이어진다. 또한 반찬이 적으면 단백질, 철이나 비타민B군이 부족하다. 여성은 생리를 하므로 철 부족이 심각하다. 철 부족에 혈당조절장애가 더해지면 증상은 더욱 쉽게 악화된다. 내과 등의 신체를 다루는 과의 선생에게 혈액검사 등을 받고 '신체적인 문제는 없으므로 우울증 등의 정신적인 질환이 의심된다'는 소견으로 소개를 받는 케이스일지라도, 철결핍을 비롯한 영양학적인 요인이 숨어 있는 경우가 많다. 식사나 영양을 검토하여 우울 증상 등 심신의 문제가 극적으로 개선되는 경우가 있다.

### <철결핍과 손톱>

손톱이나 모발은 케라틴이라는 단백질로 이루어져 있으며 철, 비타민$B_6$, 아연 등이 필요하다. 철결핍으로 손톱은 물렁물렁하고 평탄해지며, 더 나아가면 숟가락처럼 끝이 젖혀지게 된다. (숟가락 손톱) 그 이유는 헴 효소(철을 포함한 효소)인 시토크롬산화효소의 활성이 저하되어 손톱의 배아층(깊은층)과 각질층(표면층)이 성장하는 속도에 차이가 생기기 때문이라고 생각된다. 손톱을 만져보면 철결핍 정도(페리틴의 수치)의 참고가 된다. 손톱이 부드러워지는 요인에는 철 부족 이외에도 다양하며, 염증이나 단백질 대사의 저하(단백질이나 비타민B군 부족) 등이 거론된다. 손톱을 만질 때는 엄지손가락이 제일 알기 쉬우므로 엄지손가락을 만진 후에 다른 손가락을 만져보는 게 좋다.

### <빈혈이 아니어도 철 부족>

적혈구에 있는 헤모글로빈(Hb)이라고 하는 단백질은 산소와 결합하는 성질이 있으며, 붉은 색소(철)를 갖고 있다. Hb는 전신에 산소를 운반하는 생체에 매우 중요한 역할을 하므로, Hb에 철이 우선적으로 운반된다. Hb가 기준치 이내, 즉 빈혈에 이르지 않아도 체내에 철이 부족하면 여러 증상을 일으킨다.
철결녀의 대부분은 빈혈까지 이르지 않으므로 채혈해도 간과하고 만다.

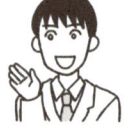

## 혈청철과 UIBC의 관계 [300룰]

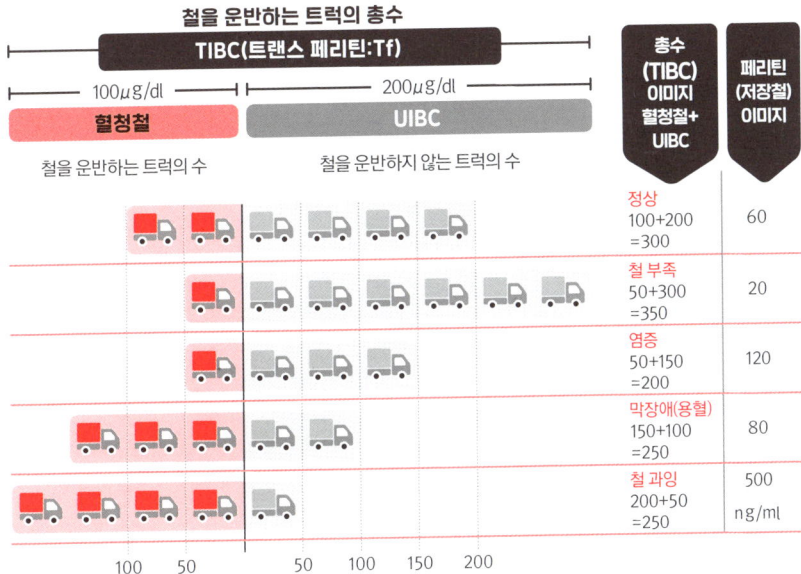

## 혈청철을 봐도 철의 과부족을 알 수 없다

혈액 속의 철은 단백질로 이뤄진 트럭으로 운반된다.

트럭의 총수(TIBC) = 철을 운반하는 트럭(혈청철) + 철을 운반하지 않는 트럭(UIBC)

① 정상    트럭의 총수(TIBC)는 대체로 300(혈청철 100+UIBC 200) 정도.
② 철 부족    철을 좀 더 옮기고 싶어서 트럭을 증산.
③ 염증    염증이 있으면 생체는 감염되었다고 인식. 세균은 철로 증식하므로 생체는 세균에 철을 넘기지 않으려고 페리틴으로 철을 장기에 저장하며 장의 철 흡수도 저하시켜 혈액 속에 철이 흐르지 않게 만든다. 그 결과 철을 필요한 곳에 운반하지 못하게 되며, 그 장소가 철결핍 상태가 된다.
즉, 철이 있어도 사용할 수 없는 (철의 이용 장애)가 일어난다.
철을 운반하는 트럭은 필요가 없으므로 생산하지 않게 된다.
④ 막장애    적혈구의 막이 파괴되면 그중에서 철이 흘러나와 혈청철이 남아돌게 된다.
이 이상으로 혈액 속의 철을 늘리고 싶지 않으므로 트럭을 줄인다.
⑤ 철 과잉    정맥주사 등으로 혈청 철이 너무 많아지면 막장애와 마찬가지로 트럭을 줄인다.

※주의 : 트럭의 합성력이 저하되었을 때(트럭을 만드는 간이 나쁘고, 단백질 대사의 현저한 저하 등)는 여기서 말하는 '300룰' 은 사용할 수 없다.
※혈청철 : 낮은 수치는 '염증?' 높은 수치는 '막장애?' 라고 의심하고 다른 수치도 살펴보자.

### P.132 인격 장애인 B씨

## 막장애와 혈청철

인격 장애는 약물요법도 효과가 충분하지 않으며 치료에 어려움을 겪는 경우가 많다. 본 예시는 철결핍 등의 영양학적인 문제의 해결로 극적인 개선과 약을 줄일 수 있었던 한 사례이다. 지방이나 단백질의 부족으로 적혈구의 막이 약하거나 할 때, 적혈구 내의 철이나 아연 등이 혈액 속에서 흘러나와 〈막장애〉 혈액검사 수치가 높아지는 경우가 있으나, 많은 경우가 아니므로 주의가 필요하다.

### 〈충동성과 철결핍, 저(低)콜레스테롤〉

인격 장애의 충동성이나 답답한 기분에는 철결핍이나 저콜레스테롤이 관여하고 있을 가능성이 있다. 철결핍이 관여하고 있다고 생각되는 이유로는 ①인격 장애가 여성에게 많은 점, ②단 50세가 넘으면 증상이 눈에 띄지 않는 점, ③철의 보충으로 충동 행동이나 초조함, 만성적인 답답한 기분이 완화되는 점 등을 들 수 있다. 염증에 따른 철의 이용 장애가 있는 경우에는, 항염증 대책도 중요하다. 콜레스테롤은 리포단백질이다. 만일 지방을 늘리지 않아도 아미노산이나 단백질을 제대로 섭취하면 콜레스테롤은 적정치가 된다.

### P.142 공황 장애인 C씨

## 단백질 대사와 탈수

공황 발작이 쉽게 나타나는 배경으로, 철결핍, 혈당조절장애, 비타민B군의 부족, 단백질 대사의 저하 등의 영양학적인 문제가 관여하고 있을지도 모른다. 이것들을 해결하는 것이 회복력(복원력)의 향상으로 이어진다고 생각해, 본 사례는 결과적으로 약을 끊는 상황에 이르렀다. 또한 총단백질 수치가 좋아도 실제로는 단백질이 부족한 경우가 있다. 단백질 대사의 저하(비타민B군이나 단백질의 부족)로 조금 탈수를 느끼게 되고, 혈액 속의 성분이 진해져서 총단백의 수치가 높이 나오는 경우가 있다. 식사일기나 증상, 다른 검사 수치와 함께 판단하면 좋다.

### 〈월경 과다와 한약〉

월경 과다에 따른 철 부족에는 한약도 적극적으로 병용하자. 본 사례에서는 궁귀교애탕으로 경혈량이 적정화되었다.

### P.152 환각 망상 상태인 D씨

## 나이아신요법

조현병은 재발을 반복하여 불가역적으로 정신적 또는 사회적인 기능 저하를 일으키기 쉬운 만성 질환이다. 그러므로 재발 방지를 위해 필요 최소량의 항정신증 약을 복용하는 것이 좋다고 여겨진다. 본 사례에서는 처음 나타난 환각 망상 상태가 약으로 일단 소실되었으나, 자기 판단으로 약을 중지하여 재발한다. 본인과 가족의 강한 희망으로 입원 중에 나이아신요법을 시도하였고, 저당질식, 철이나 비타민B군의 보충도 실시했다. 항정신병 약 없이 이후 재발하지 않기 위해 본 사례의 진단은 조현병이 아닌 급성 일과성 정신병성장애로 진단하였다.

### <장과 약의 흡수>

우리의 몸은 섭취한 음식으로 이루어져 있지 않다. 장으로 흡수된 것으로 이루어져 있다. 빠른 식사, 다른 일을 하면서 음식을 먹는 일 등의 저작(詛嚼) 부족이나 저(低)위산이 원인이 되어 음식이 잘 소화되지 않으면 식사도 유익해지지 않는다. 약도 마찬가지이며 복용량으로 혈중 농도가 정해지는 것이 아닌, 장의 상태로 흡수율이 변화한다.

장에서 혈관 안으로 약이나 영양을 수송하는 것은 단백질이지만 장에 염증이 있으면 데미지를 받아 약 등의 흡수율이 저하될 가능성이 있다. 조현병인 사람은 장의 상태가 나쁜 경우가 많으며, 복용한 약이 적절히 흡수될 보증이 없다. 근육 주사나 설하 투여 등의 '장을 통과하지 않는 경로'로 투약하면 약의 용량 감량, 부작용 경감, 증상 안정으로 이어지는 경우가 있다.

## P.160 성인 ADHD 의심인 E씨

### 영양장애와 ADHD 같은 증상

ADHD는 주의력 결여 또는 충동성 또는 다동성을 특징으로 하는 발달장애로, 병태는 아직 해명되지 않았다. 어린 시절부터 증상이 있으며, 그것이 성인이 되어도 계속될 경우, 성인 ADHD라고 부른다. 본 사례에서는 어린 시절에는 증상이 눈에 띄지 않았기에 ADHD라고 진단하지 않았다. 영양학적인 문제를 해결했더니 ADHD와 같은 증상이 개선되었다.

### <AST/ALT와 비타민$B_6$ 부족>

AST/ALT(GOT/GPT) 낮은 수치가 $B_6$ 부족의 참고가 되지만, 미세한 간기능장애를 간과할 가능성이 있다.

여러 외국에서는 AST/ALT를 정밀하게 측정하기 때문에 ASY/ALT의 보효소인 $B_6$가 혈액검사의 시험관에 첨가되어 있다. 일본에서는 첨가되어 있지 않으므로 AST/ALT는 본래의 수치보다도 낮게 나오지만, $B_6$ 부족의 참고가 된다. 적어도 ALT가 한 자릿수인 사람은 $B_6$가 부족하다고 생각해, 식사를 검토하고 단백질, B군을 제대로 섭취하는 편이 좋다.

### P.168 산후 우울증인 F씨

## 임신 출산과 정신 증상

모체와 태아의 심신의 건강에 철은 반드시 필요하다. 산후 우울 증상은 먼저 철 부족을 의심해야 한다. 철 부족인 사람일수록 철 부족에 따른 점막의 대사 장애 때문에 철이 위에 방해가 되어 먹지 않는다. 그 경우, 위에 좋은 헴철이나 인삼양영탕 등의 한약을 적극적으로 활용해도 좋다. 본 사례처럼 첫째 아이를 출산한 뒤, 정신 증상이 나타나기 시작해, 둘째 아이 출산 후에 중증의 정신 증상이 나타나는 사람이 있다. 저(低)페리틴 상태에서의 임신은 태아의 중추신경계의 발달에 영향을 미칠 가능성이 크다. 엄마와 아이의 심신의 건강을 위해서라도 임신 전에 페리틴은 최소 50ng/ml 이상으로 만드는 게 좋다.

### P.178 소아 발달 장애인 G군

## 글루텐&카제인 프리

글루텐(밀가루 등)과 카제인(우유 등의 유제품)을 제외하여 자폐증 스펙트럼의 일부 증상이 완화된 사례이다. 급식을 하지 않는 여름방학을 활용하여 엄격하게 3주 동안 글루텐과 카제인을 끊고 증상에 변화가 있는지 확인해 봐도 좋다. 변화가 있는 경우에는 일상의 식생활에서 글루텐과 카제인을 가능한 한 피하는 편이 정신 증상이 안정된다고 생각해 볼 수 있다. 자폐증 스펙트럼뿐만 아니라 일부 조현병이나 조울증에도 글루텐이나 카제인이 정신 증상에 영향을 미친다는 보고가 있다.

### P.186 기분변조증인 H씨

## 염증을 동반한 철 이용 장애

가벼운 우울 증상에도 불구하고 항우울제의 효과가 불충분하여 정신과 약을 많이 사용하는 난치 사례가 많다. 본 사례에서는 염증을 동반하는 철을 잘 사용할 수 없는 것이 원인이라고 생각하여 식사영양지도와 한방 치료를 시행한 결과, 증상도 극적으로 개선되어 약을 줄이게 되었다. 항염증 대책에는 시호제, 금련제 등의 한방도 활용한다.

#### 〈숨겨진 지방간과 중성지방〉

겉모습이 날씬해도, 당질 과다나 칼로리 오버로 지방이 간에 쌓인 사람이 있다. AST보다 ALT가 높으며, 중성지방(TG)이 높은 경우에 숨겨진 지방간일 가능성이 있다. 중성지방이 60~100mg/dl 정도가 되도록 저당질 식사지도를 실시한다. 지방간은 작은 염증의 원인이 되며, 철 이용 장애로도 이어지므로 주의할 것. 반대로 중성지방이 적은 경우에는 칼로리나 단백질이 부족할 가능성이 있다. 1회의 식사량이 적은 경우나 저혈당 시간이 길 경우는 간식을 추천한다. 당질이 아닌 풋콩이나 견과류 등 '단백질이나 지방질로 된 간식'으로 저혈당을 완화하길 바란다.

## 전하고 싶은 말

### 철결핍 여성(철결녀)

이 책에서는 '철결핍'이란 '철 부족(부족함)+철이용장애(염증으로 철을 운반하지 못함, 호흡할 수 없음), 즉 몸의 필요한 곳에 철을 옮기지 못하고 결핍된 상태를 가리킨다. 이 책에서는 이처럼 철 대사에 문제가 있는 여성을 '철결녀', '철결핍 여성'이라고 이름 지었다. 1000명 이상에게 철 치료를 시행하여 대부분의 사람이 극적으로 개선되었으나, 철을 섭취하는 것만으로 좋아지는 사람은 행운이라고 할 수 있다. 철 치료의 포인트는 단순한 철의 보충이 아닌, 배경에 있는 작은 '염증'을 개선하는 것이다. 염증은 장에 있는 경우가 많다. 그러므로 철결핍의 치료는 '장을 정돈하는 것'이 매우 중요해진다.

### 정신과 치료는 '총력전'

조울증이나 조현병 등의 정신 질환은 아직 메커니즘이나 완치의 방법이 해명되지 않았다. 그러므로 현시점에서는 정신과 치료는 '총력전'이라고 생각한다. 좋아질 가능성이 있는 점, 회복력(복원력)의 향상으로 이어지는 점은 적극적으로 도입하고 싶다. 약뿐만 아니라 체질개선을 위한 다면적인 접근도 중요하다.

### 영양으로 복원력 향상

복원력이란 회복력, 자기치료력이라는 의미이다. 스트레스에 강한 체질로 만들어 약의 감량이나 재발 예방으로 연결시킨다. 아버지가 침구사라서 어렸을 때부터 한의학을 익숙히 여겨왔다. 지금도 대학교의 동양의학과에서 '체질개선'이나 '밸런스'를 중시한 한방외래를 계속하고 있다. 의학의 아버지 히포크라테스가 '당신의 식사를 약으로 삼고, 그대의 약은 식사로 삼아라'라는 격언을 남겼다. 약식동원, '정신 건강 대책은 먼저 식사부터'라고 생각한다. 식사, 영양, 한방의 연구로 회복력을 높이는 '정신과 치료의 패러다임 시프트'를 목표로 하고 있다.

### 브이에 대한 마음

마음의 문제가 원인이 되어 죽는 환자를 몇 명이나 경험했다. 괴로워하는 사람을 한 사람이라도 많이 구하고 싶다, 자살자를 줄이고 싶다는 마음으로 식사, 영양, 한방도 도입하여 총력전으로 임상시험을 하고 있다. 증례 만화의 마지막은 나의 손가락 브이이다. 손가락 브이를 하면 누구든지 웃는 얼굴이 되므로 언제나 강연회 등에서 기념사진을 찍을 때는 모두 함께 브이를 한다. 한 사람이라도 많은 사람이 마음의 문제로부터 해방되어 웃는 얼굴이 되길 바라는 마음이 담겨 있다.

# 식사일기를 쓰자

마음의 문제회복을 위한 첫걸음은 자신이 어떤 식사를 하는지를 객관적으로 알아보는 일입니다.
먼저 오늘부터 식사일기를 써보자.
분명 새로운 발견을 할 수 있을 것이다.

## 식사일기 쓰는 법

- 먹은 음식을 모두 기재한다.
  '사탕 2개', '주스 1잔' 등의 간식도 꼭 쓴다.
- '기타'에는 체중, 체온, 몸의 변화, 배변의 상태 등을 자유롭게 기재한다.
- 1주일 단위로 식사 내용을 검토하고 '당질이 많다', '단백질이 적다' 등을 다음 주에 활용해본다.

오른쪽 페이지를 확대 후 복사해서 사용하세요.

## 식사일기 예시

| | 아침 | 점심 | 저녁 | 간식 | 기타 |
|---|---|---|---|---|---|
| 5/15 | 토스트 1장<br>샐러드<br>삶은 계란 1개 | 주먹밥 2개<br>채소<br>반찬 1가지<br>슈크림 1개 | 미트 스파게티<br>샐러드 치즈,<br>레드와인 1잔 | 커피 2잔<br>아이스크림 1개 | 55.3kg<br>35.8℃<br>단단한변(2회)<br>아침에 머리가 멍하다. |

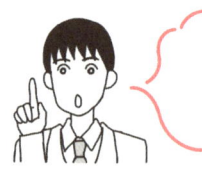

| | 아침 | 점심 | 저녁 | 간식 | 기타 |
|---|---|---|---|---|---|
| / | | | | | |
| / | | | | | |
| / | | | | | |
| / | | | | | |
| / | | | | | |
| / | | | | | |
| / | | | | | |

|   | 아침 | 점심 | 저녁 | 간식 | 기타 |
|---|---|---|---|---|---|
| / |   |   |   |   |   |
| / |   |   |   |   |   |
| / |   |   |   |   |   |
| / |   |   |   |   |   |
| / |   |   |   |   |   |
| / |   |   |   |   |   |
| / |   |   |   |   |   |

| | 아침 | 점심 | 저녁 | 간식 | 기타 |
|---|---|---|---|---|---|
| / | | | | | |
| / | | | | | |
| / | | | | | |
| / | | | | | |
| / | | | | | |
| / | | | | | |
| / | | | | | |

# 마치며

## 검진에 영양학적인 시점을

질환 예방과 의료비 삭감을 위해서는 영양학적인 시점을 도입한 새로운 검진시스템의 구축이 필요합니다. 건강검진의 혈액검사가 참고기준치 내이면 커다란 병이 없다는 것을 확인할 수 있으나, 이 책에 있는 영양학적 시점도 더하면 건강검진의 의의가 훨씬 깊어질 것입니다.

저는 기업에서 산업의를 담당하였으나, 우울 상태로 상담하러 오는 대부분 여성이 '철결녀', 철결핍 여성이었습니다. 산업의가 스트레스 체크 설문조사를 비롯해 혈액검사 결과를 시행하고 영양학적인 어드바이스를 하여 마음의 문제를 예방하거나 개선할 수 있습니다. 현재의 조기 발견, 조기 약물치료에서 조기 발견, 조기 영양지도로 이동하는 편이 좋다고 생각합니다.

## '영양 정신 의학'의 구축

우울증 진단 시에는 신체적인 문제에 따른 우울 상태를 제외할 필요가 있습니다. 그러나 실제로는 신체적 문제의 일부인 영양학적 문제가 충분히 고려되어 있지 않습니다. '정신 건강은 식사부터.' 마음에 문제가 있는 사람들의 증상 완화나 약의 감량을 위해서는 정신과 의사가 식사나 영양의 관점에서 치료하는 '영양 정신 의학'을 깊이 알 필요가 있습니다.

음식이나 영양, 장에 관심이 높은 정신과 의사를 중심으로 2016년에 '영양정신의학연구회'를 발족하였으며, 정기적으로 연구회를 개최하고 있습니다. 한 사람이라도 많은 정신과 영역의 의료 관계자가 정신 질환으로 고통 받는 사람들의 증상 완화와 약의 감량을 위해, 영양 측면부터 살펴보길 바란다는 마음으로 활동을 계속하고 있습니다.

## 모두 함께 힘을 합쳐서

　영양요법이나 한방, 식사에 대해 많은 선생님에게 가르침을 받았습니다. 깊이 감사드립니다. 이 책은 식사, 영양, 한방의 접근을 적극적으로 도입한 정신과 임상 연구에 관해 이야기합니다. 의학적 근거가 충분하지 않은 부분도 있으며, 이후 많은 선생과의 검증이 필요하지만, 극적으로 회복하는 사례도 있기 때문에 정신과 진료의 도움이 되어 한 사람이라도 많은 분의 마음의 건강에 도움이 되었으면 좋겠습니다.

　매년 약 1만 명 정도가 심신의 문제가 원인이 되어 자살하고 있습니다. 현재의 정신의학에 영양학적 시점을 도입하는 것이 제 라이프워크입니다. 음식이나 영양에 관한 국가의 정책이나 지침을 이상적인 방향으로 바꾸고 싶습니다. 이 장대한 생각은 저 혼자만의 힘으로 이룰 수 없습니다. 뜻을 함께하는 의료 관계자분들은 물론이고 일반인 분들의 힘이 필요합니다. 정신 질환으로 괴로워하는 사람이나 자살자를 한 사람이라도 줄이기 위해, 주변 분들에게 음식과 영양의 중요성을 알려주셨으면 좋겠습니다.

　힘을 빌려주세요. 함께 힘을 내봅시다.

**오쿠다이라 도모유키**

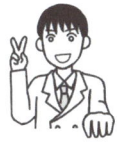

\만화로 이해시킨다/
# 우울증 먹으면서 탈출
:정신과 의사 '마음의 병' 회복 프로젝트

**1판 1쇄 발행** 2019년 7월 10일

**지은이** 오쿠다이라 도모유키
**만화** 이시이 마키
**옮긴이** 이주관 박현아

**발행인** 최봉규
**발행처** 청홍(지상사)
**출판등록** 1999년 1월 27일 제2017-000074호
**주소** 서울특별시 용산구 효창원로64길 6(효창동) 일진빌딩 2층
**우편번호** 04317
**전화번호** 02)3453-6111 **팩시밀리** 02)3452-1440
**홈페이지** www.cheonghong.com
**이메일** jhj-9020@hanmail.net

한국어판 출판권 ⓒ 청홍(지상사), 2019
**ISBN** 978-89-90116-09-3  03510

이 도서의 국립중앙도서관 출판시도서목록(CIP)은 e-CIP홈페이지(http://www.nl.go.kr/ecip)와 국가자료공동목록시스템(http://www.nl.go.kr/kolisnet)에서 이용하실 수 있습니다. (CIP제어번호: CIP2019022982)

✽ 잘못 만들어진 책은 구입처에서 교환해 드리며, 책값은 뒤표지에 있습니다.

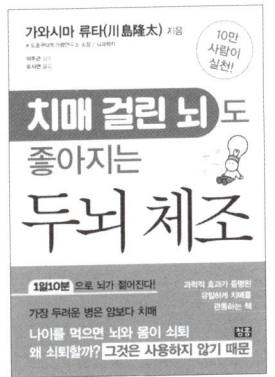

## 치매 걸린 뇌도 좋아지는 두뇌 체조

가와시마 류타 / 오시연

이 책을 집어 든 여러분도 '어쩔 수 없는 일'이라고 받아들이는 한편으로 해가 갈수록 심해지는 이 현상을 그냥 둬도 될지 불안해 할 것이다. 요즘 가장 두려운 병은 암보다 치매라고 한다. 치매, 또는 인지증이라고 불리는 이 병은 뇌세포가 죽거나 활동이 둔화하여 발생한다.

값 12,800원 신국변형판(153*210) 120쪽
ISBN 978-89-90116-84-0 2018/11 발행

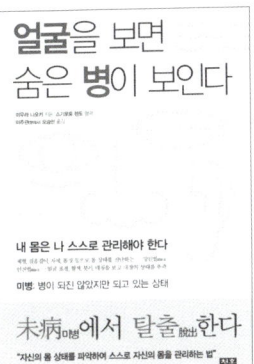

## 얼굴을 보면 숨은 병이 보인다

미우라 나오키 / 이주관 오승민

미우라클리닉 원장인 미우라 나오키 씨는 "이 책을 읽고 보다 많은 사람이 자신의 몸에 관심을 가졌으면 하는 바람입니다. 그리고 이 책이 자신의 몸 상태를 파악하여 스스로 자신의 몸을 관리하는 방법을 배우는 계기가 된다면 이보다 더 큰 기쁨은 없을 것"이라고 했다.

값 13,000원 신국판(153*225) 168쪽
ISBN 978-89-90116-85-7 2019/1 발행

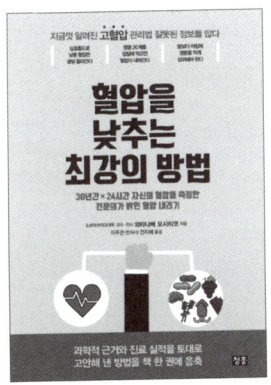

## 혈압을 낮추는 최강의 방법

와타나베 요시히코 / 이주관 전지혜

저자는 고혈압 전문의로서 오랜 임상 시험은 물론이고 30년 간 자신의 혈압 실측 데이터와 환자들의 실측 데이터 그리고 다양한 연구 논문의 결과를 책에 담았다. 또 직접 자신 혈압을 재왔기 때문에 혈압의 본질도 알 수 있었다. 꼭 읽어보고 실천하여 혈압을 낮추길 바란다.

값 15,000원 국판(148*210) 256쪽
ISBN 978-89-90116-89-5 2019/3 발행

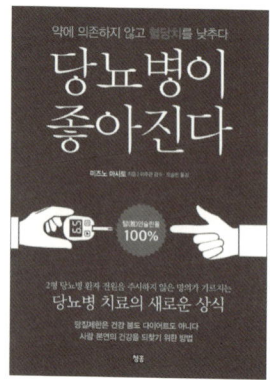

### 당뇨병이 좋아진다

미즈노 마사토 / 이주관 / 오승민

당질제한을 완벽하게 해낸 만큼 그 후의 변화는 매우 극적인 것이었다. 1년에 14 kg 감량에 성공했고 간(肝)수치도 정상화 되었다. 그뿐만 아니라 악화일로였던 당화혈색소도 기준치 한계였던 5.5%에서 5.2%로 떨어지는 등 완전히 정상화되었다. 변화는 그뿐만이 아니었다.

값 15,200원 국판(148*210)  256쪽
ISBN 978-89-90116-91-8  2019/5 발행

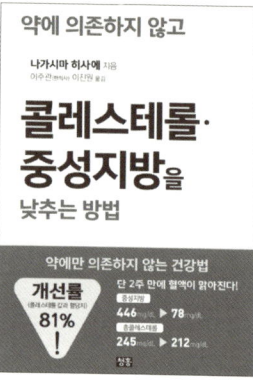

### 약에 의존하지 않고 콜레스테롤 중성지방을 낮추는 방법

나가시마 히사에 / 이주관 이진원

일반적으로 사람들은 콜레스테롤과 중성지방의 수치가 높으면 건강하지 않다는 생각에 낮추려고만 한다. 하지만 혈액 검사에 나오는 성분들은 모두 우리 인간의 몸을 이루고 있는 중요한 구성 물질들이다. 이 책은 일상생활에서 스스로 조절해 나가기 위한 지침서다.

값 13,800원 사륙판(128*188)  245쪽
ISBN 978-89-90116-90-1  2019/4 발행

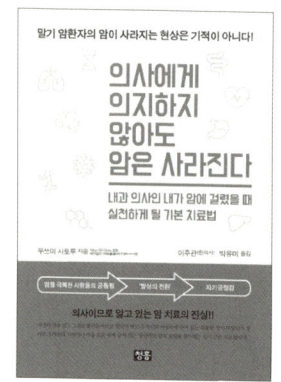

### 의사에게 의지하지 않아도 암은 사라진다

우쓰미 사토루 / 이주관 박유미

암을 극복한 수많은 환자를 진찰해 본 결과 내가 음식보다 중요시하게 된 것은 자신의 정신이며, 자립성 혹은 자신의 중심 축이다. 그리고 왜 암에 걸렸는가 하는 관계성을 이해하는 것이다. 자신의 마음속에 숨어 있는 것이 무엇인지, 그것을 먼저 이해할 필요가 있다.

값 15,300원 국판(148*210)  256쪽
ISBN 978-89-90116-88-8  2019/2 발행

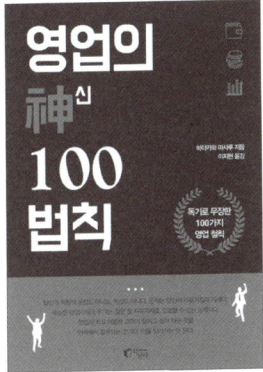

### 영업의 神신 100법칙

하야카와 마사루 / 이지현

자기 자신까지 완벽하게 설득할 수 있는 좋은 상품을 고객에게 정정당당하게 판매하는 최고의 아티스트다. 영업사원은 '자신이 신뢰할 수 없는 상품을 회사와 실적을 위해서 벌벌 떨면서 저자세로 팔아넘기는 악취가 진동하는 심부름꾼'이 절대 아니다.

값 14,700원 국판(148*210)   232쪽
ISBN 978-89-6502-287-9   2019/5 발행

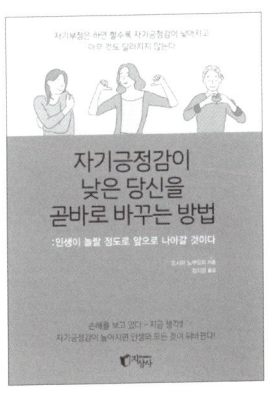

### 자기긍정감이 낮은 당신을 곧바로 바꾸는 방법

오시마 노부요리 / 정지영

자기긍정감이 높은 사람과 낮은 사람의 특징을 설명하고, 손쉽게 자기긍정감을 올려서 바람직한 생활을 할 수 있는 방법을 소개하고자 한다. 이 책을 읽고 나면 지금까지 해온 고민의 바탕에 낮은 자기긍정감이 있다는 사실을 알고 모두 눈이 번쩍 뜨일 것이다.

값 12,800원 사륙판(128*188)   212쪽
ISBN 978-89-6502-286-2   2019/2 발행

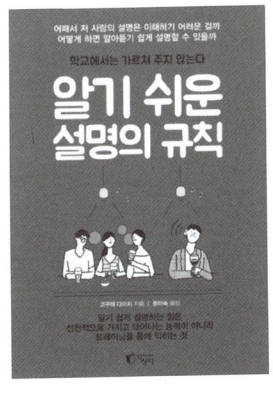

### 알기 쉬운 설명의 규칙

고구레 다이치 / 황미숙

실천 트레이닝을 포함해 '알기 쉬운 설명'을 위한 규칙에 대해 소개하고 있다. 이 규칙대로만 실행한다면 자신이 전달하고자 하는 바를 상대방이 누구든, 또 어떤 내용이든 알기 쉽게 전달할 수 있을 것이다. 자사 상품을 고객에게 더 잘 이해시킬 수 있다.

값 13,500원 사륙판(128*188)   244쪽
ISBN 978-89-6502-284-8   2018/7 발행

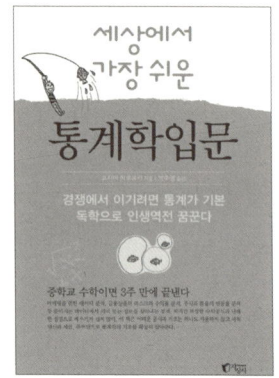

### 세상에서 가장 쉬운 통계학 입문
고지마 히로유키 / 박주영

이 책은 복잡한 공식과 기호는 하나도 사용하지 않고 사칙연산과 제곱, 루트 등 중학교 기초수학만으로 통계학의 기초를 확실히 잡아준다. 마케팅을 위한 데이터 분석, 금융상품의 리스크와 수익률 분석, 주식과 환율의 변동률 분석 등 쏟아지는 데이터…

값 12,800원 신국판(153*224)  240쪽
ISBN 978-89-90994-00-4  2009/12 발행

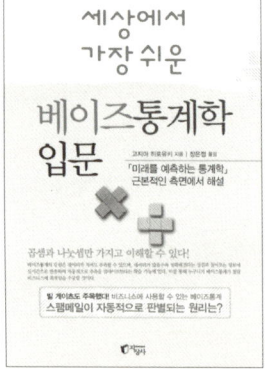

### 세상에서 가장 쉬운 베이즈통계학 입문
고지마 히로유키 / 장은정

베이즈통계는 인터넷의 보급과 맞물려 비즈니스에 활용되고 있다. 인터넷에서는 고객의 구매 행동이나 검색 행동 이력이 자동으로 수집되는데, 그로부터 고객의 '타입'을 추정하려면 전통적인 통계학보다 베이즈통계를 활용하는 편이 압도적으로 뛰어나기 때문이다.

값 15,500원 신국판(153*224)  300쪽
ISBN 978-89-6502-271-8  2017/4 발행

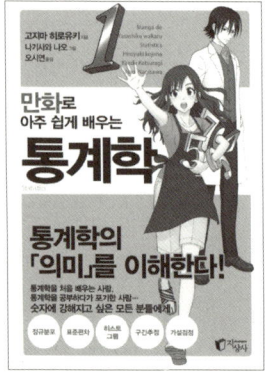

### 만화로 아주 쉽게 배우는 통계학
고지마 히로유키 / 오시연

비즈니스에서 통계학은 필수 항목으로 자리 잡았다. 그 배경에는 시장 동향을 과학적으로 판단하기 위해 비즈니스에 마케팅 기법을 도입한 미국 기업들이 많다. 마케팅은 소비자의 선호를 파악하는 것이 가장 중요하다. 마케터는 통계학을 이용하여 시장조사 한다.

값 15,000원 국판(148*210)  256쪽
ISBN 978-89-6502-281-7  2018/2 발행